Sistemas alternativos
de comunicación para personas
con discapacidad

Alianza Psicología

Diane Baumgart, Jeanne Johnson
y Edwin Helmstetter

Sistemas alternativos de comunicación para personas con discapacidad

Versión española
de Laura Escribano y Javier Tamarit

Alianza
Editorial

Título original: *Augmentative and Alternative Communication Systems for Persons with Moderate and Severe Disabilities.*
Publicado originalmente en Estados Unidos por Paul H. Brookes Publishing Co., Inc.

Reservados todos los derechos. De conformidad con lo dispuesto en el art. 534-bis del Código Penal vigente, podrán ser castigados con penas de multa y privación de libertad quienes reprodujeren o plagiaren, en todo o en parte, una obra literaria, artística o científica fijada en cualquier tipo de soporte sin la preceptiva autorización.

Copyright © 1990 by Paul H. Brookes Publishing Co., Inc.
© Ed. cast.: Alianza Editorial, S. A., Madrid, 1996
 J. I. Luca de Tena, 15; teléf. 393 88 88; 28027 Madrid
 ISBN: 84-206-6541-X
 Depósito legal: M. 5.012-1996
 Fotocomposición: EFCA, S. A.
 Parque Industrial «Las Monjas»
 28850 Torrejón de Ardoz (Madrid)
 Impreso en Lerko Print, S. A.
 Paseo de la Castellana, 121. 28046 Madrid
 Printed in Spain

ÍNDICE

Introducción a la edición española, por Javier Tamarit 9

Agradecimientos 13

Prólogo, por Kathleen Stremel 15

Introducción 21

Capítulo 1. FACTORES A CONSIDERAR EN EL DISEÑO Y SELECCIÓN DE LOS SISTEMAS DE COMUNICACIÓN 23

Capítulo 2. EL TRATAMIENTO DE LAS CONDUCTAS PROBLEMA COMO COMUNICACIÓN 35

Capítulo 3. EMPEZAMOS: EL USO DE RUTINAS DE LA VIDA DIARIA PARA SELECCIONAR E INSTAURAR UN SISTEMA 51

Capítulo 4. AVANZAMOS: CÓMO AMPLIAR EL SISTEMA 65

Capítulo 5. CUESTIONES CRÍTICAS: LA EVALUACIÓN DEL SEGUIMIENTO Y EL BARRIDO VISUALES, PREFERENCIA MANUAL Y HABILIDADES BÁSICAS DE LENGUAJE RECEPTIVO 75

Capítulo 6. FACTORES RELEVANTES EN SISTEMAS UTILIZADOS POR NIÑOS Y NIÑAS DE PREESCOLAR 95
               Kevin 98
               Ricky 111

Capítulo 7. FACTORES RELEVANTES EN SISTEMAS UTILIZADOS POR NIÑOS Y NIÑAS DE PRIMARIA 123
                Kyle 124
                Matu 142
                Jodi 155

Capítulo 8. FACTORES RELEVANTES EN SISTEMAS UTILIZADOS POR ADOLESCENTES Y ADULTOS 167
                Jesse 169
                Ernie 180

APÉNDICE 195

BIBLIOGRAFÍA GENERAL 209

BIBLIOGRAFÍA EN CASTELLANO 213

ÍNDICE ANALÍTICO 215

INTRODUCCIÓN A LA EDICIÓN ESPAÑOLA

Hace ya casi treinta años que los sistemas alternativos de comunicación comenzaron a emplearse como medida eficaz para el desarrollo de habilidades comunicativas en personas con discapacidad que presentaban una ausencia o grave alteración del lenguaje oral. Pero no todas las personas accedían a estos sistemas. En un principio se pensaba que sólo eran oportunos en quienes existía, con anterioridad a la instauración de un sistema alternativo, una clara intencionalidad comunicativa y que además cumplían una serie de requisitos tales como contar con un determinado nivel cognitivo (equivalente al estadio V del período sensoriomotor de Piaget) y una cierta capacidad de comprensión e imitación.

Obviamente, con estas «condiciones» para el uso de los sistemas alternativos en esas primeras etapas, ocurrió que las personas con grave retraso y graves alteraciones en su desarrollo y en su conducta quedaban excluidas de estos programas.

Ha habido que realizar un importante recorrido, jalonado por el desarrollo de programas específicos, de experiencias repetidas y de avances en los fundamentos teóricos de los procesos que subyacen a la comunicación y el lenguaje, para llegar hasta nuestros días en los que se aboga abiertamente porque nadie, a causa de su nivel de desarrollo o del tipo de patología que presente, sea excluido de ser instruido mediante los sistemas alternativos. Es decir, se trata de adaptar los programas a las personas, y no al contrario, diseñando programas individuales que tengan en cuenta los contextos reales en los que las personas viven. Esta «filosofía» de total inclusión es algo ya generalizado en los actuales planteamientos sobre la discapacidad.

En el camino entre los inicios y esta actualidad los sistemas alternativos han supuesto, además de una eficaz opción para el desarrollo de habilidades comunicativas, un permanente empuje hacia un profundo cambio de nuestras actitudes como profesionales, trasladándonos desde aquellas primeras opciones de pobre esperanza en cuanto al progreso de las personas con grave retraso en sus capacidades para llegar a conseguir, a través de la educación, algún modo de comunicación, hasta las opciones optimistas y realistas de estos momentos que afirman con rotundidad, y este es también nuestro punto de vista y el defendido en este libro, que nadie ha de ser excluido de programas para el desarrollo de habilidades de comunicación debido a su discapacidad. Esta «exclusión cero» nos plantea a los profesionales un importante reto: avanzar sin descanso hacia tratamientos lo más eficaces posibles y que incluyan a toda persona que los necesite, independientemente de su alteración o grado de retraso. Concretamente en nuestro país, este cambio de actitud hacia planteamientos cercanos a la «exclusión cero» ha estado muy favorecido por el conocimiento y aplicación del Programa de Comunicación Total (Schaeffer y cols., 1980, ed. rev., 1994), que, en nuestro contexto y con este tipo de población, es el de uso predominante (Tamarit, 1994).

En este libro, desde una postura abierta, flexible, ligada a la realidad y, lo que resulta más importante, sin perder de vista que la comunicación es esencial y necesariamente un acto social contextualizado se desgranan multitud de ideas y de propuestas para una intervención eficaz. Y ello sin tratar de ningún sistema en particular. No obstante, tras su lectura atenta el lector descubrirá, con toda probabilidad, que ha aprendido muchas cosas sobre los sistemas alternativos: sobre procedimientos para la enseñanza de códigos alternativos al oral en personas que no pueden acceder a éste y sobre procedimientos para la evaluación de esas personas, candidatas a esos sistemas, y para la valoración del sistema adecuado a sus necesidades.

Además, para que todo lo que aquí se trata trascienda a la práctica no se necesitan grandes y sofisticados medios; se necesitan cosas muy simples tales como fotos, pictogramas, dibujos simples, objetos en miniatura... y las manos. Pero, eso sí, se necesita una labor previa de análisis en equipo. No es la persona experta en comunicación y lenguaje quien, desde un despacho, decide el programa a ejecutar. Es en el contexto, con el apoyo y colaboración de los maestros y maestras, de los ayudantes y de las familias, donde se construye paso a paso un programa y donde se van tomando decisiones moduladoras del mismo. Este enfoque es coincidente, al menos en la idea aunque lamentablemente no siempre en la realidad, con el propugnado en nuestro país para los servicios especializados y de apoyo (orientadores, logopedas, etc.) en los centros educativos específicos de educación especial y en los centros ordinarios que atienden a niños y niñas con necesidades especiales. También es coincidente en cuanto que es un enfoque basado en la competencia y no en el déficit, basado en las habilidades y no en las debilidades, basado en la fuerza optimista de la educación, como construcción de desarrollo, y no en el pesimista determinismo de la patología subyacente.

Para finalizar, señalar que para que los sistemas alternativos de comunicación sean eficaces han de realizarse en un contexto que facilite la misma y que sea abierto y flexible, teniendo siempre en cuenta que, en defintiva, la comunicación depende de, al menos, dos personas y que ambas han de aportar sus habilidades al proceso común de interacción. Esto quiere decir, que enseñar habilidades de comunicación no es tarea enfocada sólo a la persona con discapacidad, sino que ha de ir dirigida también a los posibles interlocutores de esa persona y al contexto en el que dicha comunicación tenga lugar.

Este libro puede suponer un notable avance en nuestro país en cuanto al empleo de sistemas alternativos de comunicación. De ese avance en buena medida depende el propio de muchas personas con discapacidad. Las propuestas de intervención que el lector va a encontrar pueden servir para que niños y niñas, adolescentes y adultos con graves alteraciones en su desarrollo disfruten de modos de vida y de entornos social y culturalmente compartidos con las personas sin discapacidad. Realmente, la tarea de incluir estas o similares propuestas en nuestra propia práctica creo que estaremos de acuerdo en que bien merece la pena.

JAVIER TAMARIT

AGRADECIMIENTOS

Este libro no hubiera sido posible sin la experiencia, entusiasmo y apoyo de muchas personas, a las que queremos agradecerles su contribución aprovechando esta ocasión.

Este libro fue concebido inicialmente durante las actividades apoyadas por la Subvención G008630162 de la Universidad de Idaho y por la Subvención G00830362 de la Universidad del Estado de Washington. Estos dos proyectos becados federalmente ofrecieron muchas oportunidades para compartir experiencias entre los profesionales de la práctica, los estudiantes universitarios, los padres y madres y los autores. Las contribuciones que han supuesto estas actividades becadas han sido cuantiosas y continúan siéndolo más allá de este periodo. Hay numerosos profesores/as, profesionales de servicios especializados, padres, madres, directores/as de educación especial y auxiliares de aula que han contribuido al diseño y la implantación de los sistemas de comunicación descritos en las historias de caso. Quisiéramos dar las gracias a Peggy Scuderi, Kathy Schenck, Susan Prudy, John Van Walleghem, Russ Gee, Chris Englehart, Mary Moreau, Carolyn Leavitt, Kathy Stockbridge, Delray Warner, Kathy y Doug Brinkerhoff, Mike Cheresia, Bob West, Jim Christiansen y Nancy Henderson. Sin su compromiso profesional y experiencia este libro no hubiera sido posible. También nos gustaría agradecer a Margaret Baldwin y Brent A. Askvig por su capítulo y sección, respectivamente. Y agradecemos de igual modo a Brent, por su apoyo en las últimas etapas de la elaboración del texto.

Las fotografías del libro fueron tomadas por Charlie Powell y John Van Walleghem, a los que quisiéramos darles las gracias por su trabajo y su esfuerzo durante las sesiones fotográficas. Jana Schultz mecanografió el texto, siendo su habilidad profesional la que hizo posible la terminación a tiempo y disfrutar del proceso de escribirlo. Melissa Behm, vicepresidenta de Paul H. Brookes Publishing Company, nos apoyó en la elaboración y edición del texto; gracias por ese apoyo y ayuda.

Deseamos dar las gracias a las personas cuyas fotografías aparecen a lo largo del libro y a sus familiares, así como a aquellos cuyas historias de caso han sido utilizadas como ejemplos. Aunque sus identidades permanecen anónimas, como ha sido su deseo, agradecemos, de igual modo, sus contribuciones al libro. Por último, quisiéramos dar las gracias a Myron y Chris por todo su apoyo y sus horas extras en el cuidado de los niños, y a nuestros amigos, amigas y familiares por su comprensión y apoyo.

PRÓLOGO

Una panorámica del escenario «pasado-presente-futuro» del desarrollo de los sistemas alternativos y aumentativos de comunicación servirá para examinar hasta dónde hemos llegado y hasta dónde debemos llegar para proporcionar a *cada* alumno y alumna con discapacidades moderadas y severas un medio para expresar sus opciones y elecciones. Siguiendo la trayectoria del desarrollo de la tecnología podemos ver cuántos comienzos erróneos se han acometido hasta llegar a nuestros días. Una perspectiva histórica también nos previene de ser demasiado complacientes con las estrategias que se utilizan frecuentemente en la actualidad. Así como se expande la tecnología a lo largo de diversos campos, nuestro conocimiento para desarrollar unos sistemas comunicativos más eficaces también tiene el potencial de desarrollarse. Como profesionales, debemos mantenernos al frente de los avances que puedan afectar al sistema de comunicación del alumnado e incorporar dichos avances a la base de conocimiento actual presentada en este libro.

Uno de los mayores contratiempos para desarrollar con éxito intervenciones comunicativas hace veinte años era bastante simple. No «mirábamos por los ojos del alumno» para determinar qué era lo que podría resultarle importante comunicar, qué podría tener sentido en su mundo, de qué manera se comunica ya con nosotros y los motivos de sus intentos de comunicación. Cogimos varias partes de diversas teorías y las juntamos en un «modelo» de intervención. Si echamos marcha atrás y nos ponemos en el lugar de diversos alumnos y alumnas desde finales de 1960 hasta nuestros días, podemos ver que muchos de nuestros comienzos fueron descoordinados... sin llegar a veces a ninguna parte. Y sin embargo, aquellos errores iniciales de implantar el habla y las habilidades del lenguaje antes que las habilidades de comunicación, de dar prioridad a la obediencia antes que a la expresión, de instaurar programas no funcionales y de cumplir con nuestro propio «programa» más que con el del alumno puede ayudarnos a evitar errores similares y mejorar la base de nuestros conocimientos actuales. Presentamos a continuación una breve visión histórica desde el punto de vista de Phillip.

En 1969 Phillip era un niño no verbal de 3 años. Probablemente estaba agradecido porque los profesionales que le trataron no se tomaran demasiado en serio la teoría innatista del lenguaje. Si en él existía un dispositivo innato de adquisición del lenguaje, no había funcionado hasta ese momento. Él podría habernos dicho que sí hay que prestar atención al desarrollo vocal normal, pero sólo hasta cierto punto. Los profesionales de la práctica habían aprendido algunos procedimientos y estrategias importantes procedentes del campo del análisis de conducta aplicado. Habían considerado qué respuesta querían implantar, que era la de palabras habladas. Phillip probablemente se preguntaba por qué se ponía el énfasis en el habla y el lenguaje y no en la comunicación. Dichos profesionales también habían tenido en cuenta las condiciones estimulares bajo las que la respuesta debía producirse y cómo debían ser las consecuencias a las respuestas de Phillip. Pero, ¿creían realmente que usando fotos de unos pantalones, de una señora y de un vaso de agua para elicitar las palabras «pa», «mamá», «aba» y dando a Phillip palomitas y refresco como consecuencia de su imitación, estas palabras podrían, de algún modo, llegar a tener una relación funcional para Phillip? Después de 2 años de aprender a decir estas tres palabras, podía ponerse los pantalones, pero en su repertorio comunicativo no era prioritario pedirlos. Estaba bajo la tutela del estado y, por lo tanto, no tenía necesidad de llamar o hacer referencia a su madre. La palabra «agua» podría haber sido útil para pedir una bebida, pero Phillip no era capaz de generalizar de una foto de un vaso a la fuente de agua de su entorno. Lo que quería realmente eran las palomitas y el refresco. Él hacía su parte del juego y decía «mamá» para obtener las palomitas. Lo que estaba fuera de su alcance era el porqué no le enseñaban simplemente «palomitas». Algunos de los compañeros y compañeras de Phillip estaban aprendiendo 100 formas diferentes de pedir caramelo. Había visto a la terapeuta sostener fotos de una taza, una pelota, un coche y así sucesivamente y preguntar, «¿qué es esto?»; cuando su amigo Roy contestaba, conseguía un caramelo. Phillip pensaba que era raro que tanto él como Roy tuvieran que estar siempre sentados con ambos pies en el suelo y las manos en el regazo para poder decir las palabras. La terapeuta lo llamaba «prestar atención». ¿Por qué, sin embargo, sus profesores y otros adultos hablaban estando de pie o andando o haciendo 100 cosas más? Phillip sí que se daba cuenta de que, cuando su amigo Roy decía «pe...oooa» en el patio, nadie entendía que quería la «pelota». Pero desde luego, Roy normalmente recibía la pelota cuando la señalaba, así que después de todo, quizá decir la palabra no era demasiado importante.

Phillip se daba cuenta de que la interacción que no tenía sentido en absoluto (que evidentemente no era una interacción real) era esa cosa que los profesionales llamaban «identificación de objetos». Se colocaban tres objetos delante de él (al menos esta vez usaban objetos reales) y la profesora decía «dame la taza». Cuando se la daba no la usaba, ni siquiera le daba un zumo en la taza; la volvía a poner en su sitio o la rotaba como en un juego de triles... y a eso se le llamaba «aleatorizar». Él no podía entender por qué siempre tenía que dársela, ella llegaba igual que él. Pero de todas formas conseguía las palomitas cuando lo hacía.

Otros amigos de Phillip tenían mayores dificultades para aprender palabras habladas. Los profesionales pasaban demasiado tiempo enseñándoles a darse palmaditas en la cabeza y la tripa, y a golpear la mesa. Pero con estas acciones tan divertidas ellos no podían aprender a decir sonidos. Los terapeutas estaban tan pendientes de enseñar esto que no se dieron cuenta cuando Julie, una amiga de Phillip, señaló el queso e hizo el gesto de «comer». Los profesionales de la práctica tardaron varios años en llegar a la conclusión de que si Julie podía imitar el darle palmaditas en la tripa y otros gestos no funcionales, entonces probablemente podía aprender lenguaje de signos manual. Phillip estaba orgulloso de la manera en que Julie podía utilizar los signos. Sin embargo, era una pena que nadie hubiera enseñado a los profesores y a los padres su significado. Julie se frustraba cuando no conseguía que la gente respondiera a sus signos, pero lograba su atención cuando se golpeaba la cabeza... lo que siempre funcionaba para atraer a alguien.

Unos años más tarde, los especialistas hicieron algo nuevo. Preguntaron a los maestros qué palabras y qué signos era importante que sus alumnos y alumnas utilizaran. Y, ¿qué palabras eligieron los profesores de Phillip? Palabras aburridas como «cuarto de baño» y «siéntate». ¿No hubiera sido maravilloso que se hubieran dado cuenta de que a él y a sus amigos les gustaba ir a la tienda, gastar dinero y comprar cosas como chicles, refrescos y patatas fritas? ¿No es esto lo que a la mayoría de los adolescentes les gusta? En realidad, Phillip podía ir al baño solo y su amigo Roy no tenía ninguna intención de pedirlo. Si las profesoras pensaban que enseñar a Julie el signo de baño iba a solucionar sus problemas en el programa de aseo, les esperaba una gran sorpresa.

Julie aprendió muchos signos y gradualmente los profesores comenzaron a utilizarlos en la clase. Otros amigos de Phillip tenían más dificultades. Uno aprendió a signar «comer» y no había aprendido ningún otro signo en 2 años. Otro amigo suyo, Joe, había aprendido tres signos y los usaba todos juntos cada vez que alguien preguntaba «¿Qué quieres?»; simplemente no podía descifrar lo que representaban los signos. A la profesora no le gustaba que Joe siempre imitara el último signo de sus frases cada vez que hacía una pregunta, una petición o le decía que había trabajado bien. En realidad, Phillip pensaba que Joe era bastante listo. Si no sabía cuál era el mensaje de la profesora, al menos se mantenía en la conversación respondiéndola con imitaciones. Joe no podía entender el propósito de su mensaje, pero intentaba hacer *algo* para agradarla.

Cuando Phillip y sus amigos se fueron a vivir a la comunidad, se dio cuenta que ante ellos surgía toda una nueva serie de cosas sobre las que hablar o signar. ¡Había tantas opciones entre las que elegir si alguien se molestara en preguntar! Tuvieron la oportunidad de ir a los restaurantes de «comida rápida». Sin embargo, sintió pena por Kim, porque debido a su tablero de comunicación, que le ayudaba a expresarse por sí misma, la profesora le hacía señalar la palabra «sí» en el tablero cuando la cajera preguntaba si quería patatas fritas. La cajera entendía su movimiento de cabeza afirmativo, pero la profesora decía que debía utilizar su «sistema» de comunicación. Tardaba mucho tiempo en mover la mano a la esquina derecha del tablero donde estaba el «sí» y las personas que esperaban en la fila se empezaban a poner un poco impacientes. ¿Qué hay de malo en dejar a Kim simplemente afirmar con la cabeza «sí»?, eso lo entiende todo el mundo. Phillip se fijó en que Kim se frustraba, porque cuando quería comunicarse con alguien no tenía ninguna manera de llamar su atención. Siempre tenía que esperar a que un adulto se acercara y ellos nunca utilizaban su tablero de comunicación, le hablaban y ella tenía que señalar los fotos. Si hubiera tenido algunas palabras más en su tablero, hubiera podido decirles una o dos cosas.

Por fin, los especialistas y los maestros se dieron cuenta de que existen muchas razones diferentes para comunicarse y de que los niños y niñas pequeños aprenden a hacerlo *antes* de decir sus primeras palabras. Phillip pensó que esto tenía implicaciones maravillosas para ayudar a algunos de sus amigos y amigas con discapacidades más severas que la suya... amigos y amigas que no tenían suficiente control motor para utilizar signos o que no podían entender o ver fotos. Phillip sabía que cuando Mary tensaba su cuerpo y hacía una mueca no le gustaba lo que estaba ocurriendo. También podía indicar que le gustaba algo moviendo su cuerpo. Estos comportamientos llegaban a Phillip. ¿Cuánto tardarían los especialistas y los maestros y maestras en «leer» estos signos como la forma de comunicación de Mary? Ahora bien, podrían haberle preguntado al padre o a la madre de Mary y así poder decir a todo el personal cómo se comunicaba ella, pero no parecía haber buena coordinación entre su casa y el colegio. Era una pena que Mary no fuera «apta» para los programas de lenguaje, habla y comunicación. Phillip les oyó decir que ella no cumplía los prerrequisitos y cosas extrañas sobre su nivel cognitivo. Aparentemente no veían a Mary utilizar los ojos para indicar que sí que sabía lo que estaba ocurriendo en su mundo. Probablemente no ayudaba mucho el hecho de que tampoco podía oír muy bien, así que no podía entender lo que los adultos le decían. ¿Realmente Phillip los oía correctamente? ¿Alguien había dicho que Mary no pudiera beneficiarse de ayudas para la audición debido a su nivel de funcionamiento? Phillip se dio cuenta de que la dejaban sola cada vez más a menudo. Ella solía sonreír mucho cuando alguien se acercaba. Ya no sonreía tanto debido a que cada vez menos adultos interactuaban con ella. El año pasado la profesora de Mary le dio un dispositivo especial de llamada, que podía utilizar sólo si su postura corporal era correcta. ¡Qué maravilla! A Mary le encantaba pulsarlo y obtener la atención de la profesora. Phillip se preguntaba qué había ocurrido con el dispositivo y por qué el nuevo profesor no lo utilizaba o no pidió uno nuevo. Además, Mary se estaba empezando a confundir. Su padre y su madre hacían un gesto cuando la levantaban y el profesor hacía otro. El fisioterapeuta levantaba a Mary y la ponía sobre la pelota grande sin gesticular ni decir una palabra. Ella siempre se preguntaba a dónde iba y qué es lo que estaba a punto de ocurrir.

Ahora Phillip tiene 23 años. Piensa que fue uno de los afortunados. Aprendió a hablar, aunque la mayoría de la gente sólo le entiende si acompaña su habla con muchos gestos. También ha aprendido a ser bastante independiente y a hacer cosas por sí mismo. Así que, según va haciéndose mayor, no tiene mucho de que hablar. Tiene que decir a los adultos dónde va, pero nadie le pregunta nunca si le gustó la película o si preferiría tener un trabajo diferente. Nadie en el trabajo puede entenderle, así que ya no se molestan en hablarle demasiado. También ir a la tienda de ultramarinos es un verdadero problema. Cuando no encuentra algo, le cuesta mucho tiempo hacerles comprender a las dependientas lo que quiere.

Los planteamientos y las estrategias apuntados en este texto podrían haber sido útiles para Phillip hace años. Conceptos tales como edad cronológica, contenido y materiales apropiados, funcionalidad, interacciones sociales de calidad entre muchas personas diferentes, exclusión cero [1], significación social, uso de sistemas múltiples para hacer llegar un mensaje y haber sido enseñado en el entorno natural hubieran

---

[1] Este concepto hace referencia al derecho de toda persona a participar y beneficiarse de todos los recursos de su comunidad.

mejorado la calidad de vida de Phillip y de sus amigos y amigas. Si pudiera expresar hoy día adecuadamente sus deseos, ¿cuáles podrían ser? Quizá nos diría que la carencia de oportunidades para tener experiencias normalizadas en el colegio, el hogar, el trabajo y la comunidad es uno de los principales aspectos que les priva de la libertad de tener opciones y de poder elegir. En Estados Unidos, muchos colegios estatales y locales privaron al alumnado de servicios de comunicación en el año 1989, como a su amiga Mary. Hasta que: 1) el servicio de «habla y lenguaje» sea ampliado para incluir la «comunicación» como un servicio especializado fundamental, y 2) a todos los profesores, profesoras y personal de servicios especializados se les enseñe que toda conducta es comunicativa y que ningún alumno o alumna tiene un grado tan importante de discapacidad que no pueda beneficiarse de programas aumentativos y alternativos, muchos alumnos y alumnas más jóvenes que Phillip serán considerados no aptos para servicios de intervención comunicativa.

Si Phillip pudiera tener una «lista de deseos» para el futuro, podría ser ésta:

1. Que a ningún alumno o alumna, independientemente de la gravedad de su discapacidad, se le pueda negar una forma de comunicación más eficaz.
2. Que los sistemas aumentativos y alternativos, que han sido desarrollados y son efectivos, no se pierdan a causa de una pobre planificación del tránsito.
3. Que se haga énfasis en una comunicación receptiva no simbólica y en la comprensión por parte del alumno de las diversas funciones comunicativas dirigidas hacia ellos (para que las interacciones tengan éxito, el mensaje debe ser reparado si se rompe en cualquiera de las dos direcciones).
4. Que se utilice un enfoque de equipo integrado por profesores, profesoras, especialistas de habla y lenguaje, fisioterapeutas, terapeutas ocupacionales, padres y madres con cada alumno o alumna para desarrollar un sistema de comunicación aumentativo o alternativo.
5. Que cada persona o equipo responsable de planificar un sistema aumentativo para cada alumno o alumna considere que: antes de que se desarrollen nuevos sistemas para una persona, deben tenerse en cuenta las formas y funciones que ya tiene.

Este libro ofrece información abundante para «poner en marcha» y ampliar el sistema actual de comunicación de un alumno o alumna. Siempre existirán intentos iniciales erróneos; no podemos permitir que éstos interfieran con el planteamiento de nuevas cuestiones y con un avance continuo hacia delante. Esperamos que en el futuro Phillip pueda mirar hacia atrás y decir: «no puedo creer que no supieran esto en 1989». Los nuevos desarrollos tecnológicos y los fondos para los centros de recursos y los mecanismos asistenciales del Estado tienen un gran compromiso en cuanto a ampliar las presentes prácticas y estrategias actuales que se describen en este libro. Quizá, la perspectiva histórica de Phillip y las historias de casos individuales presentadas en este texto proporcionen al lector ejemplos de cómo usar la información teórica disponible.

KATHLEEN STREMEL, M. A.
Investigadora Senior
Universidad de Southern Mississippi

INTRODUCCIÓN

Se ha escrito este libro para ayudar a profesionales, padres y madres implicados en el desarrollo de sistemas de comunicación aumentativos o alternativos para personas con discapacidad moderada y severa, que también sean no verbales. Existen numerosos libros excelentes, artículos de investigación y revisiones que proporcionan apoyo teórico y filosófico e información para mejorar y desarrollar sistemas para niños y niñas, jóvenes y adultos con discapacidad moderada o severa. Sin embargo, existen numerosas solicitudes de ejemplos de cómo usar la información teórica. Este texto es una respuesta a dichas peticiones y proporciona guías y modelos para «ponerse en marcha».

Este libro también se ha escrito como una declaración en defensa de la capacidad de comunicarse de todas las personas. En el pasado algunos profesionales creían que las personas con discapacidad moderada o severa podían ser excluidas de los servicios educativos o los servicios especializados diseñados para favorecer la comunicación alternativa o aumentativa. Las razones dadas eran diversas; en el caso de *Timothy W. contra Rochester School District* (Staff, 1989), la razón que se dio fue que Timothy «no podía beneficiarse» de los servicios educativos y especializados y, por tanto, fue excluido de ambos (p. 2). El tribunal determinó que la cuestión no era si se debían o no proporcionar servicios, sino más bien «en qué consiste un programa de educación adecuado» (p. 2). Por eso esperamos que este libro pueda ayudar a profesores, profesoras, especialistas, administradores, padres y madres a diseñar e implantar programas de comunicación adecuados.

Hemos hecho varias suposiciones con respecto a los conocimientos del lector; así pues, se ha incluido en esta introducción una breve explicación sobre la terminología utilizada, para permitir comprender más claramente el texto y localizar la información que contiene.

El proceso de seleccionar, diseñar y utilizar un sistema de comunicación requiere una síntesis de conocimientos y experiencias desde muchas disciplinas. Se asume que el lector tiene un conocimiento acerca de cómo se trabaja en estas áreas y que se remitirá al listado de referencias bibliográficas del final del capítulo cinco y a la bibliografía general para obtener información adicional. También se supone que el lector tiene conocimientos sobre el análisis de conducta aplicado y sobre las estrategias de medición necesarias para diseñar e implantar programas educativos y para evaluar los resultados. En los capítulos que contienen las historias de caso y en el apéndice se podrán encontrar ejemplos de procedimientos de evaluación y formas de recogida de datos.

Se ha utilizado en el texto el término de «sistema de comunicación» para referirse a sistemas diseñados tanto para incrementar el habla como para ser utilizados cuando ésta no se usa. A este tipo de sistemas se les denomina normalmente «sistemas aumentativos de comunicación» y «sistemas alternativos de comunicación», respectivamente. Tanto en las historias de caso como en los ejemplos se diseñaron sistemas de comunicación, en unas ocasiones para aumentar el habla y en otras como sistema alternativo. En el libro se utiliza el término «sistema de comunicación» para referirse tanto a sistemas aumentativos como a sistemas alternativos de comunicación.

En resumen, el texto proporciona suposiciones y factores a considerar antes de seleccionar y diseñar un sistema, guías y pasos para ayudar en el comienzo del proceso de selección y diseño, y algunos procedimientos de evaluación específicos e historias de caso reales, en donde los sistemas fueron diseñados y utilizados. Aunque en las historias de caso se han cambiado los nombres y las alusiones a sitios reales, la información presentada está basada en casos reales. Independientemente de su edad, su tipo de discapacidad y su historia previa, si una persona es observada, escuchada y se le proporciona suficiente tiempo para responder, los mensajes que está enviando serán «oídos».

Bibliografía

STAFF (agosto, 1989). «Victory for Timothy W.». *TASH Newsletter*, 15(8), p. 1. (Se puede obtener, en inglés, de la Association for Persons with Severe Handicaps, 7010 Roosevelt Way, N.E., Seattle, WA 98115.)

Capítulo 1
FACTORES A CONSIDERAR EN EL DISEÑO Y SELECCIÓN DE LOS SISTEMAS DE COMUNICACIÓN

Se deben considerar sistemáticamente un número de factores antes de seleccionar y diseñar un sistema de comunicación. Con la euforia de instaurar un sistema se pasan por alto, con frecuencia, factores fundamentales, cuyo resultado es, de hecho, la limitación del sistema en lugar de mejorar las opciones de comunicación. Existen numerosos ejemplos en los que las mejores intenciones en el diseño y selección no produjeron los resultados favorables previstos. Por ejemplo, se diseñó un sistema de símbolos abstractos para una niña de 5 años que parecía ser el sistema de comunicación perfecto para usar con sus maestras, pero no era útil con otros niños y niñas pequeños. Lo mismo ocurre en el caso en el que se utilizó durante las sesiones de clase una bandeja de madera enganchada a una silla de ruedas con siete fotos; sin embargo, en la cafetería la comida tapaba las fotos y era demasiado complicado reorganizar la bandeja. Además, los fines de semana el padre y la madre guardaban la bandeja en el trastero porque era demasiado aparatoso maniobrar con ella por la casa. Describimos y discutimos a continuación 15 factores que hay que tener en cuenta para evitar limitaciones no previstas en el diseño y utilización de un sistema de comunicación. Estos factores se han organizado en dos categorías: planteamientos «filosóficos» y consideraciones prácticas, y comprenden los siguientes aspectos: edad cronológica, funcionalidad, interacciones, inclusión con exclusión cero, significación social, habilidades requeridas, pluralismo, entorno natural, preferencias, relaciones padres-colegio, movilidad, audiencia, ampliación, mantenimiento y evaluación integrada y comprensiva.

Planteamientos filosóficos

Los autores han utilizado por lo menos 10 planteamientos filosóficos en el diseño de sistemas de comunicación, que se hacen evidentes en las historias de caso que veremos. Muchos de estos planteamientos han sido identificados y descritos por Wolfensberger (1972) y Brown, Branston-McLean y col. (1979) en sus trabajos sobre la orientación de nuevas prácticas educativas para personas con discapacidades severas. Debido a la importancia de estos planteamientos en el proceso de seleccionar y diseñar sistemas aumentativos, vamos a reproducirlos aquí haciendo hincapié en su relevancia para la comunicación.

Edad cronológica

La edad cronológica es un factor que debería considerar el equipo educativo al seleccionar el vocabulario y el sistema que ayudarán a la persona a participar en actividades y a comunicarse con sus iguales teniendo en cuenta qué elecciones, preferencias o mensajes son apropiados para alguien de la misma edad cronológica. La edad mental de la persona puede y debe tomarse en consideración a la hora de decidir cómo enseñar (p.ej., tipos y complejidad de las ayudas), pero no en el proceso de determinar en qué objetos, personas, entornos o actividades se producirá la comunicación y, por lo tanto, el aprendizaje. Si los niños y niñas de primaria utilizan un arenero durante el recreo, entonces «arenero» podría ser una palabra del vocabulario de un niño con discapacidad de la misma edad. Esto no se consideraría cronológicamente apropiado si el niño estuviera en secundaria, a no ser que sus compañeros y compañeras de la misma edad no discapacitados utilizaran con frecuencia un arenero. El vocabulario y los tipos de representación pueden reflejar la edad cronológica si, y sólo si, el currículo para el alumnado y las metas, objetivos, marcos educativos y materiales reflejan esta filosofía.

Funcionalidad

Durante más de una década, el factor guía en el diseño y selección de los currículos para personas con discapacidades moderadas o severas ha sido la funcionalidad de un objetivo educativo. Brown y sus colaboradores (Brown, Branston y col., 1979; Brown, Branston-McLean y col., 1979) han definido la funcionalidad como aquellas acciones que, si no son ejecutadas por un alumno o alumna con discapacidad, alguien las debería ejecutar en su lugar. Esta definición puede aplicarse al proceso de selección del contenido (p.ej., el vocabulario) del sistema de comunicación. Si el sistema o su contenido permiten a la persona indicar o decir algo, que si no fuera dicho por ella, tendría que ser dicho por otra persona, entonces hay que considerar ese contenido para incluirlo en el sistema aumentativo de comunicación. Por ejemplo, si un estudiante no pide repetir la comida en la cafetería del instituto, o bien no recibirá más comida o bien otra persona tendrá que hacer la petición. En la rutina diaria, a menudo se toman decisiones por personas no verbales porque carecen de medios para expresar su elección. Esto nos lleva con demasiada frecuencia a la falta de opciones que se ofrecen a la persona con discapacidad. Entonces, es fundamental utilizar la rutina diaria y aquellas actividades ejecutadas normalmente por personas de la misma edad no discapacitadas para resaltar los momentos en los que hay (o podrían ofrecerse) opciones disponibles y considerar la funcionalidad a la hora de realizar una elección, mostrar preferencia o enviar otro mensaje durante estos acontecimientos. Existe una selección de actividades a realizar inherentes en este proceso y unas metas de aprendizaje relacionadas, cuya naturaleza funcional ya ha sido determinada.

Interacciones

La definición de comunicación y lenguaje (es decir, una persona envía un mensaje a otra a través de algún medio, por una razón, en un marco determinado) podría ser la definición de lenguaje y comunicación, siempre y cuando se comprenda que los medios utilizados para enviar los mensajes son completamente diferentes. El lenguaje utiliza formas simbólicas (p.ej., palabras) y requiere reglas formales para la formación y traducción, mientras que la comunicación utiliza formas no simbólicas (p.ej., gestos, posturas corporales) con convenciones informales mutuamente comprendidas, utilizadas para enviar y recibir mensajes. El nexo común a todos los sistemas de comunicación es la existencia de un emisor y un receptor de los mensajes. Por tanto, en todos los ejemplos, es fundamental que el usuario de un sistema aumentativo tenga oportunidades tanto para enviar como para recibir mensajes y que los contextos proporcionen esta oportunidad con otros iguales y no sólo con personal docente o con compañeros y compañeras de clase. Estas oportunidades para la interacción son críticas para la comunicación. Limitar el ámbito de personas con las que se interactúa tiene el efecto de limitar tanto las razones para interactuar como los mensajes. Los datos recogidos de las interacciones entre el alumnado y el profesorado indican que la mayoría de los mensajes enviados por los profesores/as son peticiones o demandas que requieren una comunicación limitada por parte de los alumnos y alumnas. Por eso, otros interlocutores como compañeros y compañeras de clase, otras personas de la misma edad y adultos familiares y no familiares, en diferentes escenarios, son vitales para la comunicación.

Inclusión con exclusión cero

La historia de la educación especial y la terapia del habla y del lenguaje está llena de ejemplos de criterios cambiantes con respecto a quiénes pueden beneficiarse de la enseñanza, llegando a ser cada campo cada vez más integrador. Esto se puede atribuir en buena medida a la mejora de la tecnología de la enseñanza y a un cambio de actitud que ha permitido recibir enseñanza a personas que con anterioridad estaban excluidas de ella. Aquí se aboga por esta filosofía de la inclusión sin exclusión. Normalmente, los procedimientos de evaluación se utilizaban para ver si una persona podía considerarse candidata a aprender un lenguaje formal como sistema de comunicación. Desgraciadamente, el resultado de aplicar estos criterios llevaba a la exclusión de numerosos alumnos y alumnas de cualquier forma de lenguaje o intervención comunicativa. Normalmente eran excluidos niños, niñas, jóvenes y adultos por las siguientes razones y características:

1. Aquellos con conductas agresivas u otros problemas de conducta. Se planteaba que estas conductas debían reducirse o eliminarse y lograr su obediencia previamente a cualquier intervención en el lenguaje o la comunicación.
2. Aquellos que no indicaban deseos de manera consistente a los demás. Se pensaba que estas personas no tenían la capacidad cognitiva necesaria para enviar estos mensajes y, por lo tanto, no se beneficiarían de la intervención.
3. Aquellos que no puntuaban en las escalas cognitivas por lo menos dentro del nivel del Estadio VI del Periodo Sensoriomotor. Se planteaba que estas personas no estaban preparadas aún para el lenguaje y las habilidades implicadas serían demasiado difíciles y frustrantes para ellos. Desgraciadamente, a estos alumnos y alumnas se les excluía de las interacciones que el uso del lenguaje facilita y de la enseñanza para mejorar la comunicación.
4. Aquellos que, aun disponiendo de un sistema de comunicación, no eran capaces de usarlo de manera independiente para comunicarse. Se pensaba que la enseñanza, para ser considerada beneficiosa o digna de consideración debía traer como resultado una ejecución independiente. Si las dificultades mentales, conductuales o motrices impedían la independencia a esos alumnos y alumnas, no se les ofrecían sistemas para la comunicación.
5. Aquellos con alteraciones sensoriales que no podían mostrar con fiabilidad la intencionalidad de sus acciones o aquellos cuyas formas de respuesta variaban de unas personas a otras.

Se planteaba que la presencia de respuestas consistentes era un prerrequisito necesario para iniciar cualquier intervención en el lenguaje o la comunicación.

La postura de los autores de este libro es que las prácticas excluyentes son historia. La investigación indica que los niños, niñas, jóvenes y adultos con alguna o todas estas características pueden beneficiarse de la intervención y se les debe proporcionar enseñanza en el uso de la comunicación simbólica y no simbólica. Además, los profesionales deben recibir enseñanza para ser capaces de reinterpretar las acciones conductuales como una forma de comunicación y para ayudar a los iguales y a otras personas de la comunidad a reconocer mensajes de comunicación simbólica y no simbólica.

Significación social

Aunque se han obtenido importantes logros para alterar los «estereotipos» con que se describe a las personas con discapacidad, hay algunos que aún permanecen. La consideración del factor de significación social en el diseño y uso de un sistema de comunicación aumentativa puede ayudar a asegurar que la significación social de la persona que utilice el sistema se mejore en la medida de lo posible. Este factor juega un papel importante no sólo en la selección de referentes para un sistema sino también en el modo en el que se transporte, en la ayuda proporcionada para usarlo y en las interacciones para las que se utilice. Por ejemplo, cojamos dos sistemas, ambos diseñados para aumentar la comunicación de una persona con alteraciones visuales y discapacidad mental moderada. Uno de ellos era un delantal de fieltro que la persona llevaba en su cintura, pegado a él tenía un zapato blanco en miniatura, un vaso rosa de juguete y un cochecito, escogidos con la idea de representar la clase de gimnasia, beber y el momento de ir al autobús, respectivamente. El segundo sistema era un soporte para cintas de música en tela negra, que la persona llevaba en la mano o lo pegaba con velcro a un cinturón. Las miniaturas eran una zapatilla Nike de baloncesto, una jarra de cerveza y una réplica de un autobús, representando el mismo vocabulario que en el primer sistema. Además, cuando se usaba el primer sistema para pedir una bebida en un restaurante la persona señalaba el vaso y obtenía una bebida que le pedía su profesor. Con el segundo sistema se le preguntaba a la persona si quería una bebida y se le enseñaba a realizar su propia petición. Puesto que estas personas tenían dieciocho años, parece obvio que no sólo el primer sistema era cronológicamente inapropiado, sino que tampoco mejoraba la percepción de la posición social de la persona que lo utilizaba. Este último objetivo, la mejora de la posición social percibida, es el que debería conseguirse. Para ello no sólo hay que asegurarse de que se han considerado los factores discutidos anteriormente, sino también de que las normas por las que es percibido como importante o significativo en el entorno se han determinado y utilizado en la evaluación formativa del sistema. Esta evaluación formativa debería implicar a sus iguales y debería dirigirse a los gestos del individuo, al vocabulario y a las oportunidades para comunicarse e interactuar que rigen actualmente en la comunidad. En algunos casos, especialmente con adolescentes y adultos, este factor puede ser más significativo que la capacidad cognitiva o la competencia personal en la selección de un sistema simbólico frente a otro no simbólico. Por tanto, a pesar del hecho de que un zapato real puede ser más concreto para una persona cuando tiene que pedir unas zapatillas en la bolera, el factor de significación social indica que es mejor utilizar en su lugar una miniatura o una foto de una zapatilla.

Habilidades requeridas

El proceso de comunicación implica normalmente numerosas habilidades además de formar un signo o señalar una foto para saludar a alguien. Nuestra posición es que el proceso de interacción es tan vital que debería ser el foco de la enseñanza. Al mismo tiempo deberían enseñarse otras habilidades o utilizarse adaptaciones, de manera que la carencia de habilidades no interfiera con oportunidades para interactuar y comunicar. Estas habilidades no deberían considerarse como prerrequisitos para la comunicación y, por ello, enseñarse antes de mejorar o aumentar las oportunidades para las interacciones y la comunicación. Por ejemplo, un niño pequeño o un adulto pueden no tener las habilidades para abrir una «agenda de comunicación», mantenerla abierta y señalar una página sin tapar la foto que está en esa página. Aunque ciertamente estas habilidades se pueden practicar en un marco educativo, al mismo tiempo se le puede abrir la agenda y sostenerla mientras se le ayuda a señalar, o el proceso se puede adaptar retirando una página, enseñándole a dejarla en un mostrador cuando se realiza la petición o a dar la página a otra persona y a recibirla de nuevo cuando el mensaje se ha comprendido. El procedimiento exacto de enseñanza y las metas y objetivos asociados variarán considerablemente de una persona a otra, pero lo que debería mantenerse igual es el requerimiento de que las habilidades necesarias para utilizar el sistema estén en el repertorio de una persona previamente a obtener o usar un sistema específico.

Pluralismo

El pluralismo (o el uso de más de un tipo de sistema) aparentemente contradice lo que muchos padres, madres y profesionales ven como un objetivo del proceso de evaluación del sistema de comunicación. Muchos profesionales han asumido que el proceso de evaluación debería traer como resultado el diseño y la selección de un sistema. La reflexión sobre los modos de comunicación utilizados por personas que son verbales puede ilustrar las limitaciones impuestas si solamente se dispone de un sistema. Imaginemos por un momento una maestra que es también esposa y madre. La comunicación con su bebé consiste principalmente en expresiones faciales, acompañadas por sonidos guturales y exclamaciones a los que su bebé responde con entusiasmo. Sin embargo, se produce un cambio total en sus verbalizaciones y gestos cuando lee. Por otro lado, una nota escrita dejada a su marido es una tercera y eficiente forma de comunicación para recordarle que hay que recoger a los niños porque ella tiene trabajo esa noche. En cada ejemplo la forma de enviar el mensaje se ha seleccionado para cumplir las necesidades de una audiencia diferente. Esta misma flexibilidad y combinación de gestos y otras formas debe estar disponible para los usuarios de sistemas de comunicación.

Para muchas personas con discapacidad severa la forma o el sistema seleccionado ha de cambiar en función de la audiencia. A veces, el sistema de comunicación puede concordar con las capacidades de la audiencia a la que va dirigido más que con las capacidades del emisor. Por ejemplo, John, de 6 años de edad, utiliza la mirada y la extensión del brazo hacia una jarra que hay en la mesa del comedor para indicar una petición de beber. Esta forma de petición es también conocida por el personal de la escuela, del programa fuera de la escuela y de las actividades de *Special Olympics*. Sin embargo, para pedir una bebida en un restaurante utiliza una foto de una bebida con el mensaje escrito «Una bebida pequeña de naranja, por favor». Esta forma se seleccionó porque la primera no se comprendía con facilidad o no era utilizable por el personal del restaurante y porque mejoraba la posición social de John en estas situaciones. Por tanto, John tiene dos formas de petición, una en concordancia con sus capacidades y que se utiliza en muchas situaciones y otra en concordancia con las capacidades del personal de los restaurantes. Aunque es preferible seleccionar un solo sistema de comunicación, preferentemente el que está en concordancia con las capacidades cognitivas del usuario, un sistema no siempre cumple las innumerables necesidades de comunicación existentes. Cuando hay una amplia discrepancia entre las capacidades cognitivas del emisor y su audiencia, como en el caso de John y el personal del restaurante, y en el de la maestra y su bebé, es probable que sea necesario más de un sistema.

Entorno natural

Es difícil imaginarse estar implicado en una gran variedad de actividades, con personas diferentes y en distintas situaciones a lo largo del día sin tener un medio para comunicarse. Debido a las oportunidades que se dan normalmente para comunicarse, los entornos óptimos de aprendizaje para mejorar la comunicación son los entornos naturales y las rutinas diarias. Reservar un periodo de tiempo concreto para «enseñar lenguaje, comunicación o habilidades de interacción» se justifica sólo cuando esta enseñanza se añade a la que ya se proporciona en las rutinas naturales y en interacciones con los iguales. A veces es necesario, y de hecho deseable, practicar las habilidades que son difíciles de ejecutar, o realizar interacciones ficticias para conseguir una mayor destreza. Éstas, junto con otras prácticas educativas, pueden mejorar la comunicación, pero siempre han de realizarse además de proporcionar en el entorno natural oportunidades de aprendizaje y/o situaciones estructuradas.

Preferencias

Inevitablemente los profesores, profesoras, padres, madres y otros adultos tienen un vocabulario y/o unas propuestas que desean que se incluyan en un sistema de comunicación. Normalmente se trata de símbolos para baño, beber y alguna actividad de ocio que la persona puede hacer de manera independiente. Aunque alguno o todos ellos pueden incluirse en un sistema de comunicación, el principal determinante debería ser la persona que utiliza el sistema. Por lo tanto, los símbolos iniciales deberían representar mensajes que un procedimiento de evaluación haya determinado que ya están siendo enviados. Esto permite al alumno «decir» algo que está ya motivado para decir, aprender un número reducido de nuevas habilidades y ser comprendido con mayor facilidad. Un problema típico que surge cuando se usan las preferencias es que el mensaje más frecuente es «no» y es interpretado como desobediencia o no se ve como si la persona estuviera comunicando algo. Ambos temas, junto con otros, se tratan más extensamente en los Capítulos 2 y 3. La solución en cada caso debería ser seleccionar una comunicación inicial que, de alguna manera, se encuentre ya en su repertorio (p.ej., sólo gesto, gesto más intención) y permitir a la persona usar una forma nueva más comprensible y que tenga el mismo poder de comunicación para expresar la misma función.

Relaciones padres-escuela

Existe un acuerdo general entre los profesionales y los datos de los investigadores respecto al hecho de que, cuando las personas a cargo de los niños y niñas y el personal de la escuela refuerzan y/o enseñan la misma conducta, el aprendizaje es más rápido y la generalización y el mantenimiento de las habilidades es más probable. Aun así, el conflicto surge a menudo cuando unos u otros no proporcionan oportunidades o ánimo para utilizar un sistema de comunicación. Hay pocas razones para que el personal de la escuela no aplique un sistema de comunicación cuando es una petición del padre, la madre o la persona que le tiene a su cargo. Sin embargo, cuando el personal de la escuela implanta un sistema de comunicación y las oportunidades para utilizarlo ocurren o se facilitan solamente en la escuela, surgen preocupaciones con respecto al uso continuado del sistema. En esta situación algunos maestros y maestras optan por esperar a implantar el sistema en la escuela hasta que los responsables de la persona se hayan puesto de acuerdo para usar el sistema en el hogar. Otros comienzan la enseñanza y limitan la relación con los familiares, a los que se les considera «sin implicación alguna». Finalmente algunos maestros y maestras inician la enseñanza, continúan comunicándose con los familiares y buscan su información y sus evaluaciones. Es este último planteamiento el que apoyamos y recomendamos. Dado que las familias tienen oportunidades de implicarse de forma significativa en el sistema y esto podría facilitar la comunicación en el contexto del hogar, la duda o el rechazo respecto al uso del sistema en casa no debería ser una barrera para implantarlo en la escuela. La experiencia de los autores es que a menudo el personal de la escuela crea una responsabilidad sobre las familias para «enseñar» el uso del sistema de comunicación. Algunos pueden sentirse inseguros al tomar el papel del profesor y esta conducta se interpreta como una falta de implicación o compromiso. La aplicación en la escuela, el éxito demostrado en ella y el contacto positivo continuado con los familiares son a menudo los apoyos necesarios de cara a que el sistema se utilice (no se enseñe) en casa.

Consideraciones prácticas

Se puede facilitar el uso de un sistema aumentativo y hacer más suave su proceso de adquisición si antes del diseño final y la selección del sistema de comunicación se tienen en cuenta los factores relacionados con su uso diario. La consideración al menos de los factores de movilidad, audiencia, adaptabilidad, ampliación y mantenimiento mejorarán la probabilidad de que el sistema, una vez que se ha concluido, sirva para las necesidades del usuario a lo largo de la mayor parte de las situaciones, con diversas personas y del modo más cómodo. A continuación, comentamos una serie de cuestiones que pueden ayudar en el proceso de elección de un sistema aumentativo. Hacerse estas preguntas con anterioridad al diseño y a la selección del sistema ayudará a aquellos que están implicados en lograr el resultado más deseable con una supervisión mínima. Es importante que los familiares, profesores, profesoras y especialistas se impliquen en el análisis de estas preguntas para asegurarse de que el producto final sirva para optimizar la comunicación con sus iguales tanto familiares como no familiares y con otras personas.

Movilidad

La movilidad se refiere a la facilidad con la que el sistema de comunicación puede ser transportado y/o desplazado. Puesto que la voz y las manos las llevamos normalmente «incorporadas», la utilización de estos medios para comunicarse se evalúan como los de mayor movilidad. Si se utiliza un sistema externo a estos medios, resulta una carga para moverlo y transportarlo. Una meta en el diseño y la selección de un sistema que sea externo al cuerpo será minimizar esta carga. Las preguntas siguientes podrán ayudar a este objetivo:

1. ¿Existe un modo de transportar el sistema que no sea llevarlo en la mano?, como puede ser:

    a. Sujetarlo a la silla de ruedas.
    b. Llevarlo en una mochila, bolso, maletín, bolsillo, agenda, riñonera o cinturón con bolsillos.
    c. Sujetarlo al cinturón.
    d. Tener a alguien que lo lleve.

2. ¿Puede limitarse el tamaño y el peso del sistema? Algunas posibilidades pueden ser:

    a. Realizar el sistema desde el principio en un soporte de 8 por 13 cm. o de 13 por 18 cm.
    b. Retirar y añadir elementos de manera que todo el vocabulario no tenga que ser llevado a todos los lugares.

Audiencia

La audiencia se refiere a las personas a las que el usuario enviará y de las que recibirá los mensajes. Hay que considerar los siguientes puntos para asegurarse de que el sistema(s) de comunicación que se ha seleccionado utiliza medios que son comprendidos con facilidad:

1. ¿Los adultos, tanto familiarizados como no familiarizados con el sistema, comprenderán fácilmente el significado específico del mensaje? ¿Poner de algún modo palabras escritas sobre el símbolo ayudaría a la comprensión?
2. ¿Los iguales de la misma edad, tanto familiarizados como no familiarizados con el sistema, comprenderán los mensajes que se les envían? ¿Para los niños y niñas que no leen existe alguien cercano que les interprete los mensajes? ¿Es posible enseñar el sistema a los niños y niñas que tienen muchas oportunidades para interactuar con los usuarios del sistema de comunicación?
3. ¿Un sistema que utilice uno o más tipos de representaciones cumplirá las necesidades de la audiencia? ¿Se necesitan diferentes sistemas para diferentes audiencias?
4. ¿Pueden los demás utilizar el sistema para enviar mensajes, asociados con palabras, a la persona con discapacidad? ¿Mejoraría esto la comprensión? ¿Qué se necesita para que esto ocurra?

Ampliación

Para desarrollar el sistema de comunicación se necesitaría un proceso de planificación totalmente nuevo. Las dudas que surgen en este tema son:

1. ¿La disposición y organización del sistema pueden facilitar emisiones más largas?
2. ¿Los símbolos que se han seleccionado para su uso están fácilmente disponibles? ¿Podría utilizarse una combinación de tipos de representación como fotos, dibujos de líneas simples, fotos comerciales y miniaturas para facilitar la disponibilidad?
3. ¿La ampliación incrementará sustancialmente el volumen del sistema y entorpecerá su movilidad? Si esto ocurre, ¿podría guardarse el vocabulario para entornos específicos en un lugar fijo, añadiéndolo y seleccionándolo cuando fuera apropiado?
4. ¿Qué procedimientos se ponen en marcha para asegurar una información continua desde la familia, el usuario y las demás personas con respecto a la ampliación del sistema?
5. ¿Qué sistema de evaluación se utilizará para determinar en cada momento el nivel de éxito y los problemas con el sistema de comunicación, así como las necesidades futuras para su ampliación?
6. ¿Quién tiene la responsabilidad principal para desarrollar el sistema de comunicación?

Mantenimiento

Una vez que se ha construido un sistema de comunicación, deberían identificarse los procedimientos y el personal responsable para asegurarse de que permanece en buenas condiciones. Los sistemas utilizados durante las comidas y durante los descansos requieren normalmente limpieza después de cada uso. Del mismo modo su uso durante el recreo, las salidas a la comunidad y el transporte puede ocasionar su deterioro y, por tanto, la necesidad de repararlo. Responder a las siguientes preguntas puede ayudar a asegurarse de que el sistema de comunicación permanezca en buenas condiciones.

1. ¿Qué rutinas de limpieza y aseo realiza el individuo? ¿La limpieza del sistema de comunicación se puede incorporar a estas rutinas?
2. ¿Hay materiales adicionales que se necesiten para limpiar el sistema? ¿Cuáles son y dónde se pueden guardar para que sean de fácil acceso?
3. ¿Hay representaciones adicionales (como miniaturas) y soportes fácilmente disponibles de manera que el sistema pueda ser reparado en caso de necesidad?
4. ¿Quién tendrá la responsabilidad principal para limpiar y reparar el sistema? ¿Hasta dónde se implicará al usuario en estas actividades?

Evaluación comprensiva e integrada

De cara a que un sistema facilite la comunicación entre el emisor y el receptor, tanto las habilidades de ambos como los factores ambientales deben evaluarse e integrarse en todos los aspectos de su uso. Es corriente encontrar casos en que las habilidades necesarias para usar un sistema de comunicación no se han evaluado previamente (p.ej., se ha realizado una evaluación de la motricidad fina estandarizada, pero no se ha determinado si la persona podía señalar con rapidez y exactitud en una agenda abierta de una superficie de 8 por 13 cm.). La discusión en profundidad de cada una de las áreas de habilidad se escapa del ámbito de esta sección. Al final del Capítulo 5 se proporciona un listado de recursos para procedimientos de evaluación e información y procedimientos sobre la evaluación de la trayectoria y el barrido visual, la preferencia manual y las habilidades básicas de lenguaje receptivo. A continuación, enumeramos una serie de preguntas que hay que plantearse antes de llevar a cabo una evaluación comprensiva:

1. ¿Se han realizado contactos y se han programado evaluaciones con profesionales expertos en fisioterapia, terapia ocupacional, terapia del habla y del lenguaje, educación especial, visión y audición, y movilidad?
2. ¿Los resultados de la evaluación motora y de la visión se han traducido en cómo pueden utilizarse las habilidades con objetos y fotos de diferentes tamaños, en varias disposiciones y con distintos referentes?
3. ¿Los resultados de las evaluaciones de lenguaje, cognición y conducta se han traducido en funciones (p.ej., significados, intenciones) y formas (p.ej., señales, respuestas) utilizadas para la comunicación, así como el grado de abstracción que la persona comprende?
4. ¿Se ha asignado a una persona (p.ej., maestro/a, padre, madre) la dirección del caso?
5. ¿Se han determinado plazos para llevar a cabo las evaluaciones y resumir los resultados?

Resumen

Este capítulo contiene una lista de diez consideraciones filosóficas y cinco prácticas para ayudar al diseño y la implantación de un sistema de comunicación. El análisis cuidadoso y sistemático de estas consideraciones puede ayudar a los profesionales a evitar muchos errores como los que hemos comentado en el prólogo desde el punto de vista de Phillip. Estas consideraciones pueden utilizarse no solamente en las etapas de planificación sino también en las etapas de evaluación, para determinar si el sistema funciona adecuadamente para el individuo, los compañeros y compañeras de comunicación y los familiares, a través de los diferentes entornos en los que se intercambian los mensajes. Estas consideraciones han sido fundamentales para desarrollar los sistemas descritos en las historias de caso, así como para comprender la información sobre cómo tratar la conducta como comunicación y cómo comenzar con un sistema que se presenta en los capítulos que siguen.

Capítulo 2

EL TRATAMIENTO DE LAS CONDUCTAS PROBLEMA COMO COMUNICACIÓN

Un porcentaje significativo de personas con discapacidad moderada o severa también presentan problemas de conducta. Estas conductas, también denominadas «aberrantes», «inapropiadas» o «por exceso», consisten en autolesiones, agresiones hacia el entorno o hacia otras personas, vocalizaciones repetitivas o conductas motoras reiterativas, conducta oral inusual (por ejemplo, la conducta de pica —ingerir sustancias no comestibles— o la de rumiación) y conductas disruptivas (por ejemplo, gritar, rabietas). Algunas conductas problema amenazan la salud del individuo o de las personas de su entorno, interfieren con el aprendizaje de una conducta adaptativa o perturban las interacciones sociales. El tratamiento se ha centrado a menudo en la reducción de la conducta problema y en el fortalecimiento de una respuesta alternativa apropiada. En la mayoría de los casos, los métodos utilizados para reducir la conducta y fortalecer la respuesta se diseñaban sin analizar el propósito de la conducta problema.

En este enfoque de la reducción de la conducta existen diversos problemas: 1) si es deseable un cambio de conducta ante diferentes personas y en distintas situaciones, entonces se debe proporcionar algún tratamiento en todas o en alguna de estas situaciones; 2) puede haber necesidad de aplicar de nuevo el tratamiento periódicamente si se desea una reducción de la conducta a largo plazo; 3) es extremadamente difícil, cuando no imposible, predecir y controlar los efectos colaterales no deseados, tales como agresión o autolesión; y 4) si no se analiza el propósito por el que se ejecuta la conducta, pueden surgir otras conductas problema para cumplir un propósito similar. Recientemente han surgido otras cuestiones: el uso de intervenciones que no tienen en consideración a la persona que está siendo tratada, lo inapropiado de ciertas prácticas de cara a la comunidad y a otras situaciones de integración, el fracaso del enfoque de reducción de la conducta en mejorar significativamente la calidad de vida del individuo y el fracaso a la hora de vincular las estrategias de tratamiento a las necesidades de comunicación del individuo.

Como resultado de los problemas que se acaban de plantear, han surgido diferentes enfoques alternativos a los métodos de reducción de la conducta. El enfoque descrito aquí utiliza un proceso que implica analizar la causa y el propósito de la conducta, generar y probar hipótesis sobre dicha causa y propósito y utilizar esos resultados para desarrollar e implantar tratamientos (Donnellan, Mirenda, Mesaros & Fassbender, 1984; Evans & Meyer, 1985; Meyer & Evans, 1989). A continuación se describen los pasos de este proceso.

Intervención y problemas de conducta: una visión general

Análisis: preguntas a plantear

En algunos casos es posible conseguir una comprensión de la conducta problema hablando con el individuo que la manifiesta. Mediante la comprensión de por qué un individuo se implica en una conducta problema, es más probable que los profesionales diseñen intervenciones más eficaces. Sin embargo, cuando la comunicación está alterada, como es el caso de muchas personas que tienen discapacidad severa o moderada, la comprensión de la conducta del individuo puede resultar extremadamente difícil sin un plan sistemático para analizarla. Para hacer un análisis correcto de las conductas problema de estas personas es importante que los padres, madres y profesionales sepan plantear las preguntas correctas. A continuación presentamos una relación de las preguntas que hay que realizar en la etapa de análisis. Esta lista, aunque no es exhaustiva, abarca muchos aspectos diferentes de la vida del individuo.

Pregunta 1: ¿la conducta puede tener un posible origen orgánico? Ciertas enfermedades y síndromes conllevan autolesiones (p.ej., la enfermedad de Lesch-Nyhan, el síndrome de Cornelia de Lange) y conductas repetitivas (p.ej., el síndrome de Rett). Ciertos fármacos, como los empleados para controlar las crisis, la agresión y el nivel de actividad, pueden tener efectos colaterales que pueden ser interpretados como problemas de conducta. Las alergias pueden causar agitación, frotamientos y arañazos, irritabilidad y letargo. La dieta puede afectar al nivel de alerta y a la motivación. La actividad epiléptica puede incluir falta de atención, conducta agresiva o disruptiva, autolesión y conducta vocal o motora repetitiva. El dolor puede causar agresión, autolesión, falta de atención y cambios en el nivel de actividad. Las alteraciones sensoriales pueden hacer que el individuo realice conductas inusuales de cara a evitar tareas que impliquen la modalidad sensorial afectada. Los problemas de tiroides pueden llevar a cambios conductuales importantes, tales como letargo, ansiedad y conducta psicótica.

Esto no es ni una lista exhaustiva de ejemplos ni una guía para usar de cara a identificar las posibles causas orgánicas de la conducta. Los individuos pueden reaccionar de manera diferente ante causas específicas, y por tanto no se puede disponer de una lista de las respuestas conductuales ante causas orgánicas. Los ejemplos que hemos presentado, sin embargo, destacan el papel significativo que los factores orgánicos pueden desempeñar y acentúan la necesidad de tenerlos siempre en cuenta. Se debe contactar con los profesionales de la salud o con los padres y madres si existe o puede existir un problema médico. A continuación se remite al lector a otras fuentes de información sobre condiciones médicas: Batshaw & Perret, 1986; Blackman, 1984; Gadow, 1986; Haslam & Valletutti, 1985; Holvoet & Helmstetter, 1989.

Pregunta 2: ¿el problema está relacionado con el entorno social? Cuando la conducta aparece, hay que tener en cuenta quiénes son las personas del equipo técnico y los iguales que están presentes y los que no lo están, la proximidad de dichas personas, el tamaño y composición del entorno social y la cantidad y el tipo de alteraciones. Las preguntas a hacer son: ¿hay algún problema de relación entre el alumno o alumna y una persona del equipo o un compañero en particular, prefiere el individuo a ciertas personas del equipo o a ciertos compañeros o compañeras, el problema es el resultado de déficit en habilidades sociales, es un factor el tamaño y la composición del grupo y afecta el tipo de interacción a la conducta? Por ejemplo, un individuo que prefiere estar solo puede tener rabietas cuando se le fuerza a unirse al grupo.

Pregunta 3: ¿el problema está relacionado con el entorno físico? Cuando ocurre la conducta, hay que tener en cuenta si hay mucha gente, el nivel de ruido, la temperatura, la iluminación, el nivel de actividad y la novedad de los materiales. Los ejemplos de preguntas a plantearse podrían ser: ¿la persona está hiper o hipoestimulada?, ¿hay una preferencia hacia ciertas disposiciones ambientales?, ¿inquietan al individuo materiales o acontecimientos nuevos? Aunque no parezca razonable que una persona quiera ciertos materiales, un ambiente tranquilo o una disposición particular de los muebles, aun así es importante anotar si la conducta problema ocurre cuando estas condiciones no se cumplen o no se permiten. Por ejemplo, Greg se alteraba y gritaba, saltaba y se golpeaba los brazos si las puertas del armario de su clase se dejaban abiertas.

Pregunta 4: ¿es un factor el currículo o los métodos de aprendizaje? Hay que fijarse en la tarea que se está aprendiendo, en los materiales, en las claves para responder, en los procedimientos de corrección, en los pasos en que se divide, en la duración de la tarea, en las modalidades de entrada y de respuesta y en la forma de la respuesta (p.ej., motora, verbal). ¿Está relacionada la conducta con la dificultad de la tarea (p.ej., una respuesta motora solicitada a un alumno con pobres habilidades motoras), con el aburrimiento, con la preferencia de un estilo de aprendizaje (p.ej., activo frente a pasivo, visual frente a auditivo), con la duración de la clase o con la manera en que se enseña? Por ejemplo, una niña pequeña tiraba fuera de la mesa los materiales de enseñanza cada vez que empezaba una lección específica y echaba a correr y cogía otros materiales. Se aburría con los materiales que le mostraba la maestra. Otra más pequeña bajaba la cabeza o apartaba la mirada poco después de que se le presentara una tarea que normalmente se le daba mal.

Pregunta 5: ¿la conducta es el resultado de acontecimientos lejanos? Aunque la conducta puede ocurrir en contextos particulares (p.ej., la escuela), puede ser, como ocurre a menudo con personas no discapacitadas, que esté relacionada con un acontecimiento ajeno a ese contexto. Por ejemplo, la vida en el hogar del individuo puede haberse alterado por un cambio en las responsabilidades domésticas o por la marcha de uno de sus miembros o por maltrato del individuo. La calidad de vida de la persona puede ser también un factor. Las vidas de las personas con discapacidad moderada o severa están a menudo fuera de su control, tienen pocas oportunidades para elegir sus compañeros o compañeras sociales, el trabajo y las situaciones de vida, las actividades diarias en las que se implican o los bienes de los que son propietarios. A menudo carecen de un papel social valorado o reciben afecto y aprobación sólo por la ejecución correcta de una tarea (Meyer & Evans, 1989). Es importante remediar esta situación tanto si existen como si no problemas de conducta. Pero también es verdad que tales estilos de vida pueden contribuir a dichos problemas.

Pregunta 6: ¿hay otros factores relativos a la persona? Los déficit en conducta social, académica y adaptativa se consideraron en el apartado sobre el currículo y los métodos de aprendizaje. Otros factores, cuya relevancia en el caso de personas con discapacidades moderadas o severas no se reconoce a menudo, son los de la jerarquía de Maslow's (1968): necesidades psicológicas, seguridad y protección, pertenencias propias y afecto, dignidad y autorrealización.

Generar hipótesis

Junto con el examen de los diversos aspectos del individuo y de su vida, está la generación de hipótesis acerca de la conducta. Las hipótesis se generan respondiendo a dos preguntas: ¿Por qué realiza el individuo la conducta problema? y ¿Qué motiva al individuo a responder de esta manera? (es decir, qué es aquello de la situación que hace que el individuo realice la conducta problema). Algunas razones por las que los individuos se implican en conductas problema y algunos ejemplos de lo que motiva su conducta son (Donnellan y col., 1984; Evans & Meyer, 1985):

1. Respuesta emocional. La respuesta emocional puede ser una respuesta al miedo, a la ira, a la frustración, al dolor o a la excitación. Por ejemplo, la agresión puede surgir debido a la frustración frente a una tarea difícil o al aburrimiento ante un trabajo repetitivo. La autolesión puede ser una manifestación de miedo motivada por un cambio en la rutina. El enfado puede expresarse cuando se retira un objeto deseado. La excitación puede ser la respuesta a la entrada en la habitación de una persona estimada. Los profesionales, a veces, expresan la preocupación de que «incluso si el individuo está enfadado (o con miedo, frustración, etc.), no debería expresarse de esta forma, se les debería parar». En esta etapa dentro del proceso, sin embargo, lo importante es generar únicamente hipótesis acerca de por qué la conducta ocurre, más que imponer los valores de uno mismo sobre un individuo o hacer afirmaciones de lo que debería hacerse con respecto a la conducta.
2. Autorregulación. El individuo puede realizar la conducta problema (p.ej., autolesión, conducta vocal o motora repetitiva) de cara a aumentar su nivel de activación, porque el entorno no es estimulante o la rutina de clase es aburrida. A la inversa, la conducta (p.ej., conducta vocal o motora repetitiva) puede suponer un intento de «bloquear» un entorno que es hiperestimulante o estresante, por ejemplo, por ser demasiado ruidoso o activo.
3. Obtener refuerzo sensorial. El individuo puede implicarse en las conductas (p.ej., conductas repetitivas, autolesiones, conductas orales inusuales) debido a que el estímulo es reforzante y a que no se dispone de una estimulación sensorial equivalente en ningún otro lugar del entorno.
4. Obtener refuerzo social o material. El propósito de la conducta puede ser lla-

mar la atención u obtener un objeto deseado debido a un acceso insuficiente a estos refuerzos en las rutinas diarias.
5. Autoentretenimiento o juego. El individuo puede realizar la conducta (p.ej., jugar con vómitos, golpearse las manos, pegar a otros) porque no conoce otra forma de jugar cuando está solo o en compañía.
6. Protestar o evitar una situación. El propósito de la conducta puede ser evitar o escapar de una tarea o persona. Puede ser que la tarea sea difícil o aburrida y que se le estén haciendo demandas difíciles.

Comprobación de hipótesis

Si se sospecha que hay una base orgánica en la conducta problema, entonces se debería consultar a los padres y a los profesionales de la salud. Si no, el siguiente paso es probar hipótesis a cerca del propósito y la causa de la conducta. Para probar las hipótesis se manipula un factor causal y se observa el cambio en la conducta. Por ejemplo, si una hipótesis es que un alumno lanza los materiales educativos porque encuentra la actividad aburrida, lo que se puede hacer es cambiar la actividad y registrar la conducta. Si la conducta disminuye, entonces evidentemente el problema era la actividad. Si la conducta continúa con una actividad diferente, el problema no era la actividad. Si una segunda hipótesis es que lanza los materiales porque sólo puede trabajar durante periodos de 2 minutos, se puede registrar la conducta en sesiones breves (p.ej., 1 minuto) y más largas (p.ej., 4 minutos). Cuando se prueba una hipótesis, hay que cambiar sólo un elemento cada vez (p.ej., la longitud de la sesión, la tarea, los materiales). También es necesario probar las hipótesis en diferentes ocasiones, ya que la conducta varía de un día a otro.

Tratamiento

A lo largo del tratamiento, se utilizan los resultados de la comprobación de las hipótesis para planificar una intervención. Los diversos enfoques de la intervención son:

1. Se altera la causa de la conducta. Si tras el análisis de la conducta se encontrara que la alteración está relacionada con la dificultad de la actividad, entonces ésta podría facilitarse dividiéndola en pasos más pequeños, otorgando más ayuda o dando refuerzos con más frecuencia para que resulte menos aversiva. También se debería examinar la funcionalidad de la actividad; si no es funcional para el alumno o la alumna, no debería ser enseñada. Si el escaparse de casa puede estar relacionado con la falta de implicación en la toma de decisiones en el hogar, se debería proporcionar al individuo la oportunidad de elegir actividades, horario, comidas y trabajos. Si la evitación es el resultado de la interrupción de una rutina en el hogar, la solución sería volver a implantar la rutina original.

Si el propósito de la conducta problema (p.ej., estereotipias, autolesión, rumiación) es generar una estimulación sensorial (p.ej., visual, auditiva, táctil, olfativa, gustativa, cinestésica) que no es posible obtener de otra manera en el entorno, lo que hay que hacer es proporcionar un acontecimiento apropiado que estimule el mismo sentido. Por ejemplo, mirar a través de un visor o un calidoscopio podría ser una fuente de estimulación sensorial equivalente, y más adecuada, que aletear los dedos entre los ojos y una fuente de luz. Escuchar un estímulo grabado en una cinta puede ser un sustituto equivalente a girar objetos sobre una superficie dura.

2. Ayudar al individuo a adaptarse a la situación. Si un alumno o alumna lanza los materiales porque la sesión es demasiado larga, entonces la longitud de la sesión debería acortarse, y luego aumentarla sistemáticamente en pequeños periodos. Si una tarea es repetitiva y eso hace que el individuo se ponga agresivo en respuesta al aburrimiento, entonces deben usarse refuerzos más frecuentes, para reducirlos luego gradualmente. Si el hecho de estar entre una multitud de personas provoca autolesión, entonces el número de personas debe disminuirse, para incrementarse lentamente más adelante.

3. Permitir que la conducta continúe pero cambiar los sistemas de vida, trabajo, escuela o comunidad, de tal manera que apoyen a las personas y a sus conductas. Por ejemplo, educar a compañeros/as no discapacitados sobre el propósito de la conducta y cómo ayudar al alumno o alumna cuando ocurre la conducta (p.ej., coger al niño que está realizando la conducta inadecuada y llevarlo a un lugar tranquilo para que se relaje); en situación laboral, colocar a la persona en un contexto de trabajo que no sea alterado por su conducta inadecuada o que minimice su aparición asociándolo a sus preferencias con respecto al tipo de trabajo, emplazamiento, etc.

4. Enseñar una habilidad ausente. Si la agresión es el único medio que tiene un niño o una niña para iniciar una interacción, entonces enseñarle caminos alternativos para iniciar interacciones, tales como acercarse a otra persona y ofrecerle un juguete o tocar a un compañero o compañera amablemente. Si la causa de la frustración y de golpearse la cabeza es la dificultad de subir las escaleras de un autobús público, entonces se le proporcionará el aprendizaje para facilitar la subida de escaleras, tal como el uso del pasamanos y la colocación adecuada del pie.

5. Enseñar a la persona cómo comunicarse. El entrenamiento de la comunicación es otra manera de enseñar una habilidad ausente. Como ejemplo de este poderoso enfoque para modificar la conducta problema y mejorar la comunicación, supongamos que el propósito de un alumno que emite gritos prolongados es escapar de una tarea difícil. El planteamiento del entrenamiento de la comunicación abogaría por enseñar una vocalización, un gesto u otra respuesta que permita al individuo dejar la tarea o que ocasione la finalización de la misma. Si el propósito de las rabietas es atraer la atención del adulto, enseñemos un gesto, un signo, una vocalización o usemos alguna conducta inicial de la rabieta (es decir, antes de que la rabieta llegue a ser intensa) como medio para elicitar la atención.

Es importante recalcar que la disminución de la conducta problema no debería ser el interés principal de la enseñanza de la comunicación. La conducta problema es una manifestación de un sistema de comunicación inadecuado. El interés, por lo tanto, debería estar en las necesidades globales de las personas y en programar las actividades en relación al desarrollo social comunicativo. La enseñanza de la comunicación referida a los problemas de conducta debe integrarse en un planteamiento más amplio sobre el desarrollo comunicativo.

Entrenamiento de la comunicación y problemas de conducta

Modelo de desarrollo de la comunicación

El modelo de comunicación está enraizado en el estudio de los usos del lenguaje (es decir, la pragmática), y está basado en el trabajo de Wetherby y Prizant (1989) sobre la intención y las funciones comunicativas. La intención comunicativa se refiere a si el individuo que emite la señal comunicativa tiene intención de que afecte al receptor del mensaje de un modo específico (p.ej., «tiro el libro y puede ser que ella no me haga realizar la tarea»). La función comunicativa se refiere a la meta (p.ej., protestar). La descripción de Wetherby y de Prizant (1989) del desarrollo de la comunicación intencional está basada en el desarrollo del niño normal. Éste progresa a lo largo de dos dimensiones del desarrollo de la intencionalidad: la dimensión vertical y la dimensión horizontal o función comunicativa. Para evaluar la conducta problema desde el punto de vista de la comunicación es importante considerar ambas dimensiones. El resultado tiene implicaciones directas para el nivel de complejidad del sistema de comunicación.

Dimensión vertical de intencionalidad. Describe cómo surge la intencionalidad. Wetherby y Prizant (1989) describen seis niveles de intencionalidad en la dimensión vertical adaptados del trabajo de Harding (1984) y Sugarman (1984). Éstos se describen a continuación junto con una conducta problema (gritar), para ilustrar cómo un individuo puede utilizar la conducta en cada nivel. Se ha partido de un análisis de conducta que indicaba que la alumna que presentaba la conducta de gritar la realizaba cuando se la sacaba fuera de la clase. Es importante reconocer, sin embargo, que no se puede evaluar la intencionalidad sobre la base de una única conducta. A continuación se exponen los seis niveles de intencionalidad de Wetherby y Prizant (1989) y un ejemplo de cada uno de ellos:

1. No hay conciencia de meta. Por ejemplo, el individuo demuestra «una inquietud o reacción difusa a una situación no específica para expresar una emoción tal como frustración, enfado, excitación y placer» (Wetherby y Prizant, 1989, pág. 79). En cuanto a la alumna que grita, lo haría cuando llega a ser consciente de que está fuera y no antes, es decir, no mientras está siendo acompañada a la puerta.
2. El individuo es consciente de una meta, que puede mostrarse fijando la atención o vocalizando hacia una persona o un objeto. La alumna que grita lo haría tras alcanzar la puerta para ir fuera y centraría la atención sobre la puerta

o lo que hay más allá haciendo obvio que los gritos son en respuesta a salir fuera.
3. Hay un plan simple para lograr una meta. Las acciones pueden dirigirse a una persona. En el ejemplo, la niña dirigiría los gritos a la persona que la acompaña, la cual indica que ella sabe que la persona puede decidir si la lleva fuera o no. Sin embargo, no combinaría otras acciones como miradas a la persona y después a la puerta.
4. Hay un plan coordinado para lograr una meta. Aquí, la niña alternaría miradas a la puerta y a la persona que la acompaña o a otro lugar de la clase, mientras continúa gritando. También podría alternar esta conducta con gritos a la persona esperando obtener una respuesta. En este nivel, la persona puede coordinar múltiples señales para comunicar un mensaje de manera más clara. Otro ejemplo puede ser un individuo que lleva a un adulto hacia una estantería donde hay un objeto deseado que está fuera de su alcance.
5. Hay planes alternativos usados para lograr una meta. En este punto, si la meta de no ir fuera no se lograra mediante los gritos, la niña intentaría una conducta alternativa, tal como golpearse la cabeza o salir corriendo.
6. El plan para lograr una meta se desarrolla después de que el individuo reflexione sobre los resultados pasados y sobre el éxito o el fracaso de diversas alternativas (es decir, existe conciencia pragmática). La niña que grita sería capaz de diseñar enfoques alternativos pensando sobre ellos, sin necesidad de realizarlos directamente.

Es importante reconocer que los seis niveles de la dimensión vertical representan un continuo de intencionalidad, desde las formas más básicas a las más complejas. No hay un único punto del continuo en el que la persona sea de repente intencional. Además la intencionalidad no puede considerarse de manera aislada. Como es evidente en las descripciones anteriores, la intencionalidad está vinculada al desarrollo cognitivo, motor y social. Por ejemplo, para que sean presentadas formas más complejas de intencionalidad, el individuo debe comprender la separación de sí mismo del ambiente, debe comenzar a interactuar con otros, llegar a ser consciente de los objetos y sus usos y comprender la causalidad y las relaciones medios-fines. Esto no quiere decir que estos sean prerrequisitos necesarios para el desarrollo de la intencionalidad. Deben, de hecho, emerger conjuntamente con ellos y estar entremezclados con su desarrollo. Esto tampoco implica que la enseñanza de la comunicación deba demorarse hasta que el individuo demuestre formas complejas de intencionalidad, tales como tener un plan simple para lograr una meta.

Por ejemplo, si una persona es consciente de las metas pero no demuestra planes simples para lograrlas, un compañero o compañera intentaría fomentar la conducta comunicativa intencional respondiendo como si el individuo fuera capaz de planificar el logro de sus metas. Usando el ejemplo de la niña que grita, si ella era consciente de una meta pero no tenía un plan simple para lograrla, se podría favorecer su atención al interlocutor y luego responder a su grito llevándola hacia un lugar deseado del interior. Pueden funcionar otras formas indirectas más complejas de interacción, tales como alternar su mirada entre una persona y un lugar deseado dentro de la clase, o usar un objeto que se le ayuda a mirar o tocar para indicar un emplazamiento alternativo. Sin embargo, si se utilizan estas formas más complejas puede que los resultados no se den tan rápidamente como los que se obtienen con los métodos de comunicación más directos descritos anteriormente.

Dimensión horizontal: función comunicativa o meta. La dimensión horizontal consta de varias funciones (es decir, metas) que la conducta comunicativa puede cumplir (ver tabla 2.1). Estas funciones pueden utilizarse para determinar la amplitud comunicativa de un individuo (es decir, si tiene una función única como la petición de una acción o tiene muchas diferentes). Distinguiendo entre intención comunicativa y función, Wetherby y Prizant (1989) indican que la intención comunicativa requiere que el emisor tenga una meta (p.ej., quiero evitar salir fuera), y que haya una conciencia del efecto posible de la señal sobre el compañero de comunicación (p.ej., si grito, pueden dejarme dentro). La función comunicativa significa que la señal produce un resultado (p.ej., el profesor le dice que deje de chillar, el profesor le deja permanecer dentro). La comunicación eficaz consiste en mandar un mensaje que produzca el resultado que el emisor pretende. Sin embargo, la conducta puede también cumplir o tener una función asignada, aun cuando no haya una intención subyacente a las acciones de la persona (Wetherby & Prizant, 1989). De hecho, este puede ser el caso de muchos ejemplos en los que la enseñanza de la comunicación se usa con las conductas problema. Una función se puede asignar a una conducta. Por ejemplo, a las rabietas de una alumna se puede asignar protesta. Las funciones comunicativas se pueden utilizar como guía cuando se diseña o se amplía el sistema de comunicación de un individuo. Estas funciones comunicativas se describen más detalladamente en la tabla 2.1 (página siguiente) y en el Capítulo 3 (págs. 52-57).

Temas relacionados con la intención y la función comunicativa. Hay varios temas que se deben tener en cuenta cuando se evalúan la intención y la función comunicativa y cuando se desarrollan programas comunicativos. Primero, la evaluación de la intención es a menudo difícil puesto que puede ser necesario inferirla de la conducta observable, fijándose en cosas tales como la persistencia de un individuo en utilizar una conducta, el cese de la conducta cuando se logra la meta y las emociones u otros indicadores de agrado o desagrado cuando la meta se logra o no (Wetherby & Prizant, 1989). La evaluación llega a resultar incluso más difícil en individuos que tienen problemas motores o repertorios de conducta limitados. Por ejemplo, puede ser difícil asegurar claramente que un joven está alternando su mirada entre un compañero o compañera de comunicación y un objeto si el control de la cabeza es pobre y si tiene muchos movimientos de cabeza y de ojos al azar. Otro ejemplo sería un alumno cuyas alteraciones motoras le impidieran mostrar agrado o desagrado a través de movimientos corporales o emociones. En casos como estos puede ser necesario trabajar con terapeutas para encontrar posiciones óptimas que faciliten el movimiento motor. También puede ser necesario observar las conductas sutiles del individuo tales como los cambios en el tono muscular, cambios en los niveles de alerta y aislamiento. Por último, puede ser que necesite más tiempo para responder.

Segundo, la conducta intencional de un individuo puede parecer limitada, cuando, de hecho, lo que sucede es que se ha extinguido porque no se le había atendido en el pasado. Respondiendo a las conductas existentes de un individuo se puede resolver

TABLA 2.1. *Desarrollo horizontal de la comunicación intencional en los inicios del lenguaje de los niños y niñas normales.*

A. Regulación conductual
1. Petición de objeto — actos usados para pedir un objeto tangible deseado.
2. Petición de acción — actos usados para mandar a otro realizar una acción.
3. Protesta — actos usados para rechazar un objeto no deseado o mandar a otro que cese una acción no deseada.

B. Interacción social
1. Petición de rutina social — actos usados para mandar a otro comenzar o continuar ejecutando un juego a modo de interacción social.
2. Saludos — actos usados para llamar la atención de otros, para avisar de su presencia o para avisar de la iniciación o la terminación de una interacción.
3. Presumir — actos usados para atraer la atención de otro sobre uno mismo.
4. Llamada — actos usados para llamar la atención de otros, normalmente para indicar que un acto comunicativo viene a continuación.
+5. Pedir permiso — actos usados para solicitar el consentimiento de otros para llevar a cabo una acción; implica que el niño o la niña lleve a cabo una acción o desee llevarla a cabo.
+6. Agradecimiento — actos usados para demostrar el interés de la acción o declaración previa de otra persona.

C. Atención conjunta
1. Comentario sobre objetos — actos usados para dirigir la atención de otro sobre una entidad.
2. Comentario sobre acciones — actos usados para dirigir la atención de otro sobre un suceso.
+3. Aclaración — actos usados para aclarar la manifestación previa.
+4. Petición de información — actos usados para solicitar información, explicación o aclaración acerca de un objeto, suceso o emisión previa; incluidas preguntas con partículas interrogativas: qué, cómo, cuándo, dónde, por qué y otras emisiones.

De Wetherby, A. M., & Prizant, B. M. (1989). The expression of communicative intent: Assessment guidelines. *Seminars in Speech and Language, 10* (1), 80; con permiso de Thieme Medical Publishers, Inc., y de Wetherby, A., Cain, D., Yonclas, D., & Walker, V. (1988). Analysis of intentional communication of normal children from the prelinguistic to the multi-word stages. *Journal of Speech and Hearing Research, 31*, p. 244.

+Puede no emerger hasta la etapa de palabras aisladas o combinación de palabras.

este problema. Otro enfoque sería planificar una serie de «tentaciones» comunicativas a las que el individuo debe responder de cara a lograr un resultado deseado. Esto se discute en Wetherby y Prizant (1989) y más adelante en este capítulo.

Tercero, el entorno puede inhibir la presentación de una conducta intencional por parte de un individuo. Por ejemplo, puede que se le dé tanta ayuda en las rutinas diarias que le resulte innecesario comunicarse. La solución obvia sería demorar la ayuda y esperar la respuesta.

Cuarto, la enseñanza de la comunicación puede ser inapropiada en casos de autolesión o agresión grave, en los que es posible emplear un medio más rápido de cambiar la conducta, tal como eliminar la situación que provoca la respuesta.

Quinto, cuando han fracasado los esfuerzos realizados en el pasado para enseñar habilidades de comunicación, los terapeutas a veces comentan que el pronóstico para el desarrollo posterior de estas habilidades es pobre. Sin embargo, hay individuos con los que una terapia extensiva no ha tenido éxito y que aun así han desarrollado habilidades de comunicación que cumplen la misma función que una conducta problema. Evidentemente, las situaciones producidas alrededor de las conductas problema son significativas y tremendamente motivantes para el individuo. No es extraño que esta enseñanza sirva como trampolín para un desarrollo de la comunicación más amplio.

Sexto, no es raro que los individuos utilicen más de un método para comunicarse. Sea por las razones que sean, incluso personas que tienen alguna comunicación a veces realizarán conductas problema (p.ej., un niño de 5 años verbalmente competente que, sin embargo, tiene una rabieta). Puede ser que sus sistemas de comunicación sean inadecuados, que los esfuerzos para una comunicación más apropiada hayan sido ineficaces o que manifestar la conducta problema sea un medio más eficaz.

Evaluación

Existen numerosos métodos para obtener información sobre las intenciones y las funciones comunicativas de la conducta problema. En esta sección describiremos cuatro métodos. La Escala de Evaluación de la Motivación (*The Motivation Assessment Scale* MAS) (Durand & Crimmins, 1988) es un cuestionario de 16 ítems que ha de rellenar la persona que mejor conozca al individuo con discapacidad. Es útil para evaluar la función comunicativa de la conducta problema. Ejemplos de ítems: «¿Ocurriría esta conducta de manera continuada si se le dejara al niño/a solo durante largos periodos de tiempo? (p.ej., 1 hora)» y «¿Ocurre esta conducta cuando se le pide algo?». Después de puntuar cada ítem sobre una escala de cero a seis, donde cero representa «Nunca» y seis representa «Siempre», se suman las puntuaciones específicas de los ítems de cada grupo. Las puntuaciones más altas predicen las funciones que cumple la conducta problema. Los elementos de esta escala se corresponden con cuatro factores motivacionales comunes en la conducta problema — obtener un refuerzo tangible, llamar la atención, escapar o autoestimularse.

La *entrevista de comunicación* (ver Apéndice A.1; Schuler, Peck, Willard & Theimer, 1989) también la rellena alguien que conozca bien al individuo. Este formulario (Figura 2.1) se diseñó para obtener información acerca de los significados (p.ej., rabietas), funciones (p.ej., protesta) y contexto en los que ocurren las conductas (p.ej., cuando un adulto termina una interacción). Este cuestionario registra alguna de las categorías fundamentales de la función comunicativa (p.ej., peticiones para afecto/interacción, protesta, declaración/comentario), junto con una muestra de los contextos en cada categoría (p.ej., la categoría «protesta» incluye: «se retira la rutina común», «se aparta el jugete/alimento deseado»). En la parte superior del formulario están enumeradas varias formas de comunicación que incluyen conductas problema (p.ej., llorar, agresión, rabietas/autolesión) y las respuestas apropiadas (p.ej., decir «sí» con un movimiento de cabeza, emitir una palabra). Para completar el formulario, el entrevistado indica, para cada elemento de función comunicativa, la conducta(s) que se utiliza a menudo para expresarla. Se pueden añadir comentarios, tales como indicar

Entrevista de comunicación

Preguntas	Llora	Agresión	Rabieta/Autoagresión	Mirada pasiva	Proximidad	Empuja la mano del otro	Tocar mover la cara del otro	Coger/Alcanzar	Demostración	Retirarse/Marcharse	Vocalización/sonidos	Mirada activa	Da objeto	Gestos/Indicación	Expresión facial	Afirmación/negación gestual	Entonación	Ecolalia inapropiada	Ecolalia apropiada	Habla con palabras aisladas	Signos con palabras aisladas	Habla compleja	Signado complejo
1. Peticiones de afecto/interacción: ¿QUÉ OCURRE SI QUIERE…																							
… que el adulto se siente cerca?																							
… que un compañero se siente cerca?																							
… que un compañero normal se siente cerca?																							
… que un adulto le mire?																							
… que un adulto le haga cosquillas?																							
… que le abracen?																							
… sentarse en el regazo del adulto?																							
Otros:																							
2. Peticiones de acción del adulto: ¿QUÉ OCURRE SI QUIERE…																							
… ayuda en el vestido?																							
… que lean un libro?																							
… jugar a la pelota/otro juego?																							

... salir a la calle/ir de compras?

Otros:

3. Peticiones de objetos, alimentos: ¿QUÉ OCURRE SI QUIERE...

... un objeto fuera de su alcance?

... que le abran una puerta o un contenedor?

... un alimento preferido?

... música/radio/televisión?

... unas llaves/un juguete/un libro?

Otros:

4. Protesta: ¿QUÉ OCURRE SI...

... se interrumpe una rutina habitual?

... se le quita un juguete/alimento?

... se le lleva a dar una vuelta sin que quiera?

... el adulto termina la interacción?

... se le pide hacer algo que no quiere?

Otros:

5. Declarativos/comentarios: ¿QUÉ OCURRE SI QUIERE...

... enseñarle algo?

... que vd. mire a algo?

Otros:

FIGURA 2.1. *Ejemplo de una entrevista de habilidades comunicativas (tomado de Schuler, A. L.; Peck, C. A.; Willard, C., & Theimer, K. (1989). Evaluación de medios y funciones de comunicación a través de la entrevista: Evaluación de las habilidades comunicativas de personas con lenguaje limitado. Seminars in Speech and Language, 10, 54; copyright © 1989 Thieme Medical Publishers, Inc.; reimpreso con permiso.*

cuándo se utilizan múltiples conductas para la misma función, el orden en el cual ocurren o si una conducta cumple diferentes funciones en diferentes situaciones (p.ej., escuela frente a hogar). La realización de la entrevista proporciona información acerca de qué conductas (es decir, medios) se usan y para qué funciones (es decir, fines). También puede identificarse una conducta que cumpla múltiples funciones o varias conductas que se combinan para cumplir una función. Se puede inferir la intencionalidad de «la diversificación de aquellos medios y funciones, y el uso concurrente de medios y funciones múltiples» (Schuler & Prizant, 1987).

Un tercer método, que puede utilizarse para evaluar tanto la intencionalidad como la función, es diseñar situaciones que induzcan al individuo a comunicarse (Schuler y col., 1989; Wetherby & Prizant, 1989). Aunque este método no se ha desarrollado específicamente para conductas problema, también se podría aplicar. Ejemplos de cómo pueden diseñarse las situaciones son: 1) se implica al individuo en una rutina que se realiza normalmente (p.ej., lavarse las manos) y se coloca un objeto necesario (p.ej., jabón) fuera de su vista o fuera de su alcance; 2) cuando se va de camino a otra habitación para una actividad que le gusta, la puerta no se abre, por lo que no puede dirigirse a la actividad; 3) se coloca algo que le guste en una botella de plástico transparente y se sitúa a su alcance con el tapón fuertemente cerrado (Schuler y col., 1989; Wetherby & Prizant, 1989); y 4) se implica al individuo en una actividad que le guste durante unos pocos ensayos, después se hace la actividad con otra persona (Wetherby & Prizant, 1989). Si un alumno o alumna no responde a las «tentaciones» comunicativas iniciales, Schuler y col. (1989) recomiendan que se varíe la situación. Por ejemplo, una variación del emplazamiento de algo deseado (p.ej., una cinta de música) colocado fuera del alcance, pero permitiéndole que lo use brevemente antes de ponerlo fuera del alcance.

Durante los acontecimientos descritos, se anotan los medios que utiliza la persona para comunicarse (p.ej., vocalizaciones, miradas, señalar). También se tiene en cuenta la intencionalidad. ¿El individuo es consciente de la meta? ¿Interactúa directamente con los objetos o las personas o indirectamente, a modo de petición de ayuda? ¿Si no logra la ayuda, modifica la estrategia usando otros medios?

Una cuarta estrategia es elaborar un registro anecdótico (ver Apéndice A.2 para un formulario en blanco; Alberto & Troutman, 1986). Esto implica observar o registrar en vídeo al alumno o alumna en diferentes contextos (p.ej., casa, escuela, comunidad, en grupo, en solitario) y realizar una descripción de la conducta problema, el momento en el que ocurre, los acontecimientos lingüísticos y no lingüísticos que preceden y siguen a la aparición de la conducta y cualquiera de las conductas que la acompañen. En la Figura 2.2 se muestra un registro anecdótico simple. El análisis del registro anecdótico busca identificar relaciones sistemáticas entre los antecedentes y la conducta problema. Las relaciones pueden incluir antecedentes lingüísticos tales como una petición para una acción (p.ej., «levántate») o un saludo, y acontecimientos no lingüísticos, tales como un aumento en el nivel de ruido, colocar materiales del programa sobre el pupitre o un cambio en la persona que enseña o en el compañero o compañera de grupo. El registro anecdótico también se analiza para buscar relaciones sistemáticas entre la conducta y sus consecuencias. Por ejemplo, cuando un alumno tiene una rabieta, ¿la profesora normalmente termina la tarea, se aparta o presta atención? En términos conductuales estas pueden ser consecuencias reforzantes que

Registro Anecdótico

Alumno/a: <u>Sara</u>   Profesor/a: <u>Ben</u>   Observador/a: <u>Tammy</u>

Fecha: <u>5/15/90</u>   Hora de comienzo: <u>8:30 A.M.</u>   Hora de terminación: <u>3.00 P.M.</u>

Lugar: <u>Clase, jardín del colegio, autobús, tienda.</u>

Conducta: <u>Morderse: poner en contacto los dientes con el brazo o a mano; pegar a otros: sacudir el brazo y hacer contacto con la mano/puño.</u>

Hora	Antecedente	Conducta	Consecuente
8:30	En el autobús, un compañero le pide que se ponga de pie.	Se muerde y pega al compañero en el brazo.	El compañero le dice «Ven», a ponerse de pie y a salir del autobús.
8:35	Ben le dice «vete a colgar el abrigo», estando en la clase de pie cerca de otros tres alumnos.	Se muerde y pega a Tom (compañero).	Ben le impide seguir pegando y le sujeta la mano llevándole hasta el perchero.
9:00	Ben recoge los materiales de enseñanza utilizados para practicar compras. Todd (otro alumno) se levanta y va al perchero. La siguiente actividad es ir de compras a la comunidad.	Se muerde y vocaliza «Mum, mum, mum» y le da una torta a Marsha (compañera).	Ben grita «Sara» y corre hasta Marsha para detener los golpes.
		Sara se muerde de nuevo.	Ben le da la vuelta y le ayuda a ir al perchero.
10:00	Estando en la caja de la tienda de comestibles, después de pagar, le dice: «Ben, es hora de irse».	Empuja a Ben al tiempo que se muerde la mano.	Ben dice «tranquila, Sara. Vámonos fuera» y le ayuda a salir de la tienda.

FIGURA 2.2. *Muestra de Registro Anecdótico.*

fortalezcan o mantengan la conducta. Desde el punto de vista de la comunicación, estas consecuencias pueden significar que la conducta está logrando la meta que persigue (es decir, está cumpliendo una función comunicativa).

Comprobación de hipótesis

En algunos casos será imposible tener certeza sobre la exactitud de nuestras hipótesis con respecto a la causa de la función de la conducta problema. Evans y Meyer (1985) indican que hay que comprobar las explicaciones antes de generar intervenciones. Por ejemplo, si se ha formulado la hipótesis de que un alumno se muerde el brazo para escapar de una tarea difícil, esta hipótesis se debería probar haciendo la tarea más fácil, por ejemplo dividiéndola en pasos más pequeños. Esto debería traer como resultado una disminución en las rabietas cuando se presente la tarea. Otro ejemplo, si se cree que las rabietas están asociadas con la inaccesibilidad de un objeto deseado que está a la vista, entonces la cantidad de rabietas debería disminuir si el objeto se retira de la vista o se coloca claramente accesible. Una comprobación más rigurosa implicaría diseños experimentales de sujeto único. Se remite al lector a las fuentes que explican estos procedimientos (Tawney & Gast, 1984), y a ejemplos de su aplicación relacionados con la comprobación de hipótesis acerca de los problemas de conducta (Carr & Durand, 1985; Durand & Carr, 1987). Sin embargo, una advertencia a tener en cuenta es que la comprobación de hipótesis puede no ser ética en casos en que el problema deba ser tratado inmediatamente debido a la amenaza de la salud o la seguridad del individuo o de otros en el entorno.

Resumen

Este capítulo, basado en la suposición de que la conducta problema es una forma de comunicación a menudo pasada por alto en personas con discapacidades severas, esboza preguntas y estrategias a plantear cuando se exploran y comprueban cuáles son los mensajes posibles. Se analizan distintos instrumentos disponibles que pueden utilizarse en este proceso, junto con el esquema de Wetherby y Prizant (1989) que sirve de ayuda para evaluar el abanico de intenciones y mensajes posibles. El siguiente capítulo, «Empezamos», utiliza este enfoque para guiar los esfuerzos de identificar formas y funciones de conductas tal como ocurren a lo largo del horario de un día normal.

Capítulo 3
EMPEZAMOS: EL USO DE RUTINAS DE LA VIDA DIARIA PARA SELECCIONAR E IMPLANTAR UN SISTEMA

Los niños y niñas, los adolescentes y los adultos hablan acerca de lo que les es familiar. Su conocimiento viene de experiencias personales en las interacciones diarias con el mundo de las personas, de los objetos y de los acontecimientos. La capacidad para expresar este conocimiento se desarrolla a través de la atención compartida y la actividad con compañeros y compañeras de comunicación significativos (Bruner, 1974/1975). Esta naturaleza bidireccional de la comunicación tiene implicaciones directas de cara a la puesta en marcha de la comunicación aumentativa. Un sistema aumentativo no es sólo una colección de palabras presentadas a modo de diccionario: es un sistema para comunicar.

Cuando se habla acerca de aumentar la eficacia comunicativa de un individuo, los profesionales se sienten atraídos, a menudo, por catálogos de fotos de materiales y equipamiento. Las decisiones acerca del formato del sistema de comunicación se toman en función de «lo que hay disponible», más que «lo que el individuo necesita». Todos los individuos mencionados en los ejemplos que veremos tienen competencias específicas en el área de la comunicación. Los sistemas diseñados para ellos reflejan en primer lugar dichas competencias y, en segundo lugar, «lo que hay disponible».

En el Capítulo 1 se ha detallado la filosofía que comparten los autores de este libro. Una asunción esencial en el momento del comienzo es que las palabras o unidades de significado deben ser funcionales para la persona en los contextos sociales en que se desenvuelve al menos con sus compañeros y compañeras de comunicación usuales. Esto es, las unidades elegidas para representar ciertos significados deben facultar al individuo para convertirse en un comunicador genuino en sus ambientes familiares. Hay que prestar atención a las señales, las actividades y los compañeros y compañeras existentes. Todos los individuos tienen alguna forma de comunicación.

El propósito de este capítulo es ayudar al lector a comenzar con un sistema de comunicación aumentativa o alternativa que tenga una alta probabilidad de éxito. Las historias de caso en las secciones siguientes proporcionan ejemplos de cómo han aplicado estos principios diferentes profesionales en distintos contextos. El primer objetivo en todos los casos fue examinar las habilidades existentes.

El examen de las habilidades de comunicación existentes

Fundamento

Toda conducta comunica (McDonald, 1985). A veces un individuo comunica intencionalmente una idea y, otras veces, el interlocutor interpreta el mensaje «como si» el individuo estuviera intentando transmitir un pensamiento determinado. Algunas conductas son más convencionales, o más ampliamente comprendidas, que otras. Por ejemplo, si un niño mira a una peonza que está girando y luego, cuando la peonza para, mira al adulto y sonríe el adulto probablemente responderá como si el niño hubiera dicho «más». Este patrón de mirada es una señal comprendida por más gente que, por ejemplo, el hecho de calmarse momentáneamente cuando para la peonza.

No cabe duda de que a los individuos con discapacidades moderadas o severas se les debería animar a utilizar las señales socialmente apropiadas y más convencionales posibles cuando se comunican. No obstante, lo primero que hay que establecer es la reciprocidad de la interacción: la persona debe comprender que puede ser o es un participante activo y aceptado en intercambios comunicativos. Si el individuo no es todavía consciente del poder que tiene el hecho de comunicar, se le puede ayudar a darse cuenta del efecto de las señales a través de establecer, mantener y terminar la atención conjunta y la actividad. Si ya es consciente de este poder, se le puede ayudar a ser todavía más eficaz en la manipulación de su entorno mediante el uso de nuevas señales más convencionales y aceptables. A continuación se proporcionan tres pasos que pueden ayudarnos a examinar cuáles son las señales de comunicación existentes.

Primer paso: examinar las señales existentes en los horarios establecidos. Un primer paso es examinar las señales actuales en términos de contenido, forma, función y contexto. El contenido de la señal se refiere a su significado. Algunos individuos tienen muchos significados que expresar —han clasificado la información ambiental por categorías y han desarrollado un sentido de cómo se interrelacionan estas categorías—. Por ejemplo, John señala una foto de un «perro» cada vez que ve un animal mediano o pequeño de cuatro patas (p.ej., gato, cabra, oveja), mientras que señala una foto de un «caballo» cada vez que ve animales de cuatro patas de mayor tamaño (p.ej., elefantes, vacas, ciervos). Por el contrario, Jane utiliza la foto de un «perro» para referirse sólo a su propio perro y no a otros. El contenido de «perro» para John es mucho más flexible que para Jane.

La forma de una señal se refiere a dos aspectos de la comunicación: la conducta manifestada por el individuo y el sistema de símbolos usado con esa conducta. Por ejemplo, Sue señala una taza vacía para hacer una petición de beber. La conducta manifiesta es señalar. El sistema de símbolos es el hecho de usar una taza vacía para referirse a una taza con bebida dentro. Joe utiliza el signo «BEBER» para pedir líquidos. La conducta implica un movimiento manual y el sistema simbólico usado es el lenguaje de signos. En el primero de los casos, la conducta y el símbolo son bastante diferentes. En el último caso, la conducta se ajusta a los requisitos para el uso del sistema simbólico de signos. Otras conductas son la mirada, señalar, vocalizar, extender el brazo, hacer movimientos con la mano o calmarse en presencia de un estímulo. Entre los sistemas simbólicos están el uso de fotos, objetos, palabras habladas, palabras escritas y lenguaje de signos.

La intención o función de la señal puede considerarse como la labor que realiza la señal. Wetherby y Prizant (1989) han confeccionado una lista de intenciones comunicativas que relaciona las señales prelingüísticas con la comunicación lingüística. Esta lista se proporcionó en el Capítulo 2. Las señales prelingüísticas son las formas de comunicación utilizadas por un individuo antes del desarrollo de un sistema lingüístico convencional, como por ejemplo el castellano hablado. Muchas de las personas que aparecen en las historias de caso son comunicadores prelingüísticos. Según Wetherby y Prizant (1989), los niños y niñas que desarrollan el lenguaje con normalidad, así como aquellos que tienen dificultades, usan sus señales de comunicación para ejecutar diversas funciones. Generalmente, las señales prelingüísticas y las lingüísticas tempranas tienen tres efectos: 1) regular la conducta de los demás, 2) establecer y mantener la interacción social y 3) establecer y mantener una atención más específica a objetos y acontecimientos. Funciones específicas, tales como protestar, pedir o saludar pueden considerarse como ejemplos que satisfacen una de estas tres funciones más generales.

El contexto de la señal incluye los entornos, los interlocutores y las rutinas y actividades cotidianas que constituyen los ambientes de interacción característicos del individuo. Las señales pueden variar según donde se comunique el individuo (p.ej., en casa *versus* en un restaurante), con quién esté interactuando (p.ej., padres *versus* ayudante de clase) y la familiaridad de las secuencias de los acontecimientos en las experiencias diarias (p.ej., aseo *versus* ir a la bolera por primera vez).

En algunas de las historias de caso que aparecen más adelante, los profesionales han comenzado el proceso haciendo que todos los interlocutores significativos del individuo elaboren un horario de las rutinas cotidianas que realizan con él. En la Tabla 3.1 se muestra un ejemplo de un horario. Como puede verse, Sean tiene diversas actividades que son comunes a los entornos, por ejemplo, saludo, vestido, comida, baño, aseo y tiempos de juego. Estas actividades se pueden examinar para ver si ya existe comunicación, y en qué forma ocurre, o cómo se podría fomentar. Además, estas actividades deben examinarse para determinar las posibles necesidades de expresión comunicativa desde la perspectiva de Sean.

Para determinar las formas de comunicación existentes cada compañero o compañera proporciona una descripción verbal o escrita de la secuencia de acciones y de las señales de comunicación características dadas por ellos y/o por el individuo con discapacidad en una actividad específica común, como, por ejemplo, el aseo. Este proceso puede considerarse como una observación «retrospectiva» más que como observación directa. A los compañeros y compañeras de comunicación se les pedía fundamentalmente que resumieran sus observaciones de las señales que recordaran que se utilizaban de manera usual durante estas actividades, lo que las señales significaban y cómo se respondía a ellas. En la mayoría de los casos, los autores han encontrado que la observación retrospectiva es una medida válida de las habilidades de comunicación y una excelente técnica para usar en los casos en que puede ser necesaria una información específica.

TABLA 3.1. *Ejemplo del horario combinado semanal de Sean.*

Hora	Casa: Padres	Colegio: profesor	Centro de Día: profesor
7:30	Levantarse, arreglarse, vestirse.		
8:00	Desayuno.		
8:20	Arreglarse, ponerse el abrigo.		
8:30	Ir al autobús del colegio.		
8:45		Saludos, quitarse el abrigo.	
9:00		Organizarse.	
9:25		Trabajo individual. Motricidad fina, aprendizaje de conceptos.	
9:55		Tiempo de juego. Escoger actividad.	
10:10		Ponerse los abrigos, ponerse en fila.	
10:15		Recreo.	
10:30		Quitarse los abrigos, ir al cuarto de baño, lavarse las manos y la cara.	
10:40		Aperitivo	
11:00		Terapia ocupacional y física	
11:30		Ponerse los abrigos, ir al autobús.	
11:50			Saludos, quitarse el abrigo.
12:00		Comida.	
12:30			Juego.
1:30			Sesamo Street.
2:30			Juego.
3:00			Aperitivo.
3:30			Juego, ponerse los abrigos.
5:00	Saludos, irse a casa.		
5:30	Quitarse los abrigos, juego, lavarse las manos.		
6:00	Cena.		
6:30	Televisión o juego.		
8:30	Lavarse, cepillarse los dientes, ponerse el pijama, leer un libro.		

Por ejemplo, el padre de Sean relató una secuencia usual de aseo en el hogar (p.ej., lavarse la cara, peinarse y lavarse los dientes). Cuando se le pidió describir las señales de comunicación durante esta actividad, el padre recordó que siempre quería lavarse los dientes en primer lugar. La señal utilizada por Sean era agarrar su cepillo de dientes cuando quería entrar en el baño. El padre señaló que, sin embargo, él siempre hacía que Sean dejara el cepillo de dientes hasta que se hubiera lavado la cara y peinado.

A su maestra se le pidió que proporcionara más detalles acerca de la actividad de las 10:30. La secuencia en este entorno era ir al baño, lavarse las manos y peinarse. Después de ir al baño, Sean normalmente abría el armario y sacaba su peine. La maestra prefería que se lavase las manos antes de peinarse para así mantener limpio el mango del peine.

En el caso de Sean se recogió una cantidad abundante de información mediante este proceso:

1. El contenido y los elementos de la actividad de aseo en la casa y en la escuela era similar a excepción del cepillo de dientes y de la pasta. Sean estaba familiarizado con el jabón, los grifos, las toallas y los peines. También estaba familiarizado con baños diferentes con elementos comunes como el lavabo y el inodoro.
2. La forma de la señal de Sean es intentar alcanzar y coger aquello que quiere; su padre y su maestra reconocen esta forma.
3. La señal probablemente intentaba ser una petición para utilizar el objeto; sin embargo, en ambos contextos, la petición era denegada.
4. La secuencia del hogar, aunque establecida, era ordenada arbitrariamente según las preferencias del padre y muy probablemente por la necesidad de acabar el aseo en un tiempo razonable. La secuencia de aseo en la escuela se establecía para seguir lo que la maestra creía que era un orden más higiénico.

Segundo paso: recoger información de otras fuentes. Después de recoger y revisar la información de fuentes retrospectivas y anecdóticas, se llevan a cabo observaciones directas del individuo con diferentes compañeros y compañeras en entornos distintos. Esto permite al observador confirmar la existencia de señales particulares de comunicación que se habían detectado en la observación retrospectiva y determinar el efecto de situaciones específicas de comunicación sobre la forma y función de la señal. En las historias de caso, se utilizaban varios ejemplos de formas de observación (recogidas en el Apéndice).

También pueden utilizarse actividades planificadas para elicitar conductas particulares. Entre ellas pueden incluirse las pruebas específicas de las que hablamos en el Capítulo 2. Pueden consistir también en «tentaciones de comunicación» no directivas (cf. Wetherby & Prizant, 1989) tales como poner objetos deseados a la vista pero fuera del alcance y luego mirar al individuo y al objeto de manera expectante. Estas últimas técnicas conducen a respuestas por parte del individuo que se pueden analizar en cuanto a contenido, forma y función de una manera integrada. Por ejemplo, si una persona muestra preferencia por tener el aire caliente de un secador de pelo sobre su brazo, el adulto puede inesperadamente apagar el secador, diciendo «ya está» y luego mirarle de manera expectante. La persona podría tocar el secador de pelo y mirar al adulto. Si éste permanece quieto o dice «¿Qué?», la persona podría insistir llevando el secador hacia él. El contenido de la señal indica un conocimiento de la relación entre el aire caliente, el secador de pelo y el adulto que lo puede activar. La forma conductual de la señal es tocar más mirar al adulto. La forma simbólica de la señal es utilizar el objeto real, el secador de pelo, como su propia representación. La función de la señal es pedir «más».

Tercer paso: responder a preguntas específicas. Hay que usar los datos combinados referidos a contenidos, formas, funciones y contextos del individuo para responder a las preguntas siguientes:

1. ¿Qué formas conductuales o señales utiliza en diversos entornos? Se debe recordar que toda conducta comunica, teniendo en cuenta también las conductas autolesivas, las conductas «autoestimulatorias», los cambios sutiles de expresión facial o los movimientos amplios de las extremidades y corporales, además de las conductas comunicativas más obvias como miradas, gestos y vocalizaciones. El formulario «Communication Interview» (Entrevista de Comunicación) de Schuler y col. (1989), del que se habló en el Capítulo 2 y que se muestra en el Apéndice A.1, se refiere a conductas que se ven normalmente y a sus funciones.
2. ¿Qué formas simbólicas reconoce? Se podría utilizar una tarea formal de emparejamiento para evaluar el conocimiento de la relación entre fotos y objetos. La información de las observaciones puede revelar si utiliza objetos de juego como si fueran reales, si reconoce fotos como representaciones de objetos reales o si necesita el objeto real para responder apropiadamente. El sistema de comunicación inicial debería usar formas simbólicas que maximicen la posibilidad de éxito o centrarse en enseñar una serie limitada de conductas para relacionar una o dos formas simbólicas socialmente apropiadas.
3. ¿Es consciente de que su señal tiene un efecto particular sobre el interlocutor? Se podría utilizar el continuo de intencionalidad, ya visto en el Capítulo 2, desarrollado por Wetherby y Prizant (1989), como una guía en este difícil proceso. Resumiendo, consideramos la intencionalidad como una conducta emergente que comienza con acciones reflexivas tempranas ejecutadas sin una conciencia obvia de que se verá afectada la conducta de los demás. Continúa desarrollándose cuando el niño o la niña se hace consciente de que se logra algún efecto como resultado de sus acciones y entonces comienza a planificar por adelantado, de una manera cada vez más compleja, formas en las que afectar a los demás. La determinación del grado de intencionalidad afecta a la complejidad de un sistema aumentativo. Un individuo que no manipula claramente a otras personas para conseguir metas necesitará experiencias repetidas de las consecuencias de su señal, antes de pasar a utilizar una forma más compleja para este propósito.
4. ¿Cuántas funciones o trabajos cumple esta forma conductual? ¿La mirada sirve sólo para pedir comida o es también una señal para pedir que continúe un ritual social, por ejemplo un saludo? Es bastante normal que una señal sirva

para muchas funciones. ¿Todos los interlocutores responden a la señal del mismo modo? Puede descubrirse que un compañero piense que una señal es una petición de algo, mientras que otro piensa que es un comentario acerca de eso. No es necesario que en todos los casos haya acuerdo en cuanto a la función de la forma conductual. Sin embargo, aquellas formas con una función sobre la que se está de acuerdo deberían ser el objetivo del sistema de comunicación inicial.
5. ¿Cuántas formas se asocian con cada función? Al igual que una señal puede servir para diversas funciones, una función tal como la petición o el saludo puede ser satisfecha mediante el uso de diferentes formas. Por ejemplo, en una de las historias de caso la función de protesta o rechazo se expresaba empujando objetos o personas, golpeando, mordiendo y bajando la cabeza.
6. ¿Cómo es de estable o consistente la forma en su apariencia? A menudo, las señales de los individuos con discapacidades moderadas o severas difieren ligeramente en su topografía cada vez que se utilizan. Por ejemplo, la mirada puede ser persistente una de las veces y breve la siguiente. Un individuo puede tocar y mirar algo novedoso, pero sólo toca sin atención visual aquello que le es familiar. La inestabilidad en la forma de la señal puede ser una de las razones por las cuales los interlocutores son incapaces de responder de manera consistente.
7. Cuando hay variación en la señal, ¿qué efecto tiene esto sobre la respuesta del interlocutor? ¿Ignora el interlocutor estas diferencias y permite que la señal funcione del mismo modo? ¿O la variación produce confusión e inconsistencia en la respuesta del interlocutor?
8. ¿Quién está respondiendo a las señales y en qué contexto? Quizá solamente el ayudante de clase es capaz de interpretar al individuo en más de una situación. O quizá el padre o la madre informen de la existencia de una señal particular en la casa que no ha sido vista en la escuela. Para ser lo más efectiva posible, la señal debería ser reconocida en muchos entornos por muchos compañeros y compañeras diferentes. Puede ser necesario que el equipo enseñe a los interlocutores a responder a las formas conductuales.
9. ¿Cuál es la frecuencia con la que se utiliza la señal? ¿Cuántas oportunidades proporcionan los compañeros y compañeras de comunicación para que el individuo señale? La baja frecuencia de petición, por ejemplo, puede estar directamente relacionada con el hecho de tener pocas oportunidades para hacer una elección o con la expectativa de los demás de que el individuo no es competente para expresar sus deseos. Cuando los interlocutores nos den detalles acerca de su horario cotidiano con el individuo, la pregunta podría ser «¿Con qué frecuencia se le da una oportunidad para decir lo que quiere?»

Establecer coherencia con las señales existentes

Una vez que se han descrito las señales actuales de la persona en términos de contenido, forma, función y contexto, es importante hacer las señales más eficaces. Si las señales actuales reciben ya respuesta coherente y sistemática, la persona está lista para acceder a señales más convencionales. En muchos casos, sin embargo, el foco de la intervención está en producir señales de manera más coherente o en asegurar respuestas más sistemáticas a las señales.

Proceso de cinco pasos

Generalmente, se han utilizado cinco pasos en los estudios de los casos para establecer la coherencia de las señales existentes. Estos pasos se resumen a continuación.

Primer paso: lograr acuerdo entre la respuesta del interlocutor y el contexto. Puesto que el individuo ya tiene la señal en su repertorio, la atención estará centrada en establecer respuestas coherentes de los interlocutores. Todos los compañeros y compañeras de comunicación regulares necesitan llegar a un acuerdo sobre cuál es la respuesta que hay que dar a una señal particular. Esto permitirá que la señal llegue a ser significativa a través de las interacciones comunicativas. También se debería llegar a un acuerdo respecto al contexto en el que se responderá a la señal. Por ejemplo, los padres, la maestra y el equipo de apoyo pueden acordar aceptar la mirada a un objeto o comida como petición en los momentos de la comida y el juego, cuando un adulto está cerca. Sin embargo, mirar a un objeto durante otras actividades, tales como el recreo, cuando un adulto no está cerca, no será considerado una señal de petición. Esto clarifica los usos contextuales de las señales comunicativas para el individuo y le hace posible al adulto responder de una manera predecible.

Segundo paso: enseñar a los interlocutores a identificar la señal. Si la señal es difícil de identificar, puede que no sean capaces de responder de manera coherente. Por ejemplo, Donna, de 3 años, con parálisis cerebral y alteraciones visuales y auditivas, mostraba conductas que parecían no estar relacionadas con los acontecimientos que la rodeaban. Además, la maestra de Donna y el ayudante de clase observaron que era difícil comprenderla porque su repertorio conductual era limitado. Cada persona tenía una idea diferente de lo que significaba cada conducta particular. La maestra, el fisioterapeuta y el especialista en trastornos de comunicación habían elegido una conducta existente (p.ej., tensar ligeramente el cuerpo) como una señal para «más». Sin embargo, otros interlocutores no eran capaces de identificar ese movimiento.

Para aclarar esta confusión, se eligió como situación de aprendizaje una rutina de balanceo, que ya formaba parte de su programa táctil-cinestésico. Se sentaba a Donna en las rodillas del adulto que estaba en una mecedora. Cuando la silla se movía hacia delante y hacia atrás el adulto decía «Mece, mece, mece, mece», de manera rítmica. En medio de este movimiento, el adulto paraba la mecedora, diciendo, «Parada», y esperaba un movimiento de tensión de todo el cuerpo. Cuando Donna lo hacía, el adulto le decía «Más» y el balanceo continuaba. La maestra se encargó de enseñar directamente a los demás a aceptar la señal acordada. Se cogieron datos en cuanto al número de veces que estos nuevos interlocutores identificaban la señal de Donna en esta rutina. Se utilizaron vídeos para enseñar a su familia, que vivían bastante lejos de la escuela, y a los interlocutores menos frecuentes.

Tercer paso: crear nuevas oportunidades. Si la frecuencia de la señal es baja puede ser necesario crear nuevas oportunidades además de las ya existentes para permitir que la señal sea utilizada más frecuentemente. Añadir pausas, interrupciones y demoras en rutinas ya establecidas, como la de balanceo con Donna, da a la persona una oportunidad para tomar su turno en una conversación familiar (Halle, 1985). Proporcionarle la oportunidad de elegir en actividades controladas da una oportunidad al individuo para expresar preferencias personales. Ocasionalmente «malinterpretar» y proporcionar algo equivocado da una oportunidad a la persona de reparar el error y expresar otra vez su preferencia. Los modelos y la disminución de los niveles de ayuda permiten establecer comunicación en el momento apropiado de la rutina, utilizando habilidades existentes.

Por ejemplo, John, de 18 años con parálisis cerebral y discapacidad moderada, tenía un vocabulario de fotos bastante amplio y usaba la palabra «¡No!», con un tono extremadamente alto, para protestar cuando su nivel de frustración era extremo. Su familia quería que utilizara «no» para protestar o rechazar algo de forma más educada antes de que su frustración alcanzara dicho nivel.

Examinando el horario cotidiano de John, la familia y el equipo de intervención decidió comenzar por el aseo, como un momento en el que hay más oportunidades de protestar y rechazar usando la palabra «no». El aseo ocurría varias veces durante el día en diferentes situaciones y con distintos interlocutores, y era una rutina que a John le gustaba. Se decidió que se le iban a presentar fotos para elegir entre peinarse, lavarse los dientes, las manos o la cara, actividades todas ellas deseadas, así como entre crema de afeitar y maquinilla, dos cosas que no le gustaban. En la escuela se pegaban las opciones alrededor del espejo.

Cuando John acababa una tarea del aseo, el adulto miraba de manera expectante a John y a las fotos de las tareas restantes. John señalaba su preferencia. El adulto hacía caso en algunas ocasiones y, en otras, se confundía adrede cogiendo un objeto de los no preferidos, diciendo «¿La maquinilla? ¿Quieres la maquinilla?», seguido de una pausa y una mirada expectante a John. Al principio John empujaba aquello que no quería y señalaba otra vez su elección. El adulto daba el modelo «¿No? ¿La maquinilla, no?», usando una voz tranquila y obedeciendo a continuación. Después de que esta secuencia se había modelado varias veces en una sesión de aseo, el adulto persistía en presentar la maquinilla incluso después de que John la hubiera rechazado suavemente. John finalmente decía «No» con voz bastante más tranquila, como el modelo durante los primeros ensayos de la sesión de aseo, y continuaba usándolo en las siguientes sesiones cada vez con menor necesidad de modelos. Su madre observó una sesión en la escuela e informó de algún avance en casa.

Una vez que el equipo está familiarizado con el horario de la persona, se toma una decisión acerca de qué rutinas parar, demorar o interrumpir de cara a animar a una participación más activa en los intercambios comunicativos. Los factores clave aquí son familiaridad y predictibilidad. La rutina debe ser familiar para el individuo de tal manera que pueda predecir lo que ocurra a continuación. Cuando el interlocutor demora su respuesta habitual, la persona a menudo completa la parte ausente de la rutina. Por ejemplo, cuando está cogiendo la pasta dentífrica para lavarse los dientes, ésta debería situarse a la vista, pero fuera de su alcance. El adulto podría demorar la obtención de la pasta, a la manera usual, hasta que hiciera alguna señal de petición para conseguirla. Otra alternativa sería dejarse un recipiente de café instantáneo vacío cerca del agua caliente. Durante el descanso un miembro del equipo podría esperar cerca hasta que la persona lo comente o pida más café, para así rellenar el recipiente.

De manera similar, un examen de las actividades diarias normales revelará en qué situaciones pueden realizarse las elecciones sin interrumpir el flujo de las actividades. Por ejemplo, si se le hubiera dado a John a elegir entre lavarse los dientes, peinarse, afeitarse o lavarse, durante el aseo de la mañana, podría no acabar a tiempo para llegar a la escuela. Sin embargo, su madre podría preguntarle qué actividad de aseo le gustaría hacer primero y luego establecer ella el orden de las tareas restantes. La profesora podría dedicar un periodo de tiempo mayor al aseo como parte de los objetivos de la enseñanza de autonomía, dando a John la oportunidad de realizar elecciones por medio de la rutina hasta que finalizara. Una parte importante del aprendizaje de elegir es aceptar que hay momentos en los que las elecciones están limitadas. Más adelante, quizá, los padres podrían dar a John mayor independencia para esta rutina, cuando comience a expresar preferencias de manera más clara.

Cuarto paso: ampliar el sistema a nuevas situaciones. Cuando los interlocutores cercanos respondan de manera coherente y sistemática, al equipo le puede interesar ampliar el número de actividades o situaciones en los que se acepta la señal. Por ejemplo, si la señal se reconoce de manera consistente durante el aseo, en casa y en la escuela, quizá podría pasarse a intentar que sea reconocida en un servicio público de un centro comercial. Es importante hacer que el sistema sea todo lo eficaz posible, en el mayor número de actividades diarias.

Quinto paso: cambiar o desvanecer los niveles de ayuda en el aprendizaje hacia niveles menos intrusivos. Examinando los detalles de las rutinas, el equipo puede llegar a ser consciente del equilibrio necesario entre las respuestas basadas en claves de aprendizaje y las iniciaciones o respuestas con claves naturales. Una clave es un estímulo que ocurre antes de que sea ejecutada una conducta particular. Se asume a menudo que «enseñar» debería implicar numerosas claves verbales. Sin embargo, investigadores tales como Falvey, Brown, Lyon, Baumgart y Schroeder (1980), Halle (1985) y McDonald (1985) discrepan de esta asunción. Muchas de las claves utilizadas para la comunicación surgen de condiciones naturales tales como hambre o necesidad de ayuda. Cuando se utiliza un alto porcentaje de claves verbales educativas se está enseñado a ignorar las claves naturales y a esperar alguna clave del adulto. A modo de ejemplo, un método de entrenamiento común es retener algo deseado hasta que el individuo toca o señala el objeto. Se puede proporcionar una clave verbal de manera rápida, como «señala el "zumo" Sammy», sin esperar a ver lo que hace cuando se le presenta el zumo. Si Sammy quiere el zumo y el adulto lo retira para atrás mirándolo de manera expectante después de que se haya comido ocho galletas saladas, es probable que intente alcanzar el zumo. Hay que ser conscientes de que cuando se dan claves verbales, se elimina la oportunidad de Sammy para tomar él mismo la iniciativa. La pasividad, descrita a menudo en casos de individuos con retraso mental de moderado a severo, puede ser en algunos casos resultado de la sobreutilización de claves educativas.

Los cinco pasos presentados anteriormente son procedimientos que establecen consistencia para la forma y el uso de las señales. Los estudios de caso proporcionan narraciones más detalladas de cómo se utilizan estos pasos en cada circunstancia particular. El objetivo de este capítulo es que, antes de desarrollar sistemas nuevos para un individuo, se reconozcan como legítimas las formas y funciones de comunicación ya existentes tanto por parte de él como de sus interlocutores más cercanos. Esto proporciona el fundamento para moldear nuevas formas de señales, reconocer nuevos símbolos y usarlos para ejecutar funciones más variadas de comunicación.

Cómo comenzar con éxito

Por último, presentamos algunas observaciones personales de los autores referentes a sistemas de comunicación aumentativa y alternativa implantados con éxito. Cuando se reflexiona sobre qué sistemas de comunicación funcionaron y cuáles no, llegan a hacerse evidentes hilos comunes, tales como:

1. Los sistemas de comunicación que logran implantarse con éxito tienen a menudo dirigiendo los esfuerzos a una persona entusiasta y comprometida. Esta persona está normalmente dispuesta a examinar sus propias conductas comunicativas y a tomar la responsabilidad de coordinar el equipo e incluso construir el sistema si es necesario.
2. Se logra un comienzo con éxito cuando el nivel simbólico del sistema se corresponde con la capacidad del individuo o cuando la expectativa de su aprendizaje se ajusta a dicha capacidad. Aquí es donde el atractivo de los catálogos puede interferir con el sentido común. Si un individuo prefiere comerse las fotos en vez de mirarlas, puede que no tenga la capacidad simbólica necesaria para comprender la representación que se pretende. En el caso de Kevin, en el Capítulo 6, se había intentado usar signos; Kevin mostraba sólo un uso limitado de uno o dos signos, y necesitaba ayudas en la mayor parte de las ocasiones. El lenguaje de signos es una forma de comunicación sumamente simbólica. Él necesitaba un sistema cuyos símbolos se parecieran a las cosas que simbolizan. Cuando se hizo este cambio para ajustarse a sus capacidades simbólicas, la capacidad de Kevin para comunicarse con éxito aumentó significativamente.
   Si se elige para su utilización una forma simbólica que el individuo realmente no comprende, hay que tener en cuenta que el uso del símbolo será limitado, puesto que no refleja la competencia real. En estos ejemplos, se debe al menos asegurar que el modo en que la persona usa el símbolo, como llevar una foto de una hamburguesa a un camarero, es comprendida por dicho interlocutor. Además, las expectativas o metas para la persona se centrarán en la interacción, más que en seleccionar el símbolo correcto para ella. El caso de Ernie, planteado en el Capítulo 8, proporciona un ejemplo de un sistema de comunicación diseñado principalmente para interacciones y para enviar mensajes.

3. Se logra un comienzo con éxito cuando la selección del vocabulario refleja lo que el individuo ya sabe o lo que puede querer decir. Sólo por el hecho de que una serie de fotos de frutas ya elaborada incluya 100 ítems de comida, no podemos suponer que al individuo le interesen justo esos objetos. Sólo por el hecho de que los compañeros o compañeras de comunicación quieran que el individuo pida ir al baño, no podemos suponer que el individuo comparta este deseo. En la elección del vocabulario se debe considerar el punto de vista de la persona y sus motivaciones.
4. Se logra un comienzo con éxito cuando el equipo reconoce las señales existentes como legítimas. En otras palabras, el equipo permite que el individuo les manipule de manera específica con las habilidades que ya posee. No hay necesidad de aprender una habilidad como prerrequisito, como el uso de un interruptor, antes de que se permita al individuo que se comunique de forma significativa. No hay necesidad de usar un símbolo para «no» cuando empujar las cosas es comprendido como un rechazo. El gesto de empujar debería ser reconocido y, si fuera apropiado, podría asociarse un símbolo para «no» con el gesto, después de que la señal existente de la persona se haya legitimado.
5. Se logra un comienzo con éxito cuando se capacita al individuo para ser considerado un comunicador legítimo de quien no solamente se espera que responda a los demás, sino que también se le dan oportunidades para ser quien inicie la comunicación. «Capacitación» es una palabra popular en términos de los derechos de los padres y madres, de los derechos civiles y de muchos movimientos sociales. Esto implica que el control sobre cada aspecto de la vida de la persona se le da a ella, otorgándole el poder de tomar decisiones y expresar deseos. Esto debería ser una característica de todos los sistemas de comunicación. Llevar a cabo sesiones de lenguaje donde un adulto coge un objeto o una foto, lo etiqueta y luego pide al individuo que lo haga él también es limitar la comunicación al papel de responder en una situación artificial.
6. Se logra un comienzo con éxito cuando los miembros del equipo son flexibles en sus expectativas. Por ejemplo, si los maravillosos dibujos hechos a mano y coloreados que la maestra ha tardado en hacer 5 horas, no tienen éxito, entonces habrá que recurrir a otros medios. Del mismo modo, el magnífico tablero de comunicación de roble puede que sea demasiado pesado para la silla de ruedas y, por tanto, deberán buscarse otros medios. Además, no todos los interlocutores responderán exactamente de la misma manera a la señales de comunicación del individuo. La flexibilidad es la consigna de los sistemas de comunicación con éxito.

Resumen

Este capítulo contiene pasos para determinar las formas y funciones de comunicación existentes en un individuo y para asegurar la consistencia en el uso y la respuesta a estas señales. Los procesos de observación retrospectiva, de observación directa y de elicitar respuestas particulares son medios válidos a través de los cuales se pueden identificar formas, funciones y contextos de comunicación. Una vez identificados, se debe establecer coherencia y sistematicidad en las respuestas a estas señales. Este enfoque asegurará que el sistema de comunicación se ajuste a las capacidades del individuo en vez de desajustarse.

Capítulo 4
AVANZAMOS: CÓMO AMPLIAR EL SISTEMA

El Capítulo 3 se centra en los aspectos iniciales de la evaluación, el diseño y la implantación de un sistema de comunicación con algunas referencias a su desarrollo futuro. El propósito de este capítulo es proporcionar líneas directrices e ideas adicionales para el uso continuado de sistemas aumentativos o alternativos de comunicación con individuos que tienen discapacidades entre moderadas y severas.

Qué desarrollar

Una vez que se utilizan y se reconocen de manera sistemática las señales existentes, puede ampliarse el sistema de comunicación y/o su uso. Se pueden considerar diversas estrategias como opciones viables en este proceso. La estrategia particular elegida debe estar guiada por las necesidades del individuo en función de las actividades de su horario diario o semanal. Las opciones para la ampliación del sistema son las siguientes:

1. Moldear las señales de comunicación hacia formas de conducta más convencionales.
2. Cambiar las formas simbólicas por otras que sean más fácilmente comprendidas.
3. Incrementar el número de conductas y/o formas simbólicas.
4. Añadir nuevas funciones para una conducta y/o forma simbólica.
5. Introducir nuevos compañeros y compañeras de comunicación.
6. Seleccionar rutinas adicionales para su inclusión en el sistema de comunicación.
7. Disminuir el apoyo que se necesita para usar el sistema.

El esquema del Apéndice A.3 proporciona una matriz para desarrollar los sistemas de comunicación. En la ampliación se debería prestar especial atención a la mejora de la eficacia del sistema de comunicación a la vez que a la disminución de la ayuda proporcionada. La comunicación se hace más eficaz cuando: 1) las formas son más convencionales o fácilmente comprendidas, 2) una forma puede servir para diversas funciones, 3) una función puede expresarse a través de formas diferentes, 4) interlocutores familiarizados y no familiarizados pueden utilizar el sistema con el individuo, 5) el sistema puede utilizarse en el contexto de muchos acontecimientos diarios y otros menos frecuentes y 6) el sistema puede utilizarse con mínimas claves, ayudas y apoyos para manipularlo. Los pasos para lograr esta eficacia deberían ser sistemáticos y controlados en cuanto a su complejidad. Usando este esquema, el equipo educativo tiene que permanecer al tanto de las demandas que tiene el individuo para el aprendizaje de nuevos aspectos del sistema. Cada uno de estos aspectos se comentan a continuación en detalle.

Aspecto 1: cambiar las señales a formas de conducta más convencionales

Una forma conductual más convencional es aquella que es más fácilmente reconocida por los miembros de la comunidad cultural del individuo sin un entrenamiento específico. En el Capítulo 3, se resalta la necesidad de identificar las conductas existentes que podrían tener valor comunicativo. Por lo tanto, las conductas inicialmente seleccionadas son a menudo de apariencia no convencional. El uso de conductas comunicativas, más fácilmente comprensibles, dará al individuo más oportunidades para interactuar con un grupo más amplio de interlocutores.

El caso de Ricky, expuesto en el Capítulo 6, proporciona un ejemplo de un intento de ampliación en este sentido. La Tabla 4.1 muestra la nueva forma conductual que se plantea como objetivo para la ampliación (en el Apéndice A.3 puede encontrarse un formulario en blanco). La forma de conducta existente consistía en mirar a aquello deseado y tocarlo a modo de petición. Una forma aún más clara es tocar mientras se alterna la mirada entre aquello que se desea y la persona que lo puede proporcionar. La maestra planeó moldear la alternancia de la mirada dentro de la rutina ya existente de tomar el aperitivo; para ello se colocaba el objeto cerca de su cara después de que Ricky lo hubiera mirado y tocado. La maestra observó que Ricky la miraba extrañado antes de que le diera lo que quería. Cuando hacía esto, ella le entregaba el objeto inmediatamente, mostrándole así que esta conducta adicional llevaba a una entrega rápida de aquello que quería y era, por lo tanto, más eficaz. Mientras que la demanda para esta nueva conducta se iba incrementando gradualmente, se le permitía usar su viejo sistema de mirar y tocar como apoyo si fallaba en la respuesta usando el nuevo sistema de la mirada alternativa. Sin embargo, este esfuerzo se abandonó por razones culturales discutidas en el estudio del caso.

Aspecto 2: cambiar la forma simbólica

La forma simbólica es la representación utilizada como un código para el significado del mensaje. Las formas simbólicas pueden ser bastante abstractas, como palabras, signos manuales o dibujos de líneas. Pueden incluso parecerse fielmente a aquello a lo que se refieren, como es el caso de las fotografías o de los catálogos de fotos en color. Las formas pueden ser también bastante obvias en cuanto a su significado, utilizando miniaturas, objetos reales o réplicas realistas de los objetos.

TABLA 4.1. *Ejemplo de amplificaciones de formas conductuales empleando el esquema para ampliar los sistemas comunicativos.*

Aspectos	Existentes[a]	Nuevos[b]
Forma conductual 　Vocal 　Verbal 　Gestual 　Mirada	(Descripción) Toca el objeto Mira el objeto	 Toca el objeto Mira el objeto y al adulto
Otros		
Forma simbólica 　Objetos reales 　Réplicas 　Miniaturas 　Fotos 　Dibujos 　Otros	(Descripción de la apariencia y/o lista) Galleta y bebida	
Función de la señal	(Descripción de la función específica de cada categoría [c])	
Regulación conductual 　Interacción social 　Actividad compartida	Pide ítem de comida	
Intercolutor comunitativo	(Listar nombres y familiaridad con el usuario del sistema)	
Persona: familiar/ 　no familiar	Profesor/a: familiar	
Entorno/actividad/contexto 　Diario 　Semanal 　Mensual 　Otros	(Listas por categorías) Aperitivo	
Ayuda 　Claves naturales/ayudas 　Frecuencia 　Claves instruccionales/ayudas	(Describir tipo) Presentar dos ítems, esperar	 Igual, pero mover el ítem hacia la cara, esperar
Frecuencia	100% del tiempo	

[a] Existente = empleado actualmente.
[b] Nuevo = modificado.
[c] Véase Wetherby y Prizant (1989).

Respecto a la forma simbólica son posibles al menos dos planteamientos, con individuos que tienen discapacidades de moderadas a severas. Primero, una persona puede tener el potencial de aprender el valor representativo de los símbolos mencionados más abstractos. En este caso, se plantean como objetivos, en pasos sucesivos, cambios graduales desde formas más obvias o icónicas a formas más abstractas. La Tabla 4.2 ilustra un paso para este cambio (en el Apéndice A.3 puede encontrarse un formulario en blanco).

El segundo planteamiento es para individuos que vayan con más lentitud a la hora de desarrollar habilidades representacionales y que aun así tengan diversas necesidades de comunicación. El caso de Ernie, descrito en el Capítulo 8, proporciona un ejemplo en este sentido. Se utilizó una fotografía para pedir algo de comer en restaurantes de comida rápida. El símbolo en sí mismo era significativo para el empleado del restaurante, mientras que el acto de usar el símbolo era significativo para Ernie, puesto que era una herramienta para alcanzar una meta deseada. Aprendió a utilizar este símbolo y después otros en situaciones específicas con una variedad de interlocutores. Aunque puede que no comprendiera el significado real de la representación simbólica, aprendió cuándo y cómo usar el método de cara a interactuar con éxito con interlocutores y otros adultos.

A veces ocurren cambios en la forma simbólica sin una planificación específica. El individuo puede descubrir por accidente una forma que otros comprenden. Por ejemplo, Jenny, que tiene una alteración visual y auditiva, estaba un día gateando en su espacio de ocio y encontró en el suelo un tubo de metal. Lo cogió, vocalizó y se dirigió hacia el baño. Cuando llegó, se alzó hacia la barra de metal que rodeaba la taza, dejando caer el tubo. Un ayudante, que había observado esto, sugirió que se añadiera el tubo de metal al tablero de objetos de Jenny. Ella inmediatamente comenzó a utilizarlo para pedir «baño». Este caso subraya la necesidad de considerar la perspectiva y los significados del individuo cuando se desarrolla un sistema.

Aspecto 3: aumentar el número de formas conductuales o simbólicas

Aumentar el número de formas utilizadas por el individuo es lo mismo que ampliar su vocabulario. Al examinar las rutinas familiares, se hace evidente que el individuo ha sido expuesto a un vocabulario común y que puede querer expresar algunas de estas formas. En este ejemplo se pueden utilizar formas adicionales para expresar una elección más específica. Por ejemplo, en vez de «beber» el individuo puede querer elegir «café» o «refresco».

Al añadir nuevas formas, deben seguir sirviendo las funciones ya existentes. En otras palabras, la nueva forma comunicativa representaría otros medios de lograr una meta familiar. Donny, por ejemplo, utilizaba vocalizaciones para pedir la continuación de una acción, como balancearse o columpiarse. Se observó que a menudo levantaba ligeramente sus brazos en anticipación a ser cogido. Se decidió que «brazos arriba» podía ser una nueva forma para pedir que el adulto continuara el movimiento de cogerle. El adulto iba hacia Donny con las manos en posición de cogerle y se paraba con las manos firmemente bajo las axilas de Donny, tirando de él suavemente hacia arriba. Cuando Donny levantaba sus brazos, estaba usando una nueva señal para pedir la continuación.

TABLA 4.2. *Ejemplo de amplificaciones de formas conductuales empleando el esquema para ampliar los sistemas comunicativos.*

Aspectos	Existentes[a]	Nuevos[b]

Forma conductual
  Vocal
  Verbal
  Gestual
  Mirada
  Otros
	(Descripción)
	
	Señala el objeto
	Mira el objeto	

Forma simbólica
  Objetos reales
  Réplicas
  Miniaturas
  Fotos
  Dibujos
  Otros
	(Descripción de la apariencia y/o lista)
	Peine, cepillo de dientes
		
		Peine, cepillo de dientes

Función de la señal	(Descripción de la función específica de cada categoría [c])	

Regulación conductual
  Interacción social
  Actividad compartida
	Pide objeto
	
	Comentario	

Intercolutor comunitativo	(Listar nombres y familiaridad con el usuario del sistema)	
Persona: familiar/ no familiar	Padre/madre: familiar Profesor/a: familiar	

Entorno/actividad/contexto
  Diario
  Semanal
  Mensual
  Otros
	(Listar por categorías)
	Aseo personal	

Ayuda
  Claves naturales/ayudas
    Frecuencia
  Claves instruccionales/ayudas
	(Describir tipo)
	
	Presentar miniaturas, con el objeto debajo, esperar	

Frecuencia	100% del tiempo	

[a] Existente = empleado actualmente.
[b] Nuevo = modificado.
[c] Véase Wetherby y Prizant (1989).

Aspecto 4: añadir nuevas funciones

Utilizando el listado de funciones de Wetherby y Prizant (1989) o Dore (1974, 1975), presentado en el Capítulo 2, se pueden examinar las formas comunicativas de un individuo desde el punto de vista de la variedad de funciones para las que sirven. En la Tabla 4.3, la forma conductual de vocalizar y mirar al adulto se utilizaba para pedir más de una rutina social (en el Apéndice A.3 puede encontrarse un formulario en blanco). Se decidió que la misma forma conductual serviría para la función de pedir más de una sustancia comestible, para hacer la forma más versátil. El otro aspecto que se alteró fue la rutina. Como ya se mencionó, cuantas más funciones haya que puedan servir para una misma forma, más eficaz es el sistema de comunicación.

Aspecto 5: aumentar el número de compañeros y compañeras de comunicación

A menudo, individuos como los de las historias de caso tienen un número limitado de compañeros y compañeras de comunicación que puedan entender sus intentos comunicativos. Esto puede deberse al carácter de las señales, que pueden no ser fácilmente comprendidas por interlocutores no familiarizados. Si este es el caso, se debería hacer un esfuerzo para enseñar a los nuevos interlocutores a identificar la señal y responder adecuadamente. Como se mencionó en el Capítulo 3, el entrenamiento podría consistir en el modelado o la visualización de vídeos de un interlocutor más competente que interactúa con el individuo.

Otro factor limitante en el número de interlocutores es el entorno. Los entornos domésticos y educativos deben controlarse más de lo habitual por varias razones. Un efecto colateral es que pocas personas externas entran en contacto con el usuario de un sistema de comunicación aumentativo o alternativo. En estos casos debería hacerse un esfuerzo específico para aumentar el número de interlocutores así como el número de interacciones del individuo. Por ejemplo, el cocinero de un instituto servía la comida a todos los alumnos y alumnas, incluyendo a aquellos con discapacidades. El cocinero normalmente tenía prisa por terminar de servir a tiempo a todos. Tres de los alumnos tenían sistemas de comunicación aumentativa, pero no habían podido utilizar el sistema en el comedor. Se dispuso que estos tres alumnos fueran temprano a comer hasta que ellos y el cocinero fueran eficaces con el sistema. El profesor elaboró símbolos adecuados para que la elección de la comida se realizara a tiempo y entrenó al cocinero a través de modelado; éste comentó lo sorpendido que estaba porque estos alumnos «tenían mucho que decir».

Una realidad del personal que trabaja en programas públicos es que la tasa de movimiento de los profesionales es alta. Aunque esto puede ser un continuo dilema, el equipo educativo puede anticipar el problema y diseñar un plan de enseñanza que puede ser implantado en cualquier momento del año. Se pueden utilizar fotografías, vídeos y modelado para transmitir el carácter del sistema. Uno de los miembros más estables del equipo educativo, normalmente el padre, la madre, el profesor o la profesora, se podría designar como educador para los nuevos interlocutores.

TABLA 4.3. *Ejemplo de amplificaciones de formas conductuales empleando el esquema para ampliar los sistemas comunicativos.*

Aspectos	Existentes[a]	Nuevos[b]
Forma conductual 　Vocal 　Verbal 　Gestual 　Mirada 　Otros	(Descripción) «Uhhh» o «mmmm» Mira al interlocutor	
Forma simbólica 　Objetos reales 　Réplicas 　Miniaturas 　Fotos 　Dibujos 　Otros	(Descripción de la apariencia y/o lista) Ninguno	
Función de la señal	(Descripción de la función específica de cada categoría [c])	
Regulación conductual 　Interacción social 　Actividad conjunta	 Pide más rutina social	 Pide más alimento
Interlocutor comunitativo Persona: familiar/ 　no familiar	(Listar nombres y familiaridad con el usuario del sistema) Profesor/a: familiar	
Entorno/actividad/contexto 　Diario 　Semanal 　Mensual 　Otros	(Listar por categorías) Balanceos, giros	 Aperitivo
Ayuda 　Claves naturales/ayudas 　　Frecuencia 　Claves instruccionales/ayudas	(Describir tipo) Interrumpir la rutina	 Interrumpir la entrega del alimento
Frecuencia	Cuatro veces por rutina	

[a] Existente = empleado actualmente.
[b] Nuevo = modificado.
[c] Véase Wetherby y Prizant (1989).

Una última consideración con respecto a los interlocutores es la necesidad de la interacción con iguales. En algunos aspectos los individuos con discapacidades moderadas o severas aprenden a interactuar solamente con cuidadores adultos, debido a las oportunidades disponibles. Los adultos tienen a menudo diseñado el sistema y/o son los únicos interlocutores instruidos en él. Se debería hacer un esfuerzo por incrementar las oportunidades para que el individuo interactúe con sus iguales o con sus hermanos y/o hermanas, proporcionando instrucción también a estos interlocutores.

Aspecto 6: utilización del sistema en contextos nuevos

Ser capaz de comunicarse en todos los entornos es el fin último de todo comunicador. Cuando se intenta por primera vez un sistema de comunicación aumentativa o alternativa su uso puede limitarse a uno o dos acontecimientos del día. Una vez que el individuo comprende y utiliza el sistema en estos contextos, se pueden añadir otras situaciones. Esto no implica que se deban diseñar actividades completamente nuevas para utilizar el sistema. En vez de esto, se pueden examinar los acontecimientos existentes durante la jornada del individuo y determinar los modos en que pueda usarse el sistema en estos acontecimientos. Algunas actividades pueden ofrecer muchas oportunidades para expresar elecciones (p.ej., tiempo libre, aseo, comidas), mientras que otras ofrecen oportunidades para dar información (p.ej., actividades de aprendizaje estructurado, tiempo de grupo en la mañana). Algunos individuos podrán ampliar su sistema de comunicación a todas estas actividades de tal manera que lleguen a ser miembros activos de cada acontecimiento.

Aspecto 7: disminuir la ayuda para usar el sistema

La meta para un individuo que necesita un sistema de comunicación es hacerlo tan funcional y eficaz como sea posible, lo cual implica el uso independiente del sistema. Aunque algunos individuos nunca podrán ser totalmente independientes, se debería intentar de forma sistemática disminuir la cantidad de la ayuda que se le ofrece para hacer que sea menos dependiente de claves obvias. Las claves táctiles combinadas con las verbales pueden desvanecerse y dejarse en claves sólo verbales, que pueden, a su vez, cambiar a claves ambientales.

La mayor parte de las personas que trabajan en la práctica tienen buen conocimiento de estas prácticas conductuales. Sin embargo, persiste la necesidad de reducir el énfasis en las claves educativas y/o del adulto para la comunicación.

Duchan (1983) y Halle (1985) y otros señalan que predominan las interacciones iniciadas por el profesor, la profesora o los adultos con individuos que no comunican eficazmente sin ayuda. Este alto nivel de iniciaciones del adulto puede traer como resultado un bajo nivel de asertividad por parte del individuo, que aprende a depender del adulto para empezar a conversar. Haciendo hincapié sistemáticamente en las claves naturales y mediante procedimientos de corrección, los profesionales pueden capacitar al individuo para que se convierta en un comunicador más activo que pasivo. Esto, a su vez, aumenta su eficacia con el sistema.

Examinar los problemas de sistema

Tanto en el comienzo como en la continuación es necesario permanecer flexible cuando se desarrolla el sistema de comunicación y resolver los problemas que surgen. Es frecuente que se pase por alto algún factor clave que bloquee el desarrollo posterior y el uso de un sistema. Algunos de estos factores han sido comentados ya, como la alta tasa de interacciones iniciadas por el adulto, que lleva al individuo (o fomenta) únicamente al papel de responder.

Otro problema común expresado por muchos cuidadores y profesores es que el individuo puede parecer no estar especialmente motivado para usar el sistema de comunicación. En este caso se deberían examinar dos factores: la conciencia del individuo de su capacidad para manipular a los demás mediante la comunicación y los contextos y las funciones de uso del sistema. El primer factor se ha comentado en el Capítulo 2. El segundo factor podrá resultar más claro cuando se lleve a cabo un análisis de la forma y la función. Si el sistema no proporciona al individuo alguna forma de control sobre las acciones de los demás, permanecerá sin utilizar. Un sistema que se utilice solamente en el entrenamiento de reconocimiento de fotos mediante ensayos masivos no es un sistema de comunicación. Un primer paso para remediar esta situación podría ser utilizar un sistema para hacer peticiones durante las rutinas.

Otro factor implicado es la capacidad física del individuo para manipular su sistema de comunicación. Quizá la postura es tal que el tronco es inestable, impidiéndole señalar los objetos de manera exacta. Las capacidades de seguimiento y barrido visual tratadas en el Capítulo 5, pueden ser también una fuente de dificultad. Obviamente la implicación del equipo en la ampliación y el uso del sistema de comunicación ayudará a examinar los problemas del individuo desde muchas perspectivas.

Sistemas con éxito

Las historias de caso de los capítulos siguientes contienen ejemplos de sistemas de comunicación que continúan utilizándose con éxito. Los elementos comunes de estos sistemas son los siguientes:

1. Muchos de los interlocutores estaban dispuestos a utilizar el sistema para facilitar la comunicación con el individuo. (En algunos casos no todos ellos estaban implicados en el diseño del sistema.)
2. Los sistemas de comunicación se diseñaron para ser flexibles, de manera que permitieran ajustes cuando las necesidades del individuo cambiaran.
3. Se implantó más de un formato de comunicación. Algunos individuos utilizaban más de una forma simbólica o conductual para transmitir un mismo significado (p.ej., fotos, vocalizaciones).
4. Cuando cambiaban los profesores u otros profesionales, los padres, madres o tutores se convertían en los educadores principales para el uso y la ampliación del diseño. Este aspecto tiene más éxito cuando estas personas han tenido una participación considerable en el diseño y el uso del sistema y cuando sus preferencias se reflejaban en él.

5. Los interlocutores eran buenos observadores capaces de reconocer las intenciones comunicativas o el valor de conductas sutiles y no convencionales.
6. Las personas implicadas en el diseño del sistema estaban sumamente motivadas, y eran lo bastante creativas y flexibles como para intentarlo de otra manera. La motivación última era el compromiso de proporcionar un modo de comunicación a los individuos con discapacidades.

Resumen

Este capítulo contiene líneas directrices e ideas adicionales para ayudar en el uso continuado y en el desarrollo de un sistema de comunicación. El modelo presentado y explicado en este capítulo puede dirigir los esfuerzos de los que intervienen hacia aspectos críticos para la ampliación y el uso continuado, y centra esos esfuerzos de tal manera que el número y tipo de las nuevas cosas enseñadas no esté fuera de la realidad (por defecto o por exceso). La información ayudará a asegurar que se utilice el sistema, que se desarrolle, que los compañeros y compañeras de comunicación y las personas que intervienen coordinen sus esfuerzos y que se den intercambios y planificación, de tal manera que el sistema no se «pierda» cuando ocurran cambios de personal.

Capítulo 5

CUESTIONES CRÍTICAS: LA EVALUACIÓN DEL BARRIDO Y EL SEGUIMIENTO VISUAL, LA PREFERENCIA MANUAL Y LAS HABILIDADES BÁSICAS DE LENGUAJE RECEPTIVO*

A menudo un sistema de comunicación puede ser la llave de muchas actividades, entornos y relaciones, para personas con discapacidad. Aunque hay muchos sistemas de comunicación disponibles, cada sistema en particular debe estar adaptado a las necesidades de su usuario. Parte de esta adaptación «a medida» implica una comprensión de las habilidades que son relevantes para el funcionamiento comunicativo de un individuo con discapacidades graves. Previamente al desarrollo de un sistema de comunicación apropiado se deberían evaluar, como mínimo, las siguientes áreas de funcionamiento: cognición, funcionamiento motor, capacidades sensoriales, habla y lenguaje y necesidades de comunicación del individuo actuales y futuras [1] (Musselwhite & St. Louise, 1982; Silverman, 1980). Aunque hay muchos instrumentos estandarizados que proporcionan a los educadores información acerca de las habilidades y déficit de las personas en estas áreas, frecuentemente estos instrumentos no proporcionan información lo suficientemente detallada para desarrollar un sistema de comunicación apropiado. A los educadores se les da a menudo los resultados de pruebas como las citadas a continuación y se espera que diseñen un sistema de comunicación:

Cognición: CI. No baremable: funciona probablemente en el rango entre los 12 y los 18 meses.
Habla: no existe habla verbal.
Audición: reflejos del tímpano normales, pero no responde al nombre.

---

  * Este capítulo ha sido realizado por Brent A. Askvig, M.S. (doctorando). Department of Counseling and Special Education, University of Idaho, Moscow.
  [1] Este concepto hace referencia al derecho de toda persona a participar y beneficiarse de todos los recursos de su comunidad *[N. del T.]*.

Funcionamiento motor: espasticidad en el lado izquierdo; cierta hipertonía en la extremidad superior derecha.
Lenguaje: probablemente en el nivel de los 12 meses.

Aunque estos datos sean corrientes, ¿cómo se puede diseñar un sistema adecuado a partir de ellos? ¿Cómo se comunicará el alumno o alumna? ¿Qué tipo de sistema debería tener? ¿Cómo debería organizarse este sistema? ¿Sobre qué se comunicará? ¿Dónde se utilizará el sistema? Estas preguntas no son fáciles de responder sin la información siguiente.

Fundamentación de la evaluación

Nuestra meta es que este capítulo se utilice como una guía para evaluar algunas de las habilidades críticas para el uso de un sistema aumentativo o alternativo de comunicación. En particular, el capítulo se centra en evaluar las capacidades de seguimiento y barrido visual, preferencia manual y habilidades básicas de lenguaje receptivo en lo que se refiere a su aplicación en la planificación y el desarrollo de sistemas de comunicación para alumnos y alumnas con discapacidades graves. Aunque hay otras capacidades que deben evaluarse (por ejemplo, la cognición, la audición, la postura, la conducta de alcanzar y coger), los recursos para evaluar estas capacidades son más abundantes que la información que se presenta aquí. Al final de este capítulo se proporciona una lista de recursos de información para la evaluación de las habilidades motoras gruesas y finas, la cognición, la pragmática y los factores ecológicos actuales y futuros.

Además, la lista contiene recursos sobre estrategias educativas y sobre materiales y sistemas de comunicación aumentativa y alternativa. La razón para centrarnos en el seguimiento, barrido, preferencia manual y habilidades básicas de lenguaje receptivo es que hay poca información fácilmente disponible acerca de cómo evaluar estas capacidades, dado que esta información es a menudo «nueva» para los profesionales. Sin embargo, estas habilidades son críticas para la utilización de la mayor parte de los sistemas de comunicación, tanto si son desarrollados por el profesor como si son elaborados por vía comercial. Demasiado a menudo los sistemas de comunicación se colocan donde el usuario no puede alcanzar los símbolos, no puede ver los materiales claramente o no puede barrer visualmente todas las opciones de símbolos posibles a su disposición. Esto frecuentemente trae como resultado la frustración, la decepción del profesor o profesora y una elevada probabilidad de que no se desarrolle un sistema apropiado.

Vamos a realizar un análisis de cada una de las habilidades (seguimiento visual, barrido visual, preferencia manual y lenguaje receptivo) y presentar algunos métodos posibles de evaluación. Los métodos que ofrecemos son sólo algunos de los caminos posibles para evaluar estas habilidades. En cada caso concreto puede ser necesario hacer ajustes en cuanto a la cantidad de tiempo empleado en la evaluación, los materiales utilizados o el lugar en el que se realiza. Por ejemplo, en las historias de caso de este libro, se utilizan a menudo rutinas diarias para recoger datos sobre estas habilidades. Antes de hablar de los procedimientos de evaluación específicos, vamos a detenernos en algunas consideraciones generales sobre la evaluación de individuos con discapacidades severas.

Consideraciones generales

Primero, la evaluación debe llevarse a cabo por alguien familiarizado con el individuo. Esto hará que el proceso de evaluación resulte considerablemente más rápido, puesto que la relación maestro-aprendiz estará ya establecida. Por ejemplo, el profesor o profesora, el padre, la madre o la persona que le cuida conocerán por lo general en qué momentos del día el alumno o alumna aprende mejor, qué le motiva y si sus respuestas son típicas o atípicas según sus capacidades generales. Sin embargo, es una buena práctica que otra persona verifique la información que se obtiene o las conclusiones que se extraen sobre la ejecución del aprendiz para asegurarse de que son fiables. Esto es necesario, porque las expectativas del observador pueden sesgar lo que se observa y traer como resultado conclusiones incorrectas sobre la ejecución y las estrategias potenciales de enseñanza.

Segundo, siempre que sea posible es mejor evaluar en entornos naturales y en rutinas diarias típicas, utilizando actividades familiares en la clase, en casa y en la comunidad. Por ejemplo, si el alumno o alumna muestra interés por mirar a los demás durante el recreo, este es un buen momento para analizar las habilidades de seguimiento y barrido visual haciendo que sus compañeros caminen atravesando el patio en varias direcciones, o bien haciéndole que explore visualmente una sección del patio para buscar a una persona determinada.

Tercero, hay que utilizar materiales o rutinas con las que ya se comunique y que sean familiares para la persona. Es importante determinar si una persona está familiarizada con actividades o materiales si se espera que se comunique acerca de ellos. Esto es especialmente importante en las situaciones de evaluación, puesto que las experiencias nuevas pueden a menudo generar respuestas atípicas, cuando el aprendiz intenta asimilar esa nueva información. El resultado final puede ser que las respuestas del aprendiz no sean indicadores verdaderos de su nivel de ejecución. Por ejemplo, al evaluar las habilidades de seguimiento visual de una alumna durante una actividad de plástica en la clase, el examinador estaba utilizando diversos materiales de plástica (p.ej., pinceles largos, hojas de papel de diferentes colores) como estímulos para el seguimiento. La alumna parecía estar haciéndolo bien, hasta que el examinador cogió una máscara de macramé que otro alumno había hecho. La máscara era nueva para la alumna y le asustó, lo cual provocó que volviera la cabeza y abandonara el seguimiento. Esta reacción era un indicio de las emociones de la alumna más que de su incapacidad para el seguimiento visual.

Cuarto, hay que usar objetos deseados y no deseados en varios momentos de la evaluación. El uso de objetos deseados puede facilitar la motivación y la atención de la persona durante el proceso de evaluación. Sin embargo, el evaluador debería ser cauto sobre los efectos de asociar elementos que son muy deseados con aquellos que no lo son. Por ejemplo, un niño de tres años disfrutaba jugando con cochecitos de juguete. Durante la evaluación, siempre que se presentaba un cochecito de juguete en una situación en que se le pedía que cogiera uno de los dos juguetes que estaban colocados enfrente de él (p.ej., coche o pelota), elegía el coche. Los resultados del test indicaban que no comprendía las palabras, puesto que siempre cogía el coche. Evaluaciones posteriores (sin usar el juguete favorito) encontraron que este niño comprendía ¡25 palabras más! Por lo tanto, al mismo tiempo que el juguete era verdaderamente motivador para él, también interfería con su capacidad para demostrar sus habilidades. Utilizar dos objetos de preferencia similar puede ayudar a resolver este problema. De esta manera, si el aprendiz tiene preferencia similar por algunos materiales, éstos podrán usarse juntos, en vez de asociarlos con aquellos de menor (o mayor) preferencia.

Para terminar, hay que ajustar la presentación de los estímulos materiales a las capacidades del individuo. La velocidad de la presentación del elemento, el tamaño de los materiales, los refuerzos usados y el momento del día pueden influir en la ejecución. Por ejemplo, un aprendiz con déficit motores puede dar respuestas más exactas en los primeros momentos del día, mientras que otra persona puede darlas después de tomar un café o después de comer. Del mismo modo, si el aprendiz tiene alteraciones visuales, es mejor usar primero objetos de colores brillantes, seguidos de otros menores y no tan estimulantes. Una vez más, un examinador familiarizado con el individuo será capaz de ajustar la evaluación a las necesidades peculiares de esa persona.

Evaluación visual

Esta sección describe algunos métodos para evaluar las habilidades de seguimiento y barrido visual de las personas con discapacidades graves. Aun reconociendo que hay otras funciones visuales que son importantes, como el enfoque y la fijación visual, este capítulo se limita a las capacidades de seguimiento y barrido y a sus aplicaciones en los sistemas de comunicación. Hemos elegido el análisis de estas capacidades porque son críticas en el uso de sistemas de comunicación alternativa y aumentativa. Se espera que una persona con este tipo de sistema use el seguimiento y el barrido de diferentes modos, por ejemplo, para buscar un símbolo en un tablero de comunicación (barrido), para mirar a una persona que se mueve por la habitación, con la cual se está comunicando, o para seguir una indicación del profesor/a y otros gestos que indican dirección (seguimiento). Hay que tener en cuenta que estos procedimientos de evaluación no eliminan la necesidad de evaluar otras alteraciones visuales. Si el alumno o alumna tiene otras alteraciones visuales, sugerimos que se consulte con un oftalmólogo u otro especialista de la visión con respecto a las limitaciones de estos problemas. La evaluación visual llevada a cabo por el profesor, la profesora u otros miembros del personal debería proporcionar información específica sobre los aspectos sobresalientes y deficientes del campo visual del individuo. Por ejemplo, si una persona tiene estrabismo o usa sólo visión periférica, la evaluación puede ayudar al personal de la escuela a determinar dónde colocar los objetos y cómo potenciar al máximo las habilidades.

Seguimiento visual

El seguimiento visual es la capacidad para seguir un objeto o persona cuando se mueve a través de diferentes planos visuales (Scheuerman, Baumgart, Sipsma &

Brown, 1976). El seguimiento suave y continuo es esencial, puesto que permite a la persona observar el entorno de manera eficaz. Estas observaciones serán con frecuencia las bases para los acontecimientos u objetos sobre los que se comunicará un individuo. Puesto que las personas raramente permanecen sentadas (especialmente los niños y niñas), también el seguimiento permite mantener contacto visual antes, durante y después de las interacciones. Conociendo las limitaciones de una persona con relación al seguimiento visual de personas y objetos (p.ej., velocidad de movimiento, localización óptima en el campo visual) permite diseñar un sistema de comunicación que tenga en cuenta los puntos fuertes visuales de esa persona y no perjudicarle por sus déficit visuales.

Planos visuales. Hay diferentes planos sobre los que una persona puede seguir objetos visuales. Normalmente éstos son: el plano vertical, el plano horizontal y los planos diagonales. Para cada plano hay por lo menos dos direcciones en las que los objetos se pueden mover en el campo visual. El punto de referencia típico para el movimiento en el campo visual se llama «punto medio». Este es el punto que está justo enfrente de la cara de la persona, al nivel de los ojos. En el plano vertical los objetos pueden moverse desde lo más alto del campo visual hasta abajo, por encima del nivel del ojo hasta por debajo y en la dirección inversa. En el plano horizontal los objetos pueden moverse de izquierda a derecha o de derecha a izquierda. En los complejos planos diagonales los objetos pueden moverse desde el extremo superior derecho de la localización del campo visual al extremo inferior izquierdo (o a la inversa) y del mismo modo, desde el extremo superior izquierdo al extremo inferior derecho (o a la inversa). Además los objetos pueden moverse en direcciones al azar sin que haya aparentemente un patrón de movimiento. Los formularios de evaluación visual en el Apéndice (ver Apéndice A.4) especifican claramente estos planos y movimientos.

Musselwhite y St. Louis (1982) elaboraron un listado con diversas consideraciones en cuanto a la evaluación del seguimiento visual. Concretamente observan que el tamaño, la forma y el color de los objetos utilizados, la localización del campo visual, la distancia entre los objetos y la persona, las claves utilizadas, la velocidad y el camino de los objetos y las barreras para proteger los objetos pueden afectar a la capacidad de efectuar un seguimiento visual eficaz. Estos autores sugieren manipular sistemáticamente cada una de estas variables para comprobar su efecto sobre el seguimiento de un individuo. Además la iluminación en la sala, el contraste figura-fondo y la presencia de otros elementos de distracción en el campo visual pueden afectar a la capacidad de seguimiento. Estos últimos factores son especialmente importantes en personas con alteraciones visuales.

Procedimiento. Diversos instrumentos para la evaluación precoz en la infancia contienen ítems de seguimiento visual que pueden ser útiles para evaluar el seguimiento (p.ej., las escalas de Bayley de desarrollo infantil —Bayley, 1969—). Por ejemplo, hay varios ítems en las Escalas de Bayley que evalúan la capacidad del bebé para seguir visualmente una luz, un aro rojo o una pelota. También Erhardt (1986) ha desarrollado un instrumento para evaluar las funciones visuales de bebés y niños y niñas pequeños. Sin embargo, estos instrumentos están basados en el desarrollo y su uso no está dirigido a individuos con minusvalías moderadas o severas. Además, no se diseñaron para recoger información con respecto a sistemas de comunicación funcional. El seguimiento visual puede evaluarse fácilmente mediante métodos más informales, haciendo que el individuo mire un objeto cuando se mueve a través de los planos visuales. Es importante que la persona esté en una posición cómoda, preferentemente sentado, si no existen dificultades motoras aparentes. Cuando los individuos con discapacidades severas tienen desequilibrios motores o musculares, tales como parálisis cerebral, se debe consultar con un fisioterapeuta o un terapeuta ocupacional acerca de la posición correcta, puesto que esto afecta al control de la cabeza. Tanto el equilibrio motor o muscular como el control de la cabeza son críticos para un seguimiento visual suave. Las personas con control deficiente de cabeza es posible que tengan que ser colocadas en posiciones poco habituales para la evaluación, como puede ser echados en el suelo o sentados sobre las rodillas de otra persona para evaluar sus capacidades «óptimas». Es importante que la posición de la cabeza sea cómoda y estable.

Para individuos en los que se sospecha la existencia de problemas visuales, el uso de objetos de colores brillantes con distintas formas y contornos les ayudarán en su localización visual. También las variaciones en la iluminación de la sala con el consiguiente contraste figura-fondo pueden ayudar al individuo a localizar y seguir visualmente los objetos. Por ejemplo, se ha observado que los objetos iluminados (p.ej., una pequeña linterna-bolígrafo, un juguete fosforescente) en una habitación oscura producen seguimiento y control de la cabeza en una persona que previamente se pensaba que no tenía ninguna habilidad.

El seguimiento visual se puede evaluar de manera informal en muchas actividades diarias naturales. Existen varios ejemplos de situaciones que se pueden estructurar para dicha evaluación. Por ejemplo, Joshua, un joven con alteraciones físicas severas y retraso mental, necesitaba una auxiliar para alimentarle debido a la carencia de uso funcional de las manos. Esta auxiliar incorporó varias actividades en el tiempo de comida para evaluar las capacidades de seguimiento visual de Joshua. Por ejemplo, una vez que le había sentado en la mesa, le decía que la mirara cuando ella se sentara, lo cual hacía moviéndose lentamente a lo largo de la mesa de derecha a izquierda y de izquierda a derecha, enfrente de donde estaba sentado él. La auxiliar colocaba el bote de ketchup al final de la mesa y cuando Joshua lo necesitaba, hacía que los que estaban enfrente le pasaran el bote de ketchup al tiempo que ella incitaba a Joshua a mirarlos.

El seguimiento visual también puede evaluarse de manera más formal utilizando un formato de ensayos repetidos. Se comienza mostrando a la persona un objeto deseado, al que mirará cuando se mueva. Se coloca el objeto al nivel del ojo, al lado izquierdo o derecho de la persona, aproximadamente a 30-45 cm. desde la nariz. Si fuera necesario, se puede sacudir o golpear el objeto para conseguir la atención de la persona. Entonces lentamente (p.ej., 7-10 cm. por segundo) se mueve el objeto de manera horizontal en el campo de visión de la persona, registrando cuidadosamente sus movimientos oculares. Repetir este procedimiento para el seguimiento horizontal, con 15-20 cm. por encima y por debajo del nivel del ojo y para el seguimiento vertical y diagonal. En el Apéndice (ver Apéndice A.4) se proporciona una forma de facilitar la recogida de datos sobre el seguimiento visual utilizando cualquiera de los métodos anteriores. En el Capítulo 7, en la historia de caso de Kyle, se muestran datos reales de seguimiento visual utilizando estos métodos. Mientras que se evalúan las capacidades de seguimiento, hay que observar si los ojos de la persona se mueven de una forma suave y continua o si se mueven de forma interrumpida y desigual. En algunos individuos se pueden notar movimientos oculares espasmódicos de arriba a abajo o de un lado a otro, o torcer uno o ambos ojos hacia dentro o hacia fuera. Estos movimientos pueden indicar nistagmos (es decir, movimientos oscilantes de los globos oculares) o estrabismo (es decir, ojos que se tuercen hacia dentro o hacia fuera). Estas condiciones pueden hacer necesario que los objetos se muevan con velocidades más lentas de lo normal. Otros factores a considerar son: si los ojos se mueven juntos en el seguimiento, dónde comienza la persona el movimiento (p.ej., en la periferia del campo visual, en el medio) y si el individuo parece fatigarse a lo largo de la sesión. Por ejemplo, las personas con visión periférica no son capaces de «ver», hacer un barrido o seguir objetos en el centro del campo visual. Es importante determinar dónde comienza y dónde termina su campo de visión periférica, para determinar exactamente el lugar en que deben colocarse los objetos.

Uso de los resultados. Los resultados de la evaluación del seguimiento visual son útiles para seleccionar un sistema de comunicación apropiado. La evaluación proporciona documentación sobre las habilidades de seguimiento del individuo: qué direcciones puede seguir la persona, la persistencia de la mirada durante el seguimiento, el campo visual preferido o el «mejor», y los inhibidores potenciales del seguimiento suave (es decir, movimientos erráticos de los ojos, escasa movilidad de la cabeza). Con algunas personas se puede observar un seguimiento visual suave solamente en un plano, en un cuadrante o en partes dispersas de su campo visual. Por ejemplo, uno de los anteriores alumnos no seguía objetos verticalmente y no podía seguirlos suavemente una vez pasada la línea media, ni en el plano horizontal ni en los diagonales. Los resultados de la evaluación indicaron que el área en la que podía hacer el seguimiento con más facilidad y observar y/o barrer objetos era en el extremo superior izquierdo del campo visual, aproximadamente a 45 cm. de los ojos. Por lo tanto los objetos se le representaban de manera visual en este área. Ya que era bastante difícil que viera los objetos colocados ante él sobre una mesa, en una situación normal.

El conocimiento de los factores anteriores ayuda a determinar la colocación más apropiada de objetos o símbolos en el campo visual de la persona, si los símbolos u objetos necesitan ser resaltados o no (p.ej., hacerlos más brillantes añadiéndoles color, usando colores para contrastar figura y fondo) y si la velocidad de la presentación de los estímulos visuales (p.ej., objetos, símbolos de comunicación) debe enlentecerse o aumentarse. Por ejemplo, si el individuo tiene solamente visión periférica, puede que haya que colocar los símbolos de comunicación alrededor del borde del tablero de comunicación o permitir un tiempo adicional para que el individuo coloque la cabeza para ver adecuadamente los símbolos necesarios o a la persona con la que se comunica.

Barrido visual

El barrido visual es la capacidad para buscar partes de un objeto o para inspeccionar una serie de objetos (Scheuerman y col., 1976). Esencialmente el barrido implica la capacidad para buscar y para parar voluntariamente y seleccionar visualmente una parte de un objeto o un elemento en una serie de objetos que se está examinando. Es una tarea más compleja que el seguimiento visual y es una habilidad crítica para muchos sistemas alternativos y aumentativos de comunicación. Muchos sistemas requieren que el usuario barra visualmente una serie de símbolos o palabras, para luego seleccionar (p.ej., mirándolo, señalándolo) el símbolo deseado. Por ejemplo, un alumno que utilizaba una serie de elementos en miniatura colocados en fila según la rutina diaria de la clase, tenía que usar la siguiente secuencia de habilidades sociales:

—Localizar visualmente la serie de objetos en miniatura
—Hacer un barrido (de izquierda a derecha) de la serie de objetos para localizar el correspondiente a la siguiente actividad
—Fijarse visualmente en el objeto deseado y cogerlo (o señalarlo)

El barrido normalmente sigue una secuencia de movimiento de izquierda a derecha y de arriba a abajo. Sin embargo, este puede no ser el patrón más eficaz para algunas personas. El autor recuerda a un alumno con parálisis cerebral severa que utilizaba un barrido de derecha a izquierda para su tablero de comunicación. Una espasticidad muscular grave le impedía controlar adecuadamente su cabeza en los movimientos de izquierda a derecha o para cruzar la línea media cuando se movía desde la derecha. Sin embargo, podía realizar el barrido desde la derecha a la izquierda comenzando en la línea media y moviéndose a su izquierda. Su tablero de comunicación se construyó de tal modo que todos los elementos aparecían a la izquierda de la línea media. También se colocaban los nombres a la derecha de los símbolos con los verbos en la línea media y los adjetivos y adverbios a la izquierda. Aunque esto era totalmente opuesto a la mayoría de los sistemas, funcionó maravillosamente con esta persona.

Procedimiento. El barrido visual puede evaluarse de varias maneras diferentes. Por ejemplo, al individuo que se está evaluando se le puede enseñar una foto de diversos objetos y pedirle que localice elementos específicos en ella. Otro modo puede ser hacer que un alumno o alumna localice un objeto determinado en la clase, como puede ser a otra persona o material de la clase. A menudo es difícil observar los movimientos oculares de una persona cuando intenta explorar un entorno más amplio; por lo que el barrido se suele evaluar en situaciones de tipo más clínico. Una vez que se han documentado las capacidades de barrido de la persona en una situación estructurada, se puede observar en situaciones más naturales.

En un procedimiento de evaluación más formal, se empieza sentando a la persona frente a una mesa o un tablero amplio, asegurándose de que haya pocas distracciones. Se dispone la situación para que haya una persona que manipule los objetos y una segunda persona que observe los movimientos oculares y registre los datos. Los dos observadores pueden confirmar después los movimientos oculares de la persona si fuera necesario. Pueden hacer falta otras disposiciones si el individuo tiene necesidades de colocación peculiares, tales como descansar sobre un lado o permanecer de pie con equipo de apoyo. Se seleccionan al menos 8 ítems con los que la persona está familiarizada y que querrá mirar y utilizar después de terminar una parte o toda la evaluación. Los juguetes o materiales de clase preferidos (p.ej., libros, juegos) son algunos objetos que pueden funcionar bien con los alumnos y alumnas. Se colocan los objetos en posiciones diversas en el campo visual de la persona (ver en el Apéndice A.4 algunas posiciones posibles). Por ejemplo, se coloca un objeto ligeramente hacia el frente izquierdo del individuo, un objeto justamente enfrente y otro objeto hacia el frente derecho. Mientras se colocan los objetos, hay que observar los ojos de la persona evaluada, fijándose si desplaza la mirada de un elemento a otro de manera suave o mira de pasada el objeto y luego vuelve hacia él. Hay que observar si comienza buscando objetos en un lugar determinado dentro de su campo visual y si se da un patrón de búsqueda visual. Algunas personas pueden comenzar buscando en el extremo superior izquierdo de su campo visual y desplazarse a través del campo con un movimiento de barrido arriba y abajo, mientras que otras miran de derecha a izquierda o a la inversa y moviéndose de arriba a abajo a través del campo visual. Algunas personas no utilizarán patrones de barrido identificables y otras serán capaces de seleccionar el elemento correcto sin que aparentemente «miren».

Para aquellos individuos que pueden ser capaces de usar un tablero de comunicación puede ser útil otro procedimiento de evaluación del barrido. Se disponen los elementos en fila o en una serie enfrente de la persona. La Figura 5.1 muestra una posible disposición de elementos para el barrido de tres, cuatro, seis u ocho elementos. (Nota: Puede ser necesario ajustar la posición de los objetos utilizados y su número dependiendo de los resultado de la evaluación del seguimiento visual y de las capacidades de discriminación cognitiva de la persona. Por ejemplo, si el individuo sólo sigue objetos hacia el lado izquierdo de su cuerpo no sería apropiado esperar que explorase su lado derecho.) Después se solicita a la persona que «encuentre» un elemento determinado. Esto puede hacerse pidiéndole que lo coja, que lo señale o que lo mire. Para aquellos que no pueden elegir un elemento entre dos o más diferentes (es decir, discriminar), se puede evaluar el barrido utilizando dos o más objetos que sean iguales. De nuevo, mientras que la persona esté buscando visualmente la serie de objetos, hay que registrar sus movimientos oculares. ¿Mira primero a un área específica cada vez? ¿Se mueven sus ojos al azar de elemento en elemento o hay un patrón específico en la búsqueda visual? ¿Cuál es ese patrón? En el Apéndice (ver Apéndice A.5) se proporciona una hoja de datos de barrido visual y se enumeran algunas de las conductas críticas que deberían tenerse en cuenta durante la evaluación del barrido. Se repite el procedimiento varias veces, alternando la posición de los objetos cada vez. También se repite el procedimiento usando cuatro, seis, ocho o más elementos apropiados para el individuo.

Es útil confirmar las habilidades de barrido de una persona a través de la observación natural o de actividades que estén estructuradas durante la rutina diaria. Esto puede llevarse a cabo observando sistemáticamente las habilidades de barrido visual de la persona en varias actividades diarias, como mirar un libro (p.ej., ¿explora las páginas o las fotos?) observando las elecciones de ropa para ponerse o buscando materiales para la siguiente clase o actividad en una estantería o en un área de trabajo. Un ejemplo de una rutina natural estructurada sería colocar en un perchero dos abrigos al lado del abrigo de la persona; más tarde, después del trabajo, cuando sea el momento de coger el abrigo, la persona debe explorar todos los abrigos del perchero para encontrar el suyo. Como en los otros métodos de evaluación del barrido, se registra el punto de inicio de la búsqueda y el patrón de barrido.

3 ELEMENTOS

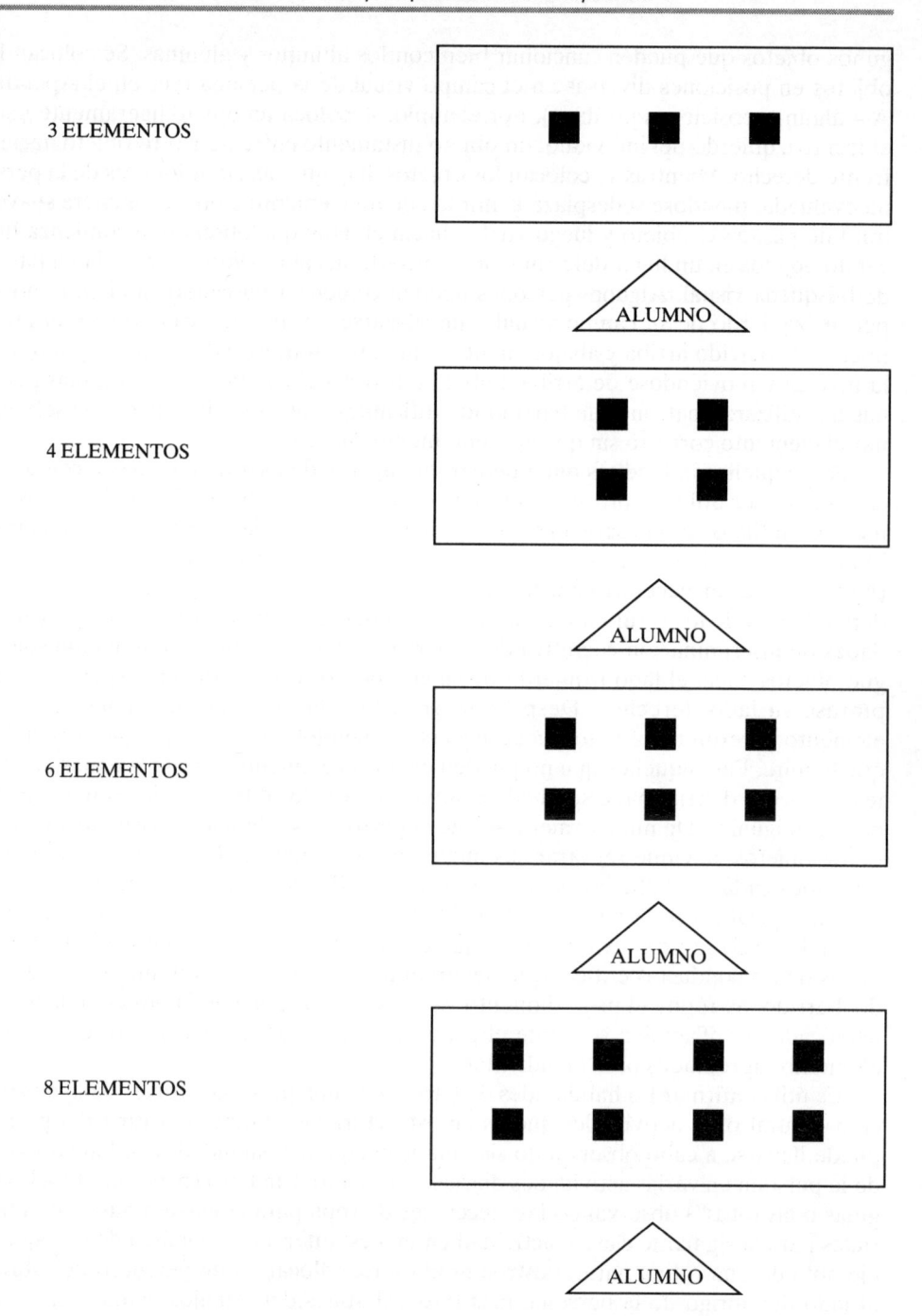

4 ELEMENTOS

6 ELEMENTOS

8 ELEMENTOS

Figura 5.1. *Disposición de los elementos para la evaluación del barrido visual.*

Uso de los resultados. Las habilidades de barrido visual son críticas para usar muchos sistemas de comunicación diferentes. Los resultados de la evaluación del barrido ayudarán a decidir acerca de la disposición y formato apropiado del sistema. En particular, el profesor, profesora o terapeuta sabrá cómo colocar el sistema en el campo visual para maximizar el contacto visual; el número de objetos o símbolos que la persona puede explorar eficazmente y, por tanto, usar en el sistema; y cómo disponer los símbolos u objetos para ajustarlos a su patrón de barrido. Finalmente, variando el tamaño de los materiales utilizados durante la evaluación del barrido, se puede determinar el tamaño más apropiado de los objetos o los símbolos para el sistema del individuo. En el Capítulo 7, se evalúan las habilidades de seguimiento y barrido visual de Jodi según las pautas descritas aquí. Los resultados indicaron que podía seguir eficazmente de izquierda a derecha y explorar una serie de ocho o más elementos de izquierda a derecha siempre y cuando no estuvieran por encima del nivel de sus ojos. Su sistema de horario se diseñó de tal modo que no tuviera que explorar más de seis o siete elementos y se le colocó en una mesa baja de manera que podía ver más fácilmente los elementos.

Evaluación de la preferencia manual

Evaluar la preferencia manual consiste en determinar cuál es la mano dominante con la que la persona intenta alcanzar, señala y/o coge objetos. Antes de los 6 ó 7 años de edad puede que un niño o una niña no tenga establecida la mano dominante y utilice ambas igual de bien. En algunos casos las discapacidades físicas pueden limitar o inhibir el uso de la mano o del brazo en una persona. La preferencia de una mano se evalúa de manera que los profesores, profesoras y terapeutas puedan diseñar sistemas de comunicación que permitan un acceso fácil para el usuario. Se deben conocer las limitaciones para señalar y alcanzar y se debe saber si el individuo puede alcanzar y atravesar la línea media o no.

Procedimiento. Siempre que sea posible se debería evaluar la preferencia manual tanto en las posiciones de de pie como en las de sentado. Para cada posición se coloca un objeto sucesivamente en cada una de las localizaciones siguientes en relación al frente del individuo: izquierda-delante, izquierda-al lado, delante, en medio, derecha-delante, derecha-al lado (ver en Apéndice A.6, el Cuestionario de Datos para Evaluar la Preferencia Manual, para localizaciones específicas). En la posición de sentado los objetos se deberían colocar sobre una mesa o un pupitre para que el acceso sea lo más fácil posible. Cuando se está de pie los elementos deberían situarse aproximadamente al nivel del pecho de la persona. Hay que ajustar los elementos cuando sea necesario en función de las diferencias individuales de posición o capacidades visuales. Se permite a la persona alcanzar y lograr el objeto en cada localización y registrar qué mano utiliza para conseguirlo. Si es necesario, hay que utilizar ayudas verbales o gestuales para facilitar la respuesta. Durante la evaluación hay que observar si la persona utiliza la misma mano cuando el objeto está a la izquierda de la línea media, en la línea media o a la derecha de la línea media. ¿Utiliza la misma mano para cada intento de alcanzar? ¿Utiliza la mano izquierda para los elementos situados a la izquierda de la línea media y la derecha cuando los elementos se colocan a la derecha? En el Apéndice (ver Apéndice A.6) se muestra un formulario para registrar los resultados de la evaluación de la preferencia manual.

Con algunas personas, el procedimiento de evaluación de preferencia manual se puede completar en 5 ó 10 minutos. Sin embargo, para aquellas personas con problemas motores puede llevar más tiempo. Muchas veces los objetos deseados pueden estimular movimientos reflejos que inhibirán un alcance y agarre suave; también los cambios del tono muscular o la frecuente necesidad de colocación en la postura corporal correcta puede prolongar la evaluación y causar frustración o fatiga; en estos casos la evaluación se puede completar a lo largo de varias sesiones, días o incluso semanas. Además, es posible que algunos alumnos y alumnas no demuestren una preferencia clara por ninguna de las manos a pesar de la realización de muchos ensayos. Por lo tanto, no hay que alarmarse, puesto que el alumno puede ser ambidiestro o puede desarrollar la dominancia manual en una etapa posterior.

Uso de los resultados. Los resultados de la evaluación de la preferencia manual proporcionan una información valiosa para diseñar y construir un sistema de comunicación. Primero, se identifica la mano que es probable que utilice una persona para manipular objetos (y por tanto para usar un sistema de comunicación). Sin embargo, el uso exclusivo de la mano preferente puede ser beneficioso o un obstáculo dependiendo del sistema utilizado. Por ejemplo, un niño no solamente demostró una fuerte preferencia por la mano derecha, sino que además tenía una fuerza y un control muy débil en su mano izquierda. Utilizaba una agenda de comunicación con dibujos en tarjetas de 6 por 10 cm. metidas en fundas de plástico y colocadas en una pequeña carpeta y tenía muy poca dificultad en pasar las páginas con su mano derecha y utilizar las tarjetas apropiadamente. Sin embargo, se frustraba cuando comía debido a la cantidad de tiempo que le llevaba utilizar la agenda. Puesto que la manipulación la hacía con la mano derecha, tenía que dejar la cuchara, agarrar la agenda y luego volver las páginas para localizar el símbolo apropiado para su mensaje. Pero esto no era lo bastante rápido para él, por lo que intentó varios métodos alternativos (como usar su cuchara sucia para pasar las páginas), hasta que finalmente decidió que lo que quería decir podía esperar hasta que hubiera terminado de comer.

En segundo lugar, la evaluación de la preferencia manual proporciona información acerca de la capacidad de la persona para alcanzar objetos, especialmente su capacidad para pasar la línea media. Aunque no es una prueba de movilidad de extremidades superiores, permite al observador anotar aquellas zonas que la persona puede alcanzar más fácilmente, lo cual es importante cuando se considera la localización de los sistemas de comunicación y de otros estímulos para la enseñanza. Por ejemplo, si la mano dominante de la persona es la izquierda y no puede atravesar la línea media mientras alcanza con la mano izquierda ni puede usar su mano derecha de ninguna manera, los materiales deben colocarse en el lado izquierdo.

Por último, el examinador puede observar diferencias en la preferencia manual entre las posiciones de sentado y de pie. A veces los niños y niñas pequeños y otros con problemas de equilibrio y movilidad utilizan su mano preferente para ayudarse a mantener la estabilidad. Si el profesor, la profesora o el terapeuta está considerando un sistema de comunicación que requiera ambas manos o que deba ser transportado, la persona puede ser incapaz de usarlo eficazmente en algunas posiciones de sentado o de pie. Una solución a este problema es hacer que la persona se siente cada vez que tenga que utilizar el sistema; sin embargo, el profesor o la profesora tendrá que tener en cuenta esto cuando planifique las situaciones de enseñanza, especialmente aquellas que necesiten amplitud de movimientos y comunicación. Para estas situaciones es útil consultar con un fisioterapeuta o con un terapeuta ocupacional.

Evaluación del lenguaje receptivo básico

El lenguaje receptivo es la «capacidad para comprender el habla y la comunicación no verbal (gestual)» (Silverman, 1980, pág. 180). Es importante diferenciar la evaluación del lenguaje receptivo básico y otras habilidades similares como la discriminación y el uso funcional de objetos. La discriminación de objetos requiere que el individuo observe dos o más objetos y determine cuál es «igual» o «diferente». El uso funcional de objetos requiere que la persona use un objeto correctamente y de manera apropiada (p.ej., beber de un vaso, empujar un carro de la compra, ponerse un zapato). En cada caso puede utilizarse o no una orden verbal o una petición. En la evaluación de habilidades básicas de lenguaje receptivo se da a la persona una consigna verbal (con o sin gestos) para ejecutar un movimiento, para actuar sobre un objeto o para interactuar con otra persona. En esencia, un individuo debe comprender lo que otra persona ha dicho y el examinador debe comprobar si la comprensión ocurre sólo con gestos, sin gestos y si el contexto ayuda a la comprensión. Esta sección presenta varias maneras de evaluar las habilidades básicas del lenguaje receptivo.

Procedimiento. Se han utilizado varios instrumentos formales de evaluación, con diferentes grados de éxitos, para determinar las capacidades de lenguaje receptivo de las personas con minusvalías graves. Dos instrumentos normales son el *Peabody Picture Vocabulary Test* (PPVT) (Dunn, 1965) y el *Test for Auditory Comprehension of Language* (TACL) (Carrow, 1973). Sin embargo, las limitaciones de las capacidades del alumno o alumna, el vocabulario no familiar y las disposiciones de la prueba, a menudo impiden el uso de estos instrumentos en personas con discapacidades graves. Un enfoque diferente ha sido utilizar lo que se conoce con el nombre de medidas «referidas a criterio», tales como tareas de discriminación de dos elecciones, que se han considerado al menos tan fiables como algunos instrumentos estándar para determinar las habilidades generales de lenguaje receptivo (Pecyna & Sommers, 1985). El enfoque referido a criterio es útil, puesto que a diferencia de muchos de los instrumentos estandarizados más formales, las situaciones de prueba pueden modificarse para incluir el vocabulario de materiales y actividades familiares al alumno o alumna. Además, también se permiten respuestas alternativas, tales como indicar con el ojo, vocalizaciones o parpadeos. Los métodos descritos a continuación son todos referidos a criterio y se deben ajustar para acomodarse a las diferencias individuales. Sin embargo, incluso utilizando estos procedimientos, a menudo quedan dudas acerca de las capacidades de la persona.

Habilidades básicas de lenguaje receptivo. Se utiliza la observación naturalista para comenzar a evaluar las habilidades de lenguaje receptivo. Esto se hace pidiendo al alumno o alumna que obtenga objetos cotidianos o que mire a personas familiares cuando ocurren acontecimientos naturales a lo largo del día. Por ejemplo, cuando un alumno entra en la clase, se le da un objeto y se le pide que lo entregue a la profesora o a un compañero. Del mismo modo, se pueden tener varios objetos en una estantería, como un libro, un lápiz o una taza y se le puede pedir que coja uno. Hay que elaborar una lista de las personas y de los objetos denominados junto con las respuestas del alumno para obtener una lista del vocabulario receptivo actual en contextos familiares.

Se puede examinar también la comprensión de órdenes simples de una o dos palabras durante las actividades diarias normales. Por ejemplo, en un contexto de trabajo, se puede estructurar la siguiente situación para evaluar la comprensión de consignas simples, con y sin claves gestuales. Durante el trabajo, se le pide a la persona que coja un objeto. En una ocasión se señala al objeto mientras se le pide cogerlo y en otra se omite señalarlo. Hay que observar cuidadosamente la respuesta de la persona y registrar en el formulario de recogida de datos mostrado en el Apéndice (ver Apéndice A.7) la situación, las claves proporcionadas (es decir, verbal o gestual) y la respuesta del individuo. Los factores clave en esta evaluación son: 1) primero decir las consignas o peticiones de forma simple (p.ej., «Coge la taza» «Ven aquí» «Siéntate») y sólo después avanzar hacia consignas más complejas; 2) variar sistemáticamente el uso o la exclusión de gestos como claves adicionales para el sujeto; 3) proporcionar instrucciones en situaciones o rutinas cotidianas y no cotidianas y registrar cuidadosamente el contexto de la evaluación, las claves proporcionadas y la respuesta de la persona.

Además se puede evaluar la comprensión del individuo con muchas formas de comunicación no verbal, utilizando gestos y movimientos corporales. Algunos gestos familiares que se pueden usar son decir hola y adiós con las manos, señalar objetos, ofrecer una mano para recibir un objeto de una persona y denegar o asentir con la cabeza. La respuesta de la persona indicará su comprensión o la carencia de comprensión del gesto.

Discriminación simple. Los métodos anteriores pueden tardar tiempo en implantarse, pero pueden facilitar realmente la comprensión del individuo de muchos de los objetos y actividades que están en el contexto (es decir, en situaciones familiares en las que los objetos normalmente se encuentran). Otro modo de determinar cuál es el nivel de lenguaje receptivo de una persona es usar una tarea de discriminación simple entre dos elecciones. Normalmente este procedimiento es más rápido que evaluar en los acontecimientos diarios y es útil para examinar el lenguaje receptivo de la persona sin claves de contexto. Se lleva a cabo presentando dos objetos a la persona, denominándolos y pidiéndole luego que coja, mire o señale un objeto específico. En el Apéndice se muestra un formulario de recogida de datos para la tarea de discriminación (ver Apéndice A.9). Sin embargo, para algunos individuos las situaciones de evaluación formal son un estímulo para la desobediencia y, por lo tanto, no proporcionan información útil sobre su comprensión.

Asociación de objetos reales, actividades y localizaciones con sus referentes. Además, para evaluar la comprensión básica del lenguaje, también es útil evaluar las capacidades de la persona para asociar objetos reales, actividades o localizaciones con los símbolos de los objetos en diferentes niveles de abstracción. Un procedimiento es mostrar a la persona un objeto real y luego hacer que elija entre dos dibujos de líneas simples, uno de ellos del objeto que está presente y el otro de otro objeto diferente. Por ejemplo, a un niño pequeño se le enseñó una pelota real y luego se le presentaron dos dibujos, uno de una pelota y otro de un tren. Luego se le pidió que localizara el dibujo de la pelota. Este método se puede utilizar con diversos objetos y actividades, así como con una variedad de símbolos de comunicación. La Figura 5.2 presenta una jerarquía de símbolos en varios niveles de abstracción que pueden utilizarse para esta evaluación.

Menos abstracto

Nivel de abstracción

Objetos reales

Representaciones en miniaturas de objetos reales

Fotografías en color

Fotografías en blanco y negro

Dibujos de líneas

Símbolos de comunicación comerciales (p.ej., símbolos PIC, símbolos Bliss)

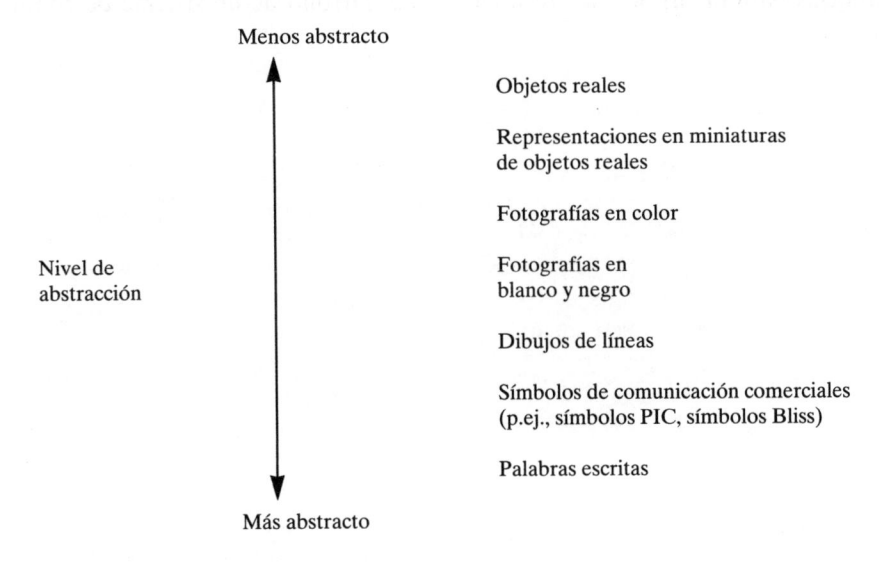

Palabras escritas

Más abstracto

FIGURA 5.2. *Niveles de abstracción de los sistemas de comunicación.*

Utilización de los resultados. Los resultados de estas evaluaciones proporcionan una información crítica para desarrollar un sistema de comunicación eficaz. Hay que examinar la lista del vocabulario receptivo obtenida mediante las observaciones naturales y estructuradas. ¿Qué palabras y/o frases comprende el individuo? ¿En qué situaciones y actividades son comprendidas? ¿Son necesarias las claves gestuales para la comprensión? ¿Es necesario el contexto para la comprensión? ¿Los gestos comunes (p.ej., saludar, señalar) se comprenden fácilmente? Hay que responder a estas preguntas y luego desarrollar una lista prioritaria del vocabulario que comprende el individuo y una descripción de cómo aumentar su comprensión.

Resumen

Antes de diseñar un sistema de comunicación para un individuo con discapacidades graves, se deben examinar las capacidades cognitivas, motoras, sensoriales y de habla y lenguaje de la persona. A menudo los instrumentos más formales no proporcionan una información suficientemente detallada como para desarrollar sistemas apropiados. La información de la que se carece con mayor frecuencia es la capacidad de la persona para hacer un seguimiento y un barrido visual, su preferencia manual y la información específica individual de sus capacidades básicas de lenguaje receptivo, discriminación y capacidad para asociar objetos reales, actividades o situaciones con sus referentes abstractos tales como miniaturas, dibujos simples, fotografías o partes de objetos reales. Este capítulo habla brevemente de la necesidad de evaluar estas capacidades y sugiere algunos métodos de evaluación. Además, proporciona algunas sugerencias para incorporar los resultados al desarrollo de un sistema de comunicación.

Recursos para la evaluación

Las siguientes referencias se proporcionan a modo de guía de los recursos disponibles para la evaluación de alumnos y alumnas con minusvalías moderadas o severas. No se pretende que esta lista sea exhaustiva, sino más bien representativa de algunas de las filosofías y técnicas disponibles para los profesionales que trabajan en la práctica.

Evaluación general

Bailey, D. B., Jr., y Wolery, M. (1989). *Asessing infants and preschoolers with handicaps*. Columbus, Charles E. Merrill.
Browder, D. M. (1987). *Assessment of individuals with severe handicaps: An applied behavior approach to life skills assessment*. Baltimore: Paul H. Brookes Publishing Co.
Cohen, M. A., y Gross, P. J. (1979). *The developmental resource: Behavioral sequencing for assessment and program planning* (Vols. 1-2). Nueva York: Grune & Stratton.
Peck, C. A.; Schuler, A. L.; Tomlinson, C., y Theimer, R. K. (sin fecha). *Assessment handbook*. Santa Bárbara, CA: Social Competence Curriculum Project, Universidad de California.

Evaluación conductual

Durand, V. M. (1986). *Motivation Assessment Scale*. Suffolk: Suffolk Child Developmental Center.
Durand, V. M., y Crimmins, D. B. (1988). Identifying the variables maintaining self-injurious behavior. *Journal of Autism and Developmental Disorders, 18*(1), 99-117.
Evans, I. M., y Wilson, F. E. (1983). Behavioral assessment as decision making: A theoretical analysis. En M. Rosenbaum, C. M. Franks e Y. Jaffe (eds.). *Perspectives on behavior therapy in the eighties* (págs. 35-53). Nueva York: Springer-Verlag.
Freeman, B. J.; Ritvo, E. R.; Guthrie, D.; Schroth, P., y Ball, J. (1978). The behavior observation scale for autism. *Journal of the American Academy of Child Psychiatry, 17*, 576-588.
Nihira, K.; Foster, R.; Shellhass, M., y Leland, H. (1984). *AAMD Adaptive Behavior Scale* (ed. rev.). Washington, DC: American Association on Mental Deficiency.
Sailor, W., y Mix, B. J. (1975). *The TARC Assessment System*. Lawrence, KS: H & H Enterprises.
Sparrow, S. S.; Balia, D. A., y Ciochetti, D. V. (1984). *Vineland Adaptive Behavior Scales*. Circle Pines: American Guidance Service.

Evaluación cognitiva

Arthur, G. (1950). *The Arthur Adaptation of the Leiter International Performance Scale*. Chicago: C. H. Stoelting.

Feuerstein, R. (1979). *The dynamic assessment of retarded performers.* Baltimore: University Park Press.
Haywood, H. C.; Filler, J. W.; Shifman, M. A., y Chatelanat, G. (1975). Behavioral assessment in mental retardation. En P. Reynold (ed.), *Advances in psuchological assessment* (vol. 3, págs. 27-55). San Francisco: Jossey-Bass.
Langley, M. B. (1989). Assessing infant cognitive development. En D. B. Bailey, Jr. y M. Wolery (eds.). *Assesing infants and preschoolers with handicaps* (págs. 249-274). Columbus: Charles E. Merrill.
Paget, K. D. (1989). Assessment of cognitive skills in the preschoolaged child. En D. B. Bailey, Jr. y M. Wolery (eds.). *Assessing infants and preschoolers with handicaps* (págs. 275-300). Columbus: Charles E. Merrill.
Stillmand, Ed. (ed.) (1978). *The Callier-Azusa Scale.* Dallas, TX: The University of Texas at Dallas, Callier Center for Communication Disorders.

Evaluación de la motricidad fina y gruesa

Bobath, B. (1978). *Adult hemiplegia: Evaluation and treatment* (2.ª ed.). Londres: William Heinemann Medical Books.
Bobath, B., y Bobath, K. (1981). *Motor development in different types of cerebral palsy.* Londres: William Heinemann Medical Books.
Chandler, L. (1979). Gross and fine motor development. En M. A. Cohen y P. J. Gross, *The developmental resource: Behavioral sequencing for assessment and program planning* (vol. 1, págs. 119-156). Nueva York: Grune & Stratton.
Finnie, N. R. (1974). *Handling the young cerebral palsied child at home.* Nueva York: E. P. Dutton.
Schurman, J. A. (1974). Custom designing communication board frames: The role of the occupational therapist. En B. Vicker (ed.), *Nonoral comunication system project* (págs. 179-211). Iowa City: Campus Stores Publishers.
Silverman, F. H. (1980). *Communication for the speechless.* Englewood Cliffs: Prentice-Hall.
Sternat, J.; Nietupski, J.; Lyon, S.; Messina, R., y Brown, L. (1976). Integrated vs. isolated therapy models. En L. Brown, N. Scheuerman y T. Crowner (eds.), *Madison's alternative for zero exclusion: Toward an integrated therapy model for teaching motor, tracking and scanning skills to severely handicapped students* (págs. 1-9). Madison: Madison Public Schools y Universidad de Wisconsin-Madison.
Sternat, J., y Messina, R. (1976). Neurophysiological principles: Considerations for the development of educational curricula for severely handicapped students. En L. Brown, N. Scheuerman y E. T. Crowner (eds.), *Madison's alternative for zero exclusion: Toward an integrated therapy model for teaching motor, tracking and scanning skills to severely handicapped students* (págs. 10-15). Madison: Madison Public Schools y Universidad de Wisconsin-Madison.

Evaluación de la pragmática

Donnellan, A. M.; Mirenda, P.; Mesaro, R. A., y Fassbender, L. L. (1984). Analyzing the communicative functions of aberrant behavior. *Journal of the Association for Persons with Severe Handicaps, 9,* 201-211.
Peck, C. A., y Schuler, A. L. (1987). Assessment of social/communicative behavior for students with autism and severe handicaps: The importance of asking the right question. En T. L.

Layton (ed.), *Language and treatment of autistic and developmentally disordered children* (págs. 33-62). Springield: Charles C. Thomas.
Schuler, A. L., y Goetz, L. (1981). The assessment of severe language disabilities: Communicative and cognitive considerations. *Analysis and Intervention in Developmental Disabilities, 1,* 333-346.
Wiig, E. H. (1982). *Let's talk inventory for adolescents.* Columbus: Charles E. Merrill.
Wiig, E. H., y Bray, C. M. (1983). *Let's talk for children.* Columbus: Charles E. Merrill.

Estrategias educativas

Falvey, M.; Brown, L.; Lyon, S.; Baumgart, D., y Schroeder, J. (1980). Strategies for using cues and correction procedures. En W. Sailor, B. Wilcox y L. Brown (eds.), *Methods of instruction for severely handicapped students* (págs. 109-133). Baltimore: Paul H. Brookes Publishing Co.
Fey, M. E. (1986). *Language intervention with young children.* San Diego: College-Hill Press.
Miller, J., y Allaire, J. (1987). Augmentative communication. En M. A. Snell (ed.), *Systematic instruction of persons with severe handicaps* (3.ª ed., págs. 273-297). Columbus: Charles E. Merrill.
Peck, C. A., y Schuler, A. (1983). *Instructional techniques for promoting social/communicative development.* Santa Bárbara, CA: Social Competence Curriculum Project, Universidad de California.
Pelland, M., y Falvey, M. A. (1986). Instructional strategies. En M. A. Falvey, *Community-based curriculum: Instructional strategies for students with severe handicaps.* Baltimore: Paul H. Brookes Publishing Co.
Siegel-Causey, E., y Downing, J. (1987). Nonsymbolic communication development: Theoretical concepts and educational strategies. En L. Goetz, D. Guess y K. Stremel-Campbell (eds.), *Innovative program design for individuals with dual sensory impairments* (págs. 15-48). Baltimore: Paul H. Brookes Publishing Co.
Siegel-Causey, E., y Guess, D. (1989). *Enhancing nonsymbolic communication interactions among learners with severe disabilities.* Baltimore: Paul H. Brookes Publishing Co.
Snell, M. A., y Zirpoli, T. J. (1987). Intervention strategies. En M. A. Snell (ed.), *Systematicc instruction of persons with severe handicaps* (págs. 110-149). Columbus: Charles E. Merrill.

Sistemas aumentativos y alternativos y materiales

Burkhart, L. J. (1980). *Homemade battery powered toys and education devices for severely handicapped children* (disponible a través de Linda J. Burkhart, R.D. 1, Box 124, Millville, PA 17846).
Burkhart, L. J. (1982). *More homemade battery devices for severely handicapped children with suggested activities* (disponible a través de Linda J. Burkhart, R.D. 1, Box 24, Millville, PA 17846).
Hardy, G. M. (1980). *Nonoral communication project: A training guide for the child without speech* (disponible a través del California Department of Education, P. O. Box 8510, Fountain Valley, CA 92708).
Fishman, I. (1987). *Electronic communication aids: Selection and use.* Boston: College-Hill Press.
Levin, J., & Scherfenberg, L. (1987). *Selection and use of simple technology in home, school, work, and community settings.* Minneapolis: ABLENET.

Mayer-Johnson, R. (1988). *The picture communication symbols: Book I.* Solana Beach: Mayer-Johnson Company.
Mayer-Johnson, R. (1988). *The picture communication symbols: Book II.* Solana Beach: Mayer-Johnson Company.
McCormick, L., y Shane, H. (1984). Augmentative communication. En L. McCormick y R. L. Schiefelbusch (eds.), *Early language intervention: An introduction* (págs. 325-256). Columbus: Charles E. Merrill.
Musselwhite, C. R., y St. Louis, K. S. (1988). *Communication programming for persons with severe handicaps: Vocl and augmentative strategies.* San Diego: College-Hill Press.
Nietupski, J., y Hamre-Nietupski, S. (1977). Nonverbal communication and severely handicapped students: A review of selected literature. En L. Beown, J. Nietupski, S. Lyon, S. Hamre-Nietupski, T. Crowner y L. Gruenewald (eds.), *Curricular strategies for teaching functional object use, nonverbal communication, problem solving, and mealtime skills to severely handicapped students* (págs. 68-93). Madison: Madison Public Schools y Universidad de Wisconsin-Madison.
Schuler, A. L. (1983). *Selecting alternative communication systems for students with limited communication skills.* Santa Bárbara: Social Competence Curriculum Project, Universidad de California.
Silverman, F. H. (1980). *Communication for the speechless.* Englewood Cliffs: Prentice-Hall.
Vanderheiden, G. C., y Grilley, K. (eds.) (1976). *Nonvocal communication techniques and aids for the severely physically handicapped.* Baltimore: University Park Press.
Vicker, B. (ed.) (1974). *Nonoral communication system project.* Iowa City: The University of Iowa.

Capítulo 6
FACTORES RELEVANTES EN LOS SISTEMAS USADOS CON NIÑOS Y NIÑAS DE PREESCOLAR

Las historias de caso presentadas en este capítulo tratan de niños de preescolar con discapacidades moderadas o severas. En general, en este grupo de edad hay factores relevantes que deben tomarse en cuenta en la evaluación y la implantación de un sistema de comunicación aumentativo o alternativo. Todos los factores están en relación con los entornos y contextos en los que se da la comunicación. A continuación presentamos estos cinco factores.

Factor 1: énfasis en las habilidades socio-comunicativas

En el nivel de preescolar se concede mucha importancia a las habilidades de comunicación y a la competencia social (Filler, Baumgart & Askvig, 1989). La mayoría de las actividades preescolares requieren una interacción activa y constante entre adultos y/o niños y niñas. Tal y como afirmó un maestro de preescolar, «Mi programa entero es comunicación» (K. Stockbridge, comunicación personal, 5 de mayo, 1989).

Por este motivo, es crucial que los sistemas aumentativos y alternativos de comunicación encajen con facilidad en estos variados contextos de comunicación. El sistema debería ser claro y manejable tanto para los adultos como para los iguales. Debería reflejar los tipos de comentarios que un niño o una niña pueden querer decir en sus actividades diarias. El sistema, su uso y su enseñanza deben estar tan introducidos en estas actividades como lo está la comunicación para los niños y niñas que no tienen dificultades en el aprendizaje del lenguaje. Un modelo de terapia comunicativa de «despacho» (en el que el niño y el terapeuta trabajan juntos en un aula aparte) no sería muy útil para el alumno.

Factor 2 : implicación de la familia o del tutor

Cuando se examinan los horarios típicos diarios de los niños y niñas de preescolar, se ve claramente que pasan una gran parte del día con la persona que les cuida. Además, participan en las decisiones sobre sus actividades, ropa, juguetes y compañeros de juego, pero esas decisiones están fuertemente influidas por las preferencias de los padres o tutores. Por esto, la familia o los cuidadores deberían hacer aportaciones significativas al sistema y éste debería poder utilizarse en estos entornos. En el primer caso, el de Kevin, los padres y demás familiares están profundamente implicados en el desarrollo y uso del sistema de comunicación. En el segundo estudio de caso, el de Ricky, la abuela es la cuidadora principal y prefiere utilizar un sistema que ella ha desarrollado para entender las señales de Ricky. El sistema aumentativo de Ricky se desarrolló reflejando el sistema que ella había establecido, junto con un grupo de señales algo más complejas. La implicación de la abuela con este sistema nuevo, de momento, es mínima; sin embargo, el equipo de profesionales del colegio continúa haciendo esfuerzos para implicarla.

Factor 3: pronóstico para futuros desarrollos

Los profesionales deber ser conscientes de que el pronóstico para seguir cambiando las habilidades de comunicación en preescolares permanece abierto. Las expectativas de padres, madres, maestros y maestras no están tan establecidas como con personas más mayores con discapacidades moderadas o severas, y esto es beneficioso. Esto nos lleva a una situación contradictoria: todo el mundo está dispuesto a probar algo nuevo pero no quieren «abandonar» el habla como modo de comunicación. Existen diversas revisiones bibliográficas que aportan argumentos y datos contundentes en favor del uso de sistemas de comunicación aumentativos, incluso cuando haya esperanza de desarrollo de lenguaje oral (p. ej., Silverman, 1989). Cuando el habla se convierta para el niño o la niña en un modo más eficaz de comunicación (si esto llegara a ocurrir), el uso del sistema aumentativo irá desvaneciéndose naturalmente y en su lugar el habla se convertirá en el principal modo de interacción. Los ejemplos disponibles desde la investigación y la práctica constituyen un apoyo significativo para la implantación de un sistema aumentativo con niños y niñas pequeños no verbales.

Factor 4: usar rutinas apropiadas para cada edad para desarrollar la comunicación

Durante la jornada, algunas de las rutinas de los niños y niñas de preescolar son similares a aquellas que experimenta una persona mayor, mientras que otras son bastante diferentes. El aseo, la comida y el saludo son tres rutinas bastante comunes para todos nosotros. La diferencia está en que a los niños de preescolar no les dan tantas oportunidades de participación. Es posible que los profesionales, los padres, las madres o los cuidadores tiendan a apoyar más a los niños más pequeños sin hacerles participar activamente. Por ejemplo, es posible que un padre peine a una niña o le lave los dientes sin preguntarle si le gustaría participar en la actividad.

Esto ocurre frecuentemente, tenga discapacidad o no. Sin embargo, en este tipo de rutinas, a todos los compañeros y compañeras de comunicación se les debería animar a que permitan al niño o a la niña elegir y llevar a cabo algunas de las tareas sin ayuda.

Por otra parte, algunas rutinas son específicas de niños y niñas pequeños. Sería extraño jugar a «cucú-tras» con una persona de 15 años o con un adulto, pero nadie duda a la hora de practicar esta rutina con un niño o una niña de 2 años. Canciones, rimas y juegos verbales inventados son corrientes y, según Bruner (1974/1975), son importantes para aprender los roles y responsabilidades que uno tiene en las interacciones comunicativas. Los sistemas de comunicación aumentativos o alternativos para preescolares con discapacidades deben ser capaces de adaptarse a las rutinas de la vida diaria más comunes, así como las rutinas características de un niño o una niña de 2, 3, 4 ó 5 años.

Factor 5: uso de lenguaje simplificado

En la cultura occidental, cuando los adultos hablan con niños y niñas pequeños normalmente simplifican su lenguaje (Snow, 1972). McDonald (1985) y Tingey (1989) revisan varias investigaciones en las que se demuestra que en niños y niñas que tenían dificultades, el uso de un lenguaje simplificado facilitaba el aprendizaje del mismo. En el trabajo con preescolares usando comunicación aumentativa, profesionales y padres, madres o cuidadores deberían aprovecharse de estas tendencias y remarcarlas en sus interacciones. Se debería animar a todos los compañeros y compañeras de comunicación a usar un lenguaje simplificado y recurrir el sistema de comunicación de modo sencillo acompañando a sus emisiones verbales. En lugar de decir «¿Quieres más leche en tu taza azul?», el interlocutor podría decir «¿Leche?, ¿taza?, ¿leche en taza?», señalando mientras tanto a las fotos de la leche y la taza, o podría resaltar las palabras clave dentro de las frases sin dejar de usar las estructuras gramaticales típicas; por ejemplo, «¿Quieres más *leche* en tu *taza*?».

Las historias de caso presentadas aquí aportan dos ejemplos de cómo se consideraron estos factores en la implantación de los sistemas de comunicación. Además, el sistema se diseñaba para las necesidades y habilidades específicas que tenía cada niño. Como se ha detallado en los capítulos anteriores, en ambos casos se hacía hincapié en identificar las señales existentes como formas significativas de comunicación. Luego se reestructuraba su uso en actividades diarias para aumentar la comprensión del niño y de sus compañeros y compañeras de comunicación.

KEVIN

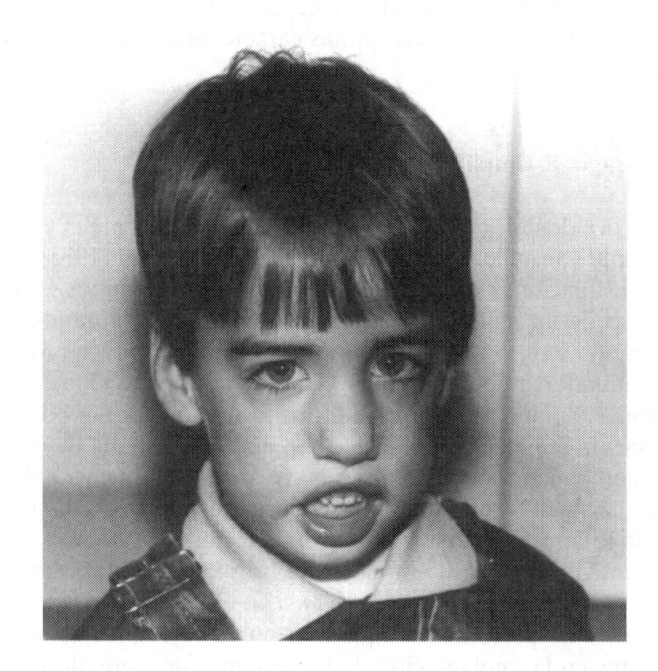

NOMBRE: Kevin
EDAD: 3 años y 6 meses
PROFESORA: Kathy
ASESORA: J. Johnson

Sistema

Inicialmente se diseñó un sistema de objetos seguido de un sistema de fotos que fueron usados con éxito por Kevin. El segundo sistema consistía en un catálogo de fotos en color montadas en tarjetas, archivadas y almacenadas en una caja de zapatos.

Visión general

La profesora de Kevin, Kathy, contactó con la asesora porque a ella y a los padres de Kevin les preocupaba cómo favorecer sus habilidades de comunicación. Kathy había realizado una evaluación no estandarizada de la comunicación de Kevin y estaba considerando la posibilidad de cambiar su actual programa de signos. Le habían enseñado signos, pero había progresado poco. Sus signos constituían un vocabulario limitado y, después de muchos meses de intervención, no los usaba espontáneamente. Su habla se limitaba a emisiones vocálicas y no imitaba sonidos nuevos. Puesto que a Kevin le interesaban las fotos, su padre y su madre se preguntaron si podría ser apropiado usar un libro de comunicación. Sabían reconocer muchos tipos diferentes de señales comunicativas idiosincrásicas usadas por Kevin y trataban de responder a ellas de manera significativa. Sin embargo, todos los compañeros y compañeras de comunicación, incluido el propio Kevin, se frustraban cuando usaba este sistema.

A Kevin se le diagnosticó al nacer una distrofia miotónica, que es una rara enfermedad hereditaria, que progresa lentamente, caracterizada por atrofia muscular de la cara y de los músculos del cuello (*Dorland's Illustrated Medical Dictionary*, 1981). Sus expresiones faciales eran bastante sutiles. Según su madre, la alegría la expresaba mediante un leve alzado de los parpados inferiores, un incremento del movimiento corporal y vocalizaciones. Estas señales eran difíciles de interpretar para los compañeros y las compañeras de comunicación no familiarizados con Kevin.

Kevin fue remitido a servicios especializados nada más nacer. Tenía retraso en las áreas de habilidades motoras, de cognición y de comunicación. Al comienzo del presente curso escolar, sus habilidades de autonomía, cognición, sociales y de comunicación se encontraban entre los 12-24 meses, según pruebas no estandarizadas referidas a criterio. En cuanto a habilidades motoras, Kevin anduvo alrededor del año. Mostraba preferencia por manipular piezas pequeñas como cuentas y clips. Se pensaba que la visión y la audición eran normales.

Inicialmente, Kevin recibió servicios de educación especial en un centro privado, no lucrativo, para bebés y niños y niñas pequeños con discapacidad. El programa que se le aplicó se centraba en el incremento de habilidades motoras, habilidades cognitivas como exploración de objetos y en el desarrollo de comunicación vocal y no vocal.

Kevin entró en una escuela pública a los 3 años. Desde entonces se encuentra en un programa de preescolar para bebés discapacitados a media jornada. Ha recibido terapia de habla una vez por semana con el especialista en trastornos de comunicación. Además, Kevin ha estado recibiendo terapia de lenguaje y habla a través de una clínica para problemas de comunicación asociada a la universidad.

Dentro del marco educativo, se ha puesto el énfasis en incrementar sus habilidades de autonomía, estimular la exploración motora fina y gruesa del entorno, mejorar las habilidades de interacción social con iguales y adultos y aumentar las habilidades de comunicación. El centro de atención de la terapia de habla ofrecida por la escuela consistía en animarle a hacer signos y a emitir vocalizaciones diferenciadas. La intervención de la clínica universitaria ha estado también centrada en los signos para dar apoyo a los programas de la escuela.

En casa Kevin usaba el signo «LECHE» para pedir leche. También podía llevar el objeto o la comida que quería a su padre o a su madre o empujarlos hasta la nevera y tocar aquello que quería. Sus padres observaron que, cuando había una foto a mano, a veces Kevin tocaba la foto de lo que quería. Cuando se frustraba en estos intentos de comunicación, vocalizaba (p.ej., «iiiii») y salía corriendo, aleteando sus manos a la altura del pecho. Si se le pedía que estuviera sentado, obedecía.

Evaluación

No se realizó una evaluación completa estandarizada de las habilidades cognitivas y comunicativas, según consta en la escuela pública, debido a la dificultad para conseguir que Kevin realizara las tareas que se le pedían. El equipo de profesionales de la escuela decidió utilizar los resultados de la evaluación no estandarizada de la profesora de preescolar correspondiente al comienzo del curso escolar 1988-1989 para determinar los objetivos del programa. La asesora J. Johnson usó bastante información de esta evaluación de cara a sugerir cambios en el sistema de comunicación de Kevin.

La evaluación no estandarizada que se utilizó con Kevin examinó sus habilidades sensoriomotoras y sus formas y funciones comunicativas mediante una técnica recomendada por Stonestreet, Augustine y Johnson (1986). Esta técnica está basada en el modelo transaccional de lenguaje (Bloom & Lahey, 1978; McLean & Snyder-McLean, 1978) en el cual se consideran el contenido, la forma y el uso de la comunicación prelingüística como componentes integrales del desarrollo. Se obtuvo información acerca de cada una de estas áreas creando lo que Wetherby y Prizant (1989) denominan «tentaciones de comunicación». La maestra observó o creó oportunidades para que ocurrieran tales conductas en situaciones naturales, de manera que se facilitaran generalizaciones de las habilidades de Kevin.

Durante la segunda mitad del curso escolar 1988-1989 la asesora hizo observaciones en la clase. Kathy había continuado con la recogida de datos de su evaluación. La asesora recogió datos del expediente de Kathy sobre Kevin, entrevistó al padre y a la madre y a los ayudantes de clase, realizó observaciones directas y elicitó conductas concretas de Kevin. En la siguiente sección informaremos del trabajo que se ha llevado do a cabo.

Contenido

Los datos sobre el Contenido fueron recopilados de todas las fuentes mencionadas anteriormente.

1. Habilidades con objetos — Kevin usaba objetos y juguetes de manera convencional. Por ejemplo, pintaba con un lápiz, se acercaba un cepillo de dientes a la boca, se ponía un teléfono de juguete en la oreja y decía «Papá» (a veces se ponía el receptor en la boca), y se ponía el peine en el pelo. Exploraba las propiedades singulares de los objetos nuevos, inspeccionando y manipulando sus partes. En una situación de juego, Kevin clasificaba los objetos en categorías basadas en la forma; sin embargo, en tareas formales de emparejamiento de fotos con objetos, las respuestas de Kevin eran variables. Esto indicaba que Kevin sabía cómo se usaban los objetos comunes, comprendía que los juguetes eran representaciones del objeto real y percibía semejanzas entre los objetos. Fue necesaria una evaluación posterior para determinar su capacidad de reconocer fotos como representaciones de objetos. Para ello se preguntó al padre y a la madre de Kevin si parecían interesarle o no las fotos y qué hacía con ellas. Su madre dijo que le gustaba hojear las revistas y que una vez había indicado que quería «leche» usando una foto. No se encontraron otros indicios usando observaciones directas o retrospectivas.

2. Habilidades de medios-fines — Esta era un área de evaluación interesante ya que Kevin no persistía en actividades motoras que eran difíciles o requerían un esfuerzo. Esto podía deberse a la naturaleza de su diagnóstico. Sin embargo, se había visto a Kevin girar el mando de una radio para conectarla, escuchar música y después pasar a otra actividad. Al darle un bote de plástico tapado que contenía una galleta, Kevin cogió el bote, lo examinó y lo dejó para dedicarse a otra actividad. Cuando la tapa se dejó ligeramente enroscada, Kevin la quitó para coger la galleta. Como ya se dijo, usaba a los adultos como vehículo para conseguir su meta, por ejemplo, empujándolos hasta la nevera para conseguir comida y, a veces, usando una foto para indicar sus deseos. También usaba un cuchillo y un molde de galletas para aplastar plastilina, parándose a examinar el efecto de sus esfuerzos. Esta combinación de actividades indicaban que Kevin podía usar mediadores sociales y no sociales para alcanzar su meta.

3. Habilidades de permanencia del objeto — Aunque la literatura sobre la relación entre permanencia del objeto y desarrollo del lenguaje no es concluyente (Rice, 1984), la capacidad de retener la imagen de un objeto en mente cuando no está presente parece ser un cimiento lógico de la capacidad de usar representaciones para indicar un objeto no presente. Sin intentar entrar en la polémica a favor o en contra de esta hipótesis, se recogieron y presentaron los siguientes datos.

Una vez más, fue difícil evaluar las capacidades de Kevin. Cuando, en varios ensayos, se escondía parcialmente un objeto deseado, Kevin lo recuperaba constantemente. Cuando el mismo objeto se tapaba totalmente, Kevin unas veces miraba hacia el lugar donde había desaparecido, otras levantaba la tela, pero siempre acababa abandonando para ir a otra actividad. El equipo de evaluación se planteó la hipótesis de que o bien Kevin podía haber estado interpretando las conductas del equipo de evaluación como señales para finalizar la atención conjunta sobre el objeto, o que sus habilidades de permanencia del objeto estaban aún desarrollándose.

En resumen, parecía que muchas de las conductas de Kevin eran típicas de los Estadios IV y V del periodo Sensoriomotor de Piaget, con algunas habilidades, tal como el uso de herramientas, que indicaban niveles mayores de conocimiento. Sin embargo, de cara a la programación era más importante examinar las implicaciones de las conductas que asignarle un «nivel». De la evaluación se desprendía que Kevin estaba en condiciones de usar un sistema de comunicación que tuviera un componente simbólico rudimentario. Utilizaba juguetes como objetos reales, lo que indicaba una capacidad para simbolizar teniendo una imagen icónica o una representación muy similar. Sin embargo, no estaba claro hasta qué punto Kevin comprendía que las fotos representaban el objeto al que se referían.

Forma y uso

Todos los datos sobre la forma y el uso se tomaron de las fuentes disponibles previamente mencionadas. Se recogieron usando la Hoja de Evaluación de Forma y Uso (ver Anexo A.7) que se muestra en la Figura 6.1.

1. Habilidades receptivas relativas a la forma y el uso — Las habilidades receptivas se refieren a la capacidad de Kevin para comprender la señales comunicativas de los demás. Durante el tiempo de juego, cuando se le preguntó «¿dónde están los ojos?», Kevin señaló a los ojos del muñeco y cogió de la estantería el juguete correcto después de darle una clave verbal de una palabra, «pinchos», más el gesto de señalar. Cuando los compañeros y compañeras de comunicación utilizaban emisiones de más de una palabra o no hacían el gesto, no respondía correctamente a la petición. Si se le pedía que cogiera un objeto familiar, en los tiempos entre actividad y actividad o durante una actividad que no fuera la del tiempo de juego, no respondía. Parecía que Kevin comprendía palabras aisladas en rutinas familiares dentro de situaciones corrientes.

2. Habilidades expresivas relativas a la forma y el uso — Las habilidades expresivas se refieren a la capacidad de Kevin para producir señales comunicativas. Como se observa en la figura 6.1, utilizaba la vocalización, «Iiii», con fluctuaciones en el tono y en la intensidad para expresar alegría y protesta. Sus compañeros y compañeras de comunicación interpretaban estas señales como una petición para continuar o cesar una actividad. No siempre estaba claro si los interlocutores habían interpretado correctamente esta señal. También decía «Papá» y alzaba sus brazos para ser levantado. Una vez, cuando su madre entró en la sala, el asesor le oyó decir «Naná», como si fuera un comentario sobre su presencia.

Formulario de evaluación de forma y uso

Nombre del alumno: Kevin
Observador: Johnson
Fecha: Abril, 1989

Contexto	Interlocutor	Señal del niño	Respuesta del interlocutor	Función del discurso	Función Pragmática
Tiempo de juego clave: «Venga, vete a buscar los monos, Kevin»	Kathy	Mira a Kathy	Va a la estantería y coge los monos. Mira hacia atrás, alza las cejas, «Kevin, los monos», señala.	Mantenimiento	Petición de clarificación
		Va a la estantería y coge los monos	«Un-huh»	Mantenimiento	Reconocimiento
Grupo pequeño: Sentados en la mesa con dos compañeros y dos adultos, jugando con plastilina	Ayudante	«Iiii», mira al ayudante mostrándole la plastilina	«Ooooh- un pastel»	Iniciación	Comentario o exhibición
El ayudante hace una serpiente con plastilina y se la muestra a Kevin, «Mira»	Ayudante	«Iiii», baja los párpados	«Una serpiente»	Mantenimiento	Reconocimiento
		«Iiii», le da la plastilina al ayudante	«Qué, ¿quieres una serpiente?, hace una serpiente	Iniciación	Petición de acción
	Compañero	Intenta alcanzar la pala de plastilina	«Es mía», la aparta	Iniciación	Petición de objeto
	Compañero	«¡Iiii!», se marcha, aleteando las manos	«No te la doy»	Terminación o mantenimiento	Protesta
Rutina de cosquillas clave: «Cosquillas, cosquillas, cosquillas...»	Kathy	Levanta la camisa para dejar al aire la tripa	«¿Más? Vale, cosquillas, cosquillas»	Mantenimiento	Petición de rutina social

FIGURA 6.1. *Muestra de datos de forma y uso de Kevin. Funciones del discurso determinadas a partir de la señal del niño: iniciación, mantenimiento, terminación, restablecimiento de la conversación; funciones pragmáticas determinadas a partir de la conducta gestual el niño: petición de objeto o acción, protesta, petición de rutina social, saludos, exhibición, llamada, petición de permiso, reconocimiento, comentario, petición de información, clarificación (véase Wetherby y Prizant, 1989, o Capítulo 2 para una definición de estos términos).*

Kevin tocaba o extendía el brazo hacia objetos deseados, añadiendo a menudo miradas alternativas entre el objeto y el adulto. Estas señales eran interpretadas por todos los compañeros y compañeras de comunicación como petición del objeto o solicitud para saber el nombre del objeto. Las expresiones faciales resultaban difíciles de identificar. Los interlocutores familiares y no familiares podían haberse visto influidos por su expresión laxa, ya que expresaban a menudo la creencia de que Kevin no estaba interesado en la actividad.

3. Interacciones sociales — No había duda de que Kevin intentaba interactuar de manera intencional con iguales y adultos mediante el uso de vocalizaciones y gestos. Cuando la maestra iniciaba una rutina de cosquillas y luego paraba, él se subía la camisa para pedir la continuación de la rutina. Si un adulto imitaba sus sonidos, los realizaba de nuevo y miraba al adulto.

La participación activa de Kevin en interacciones sociales se apoyaba en su capacidad de anticipar partes de las rutinas de clase. Por ejemplo, en el corro de la mañana cuando la maestra se paraba a mitad de su canción favorita y le miraba con expectación, él realizaba movimientos con las manos en sustitución de la canción. Su interés también animaba a otros a actuar con él. Por ejemplo, cuando su madre y su padre entraban en la sala, se dirigía corriendo hacia ellos vocalizando, «Iiii», a modo de saludo difícil de ignorar.

En resumen, Kevin participaba en el marco social de la comunicación tanto iniciando interacciones como respondiendo a ellas cuando se le daba la oportunidad de hacerlo. Tenía verbalizaciones y vocalizaciones limitadas y conseguía metas comunicativas, con cierto éxito, a través de medios gestuales. Con estas formas limitadas, había desarrollado un amplio repertorio de funciones comunicativas. Utilizaba intencionadamente medios comunicativos para regular la conducta de los demás, para establecer y mantener la interacción social y para establecer o mantener la atención conjunta sobre un objeto o acontecimiento (Wetherby & Prizant, 1989). Sin embargo, a menudo sus interlocutores tenían dificultades para interpretar sus expresiones faciales y otras señales, y le habían atribuido por sus limitadas expresiones faciales una «carencia de interés» en las actividades.

Evaluación para planificar un sistema de comunicación

Pregunta 1: ¿qué tipo de símbolos deberían usarse en el sistema y cómo deberían presentarse?

Por la evaluación y los datos anecdóticos no quedaba claro hasta qué punto Kevin comprendía que las fotos representaban objetos. En vez de esperar a otras evaluaciones, se decidió implantar un sistema intermedio que cubriera sus actuales necesidades y habilidades, evaluando mientras tanto su habilidad para emparejar objetos y fotos.

El sistema intermedio consistió en elecciones de dos o tres objetos colocados sobre la mesa durante el aperitivo y el tiempo de juego, tanto en casa como en la escuela. Por ejemplo, durante el aperitivo, se colocaba sobre la mesa, para representar «bebida», una taza igual a la que él tenía asignada, y se colocaba una caja de galletas vacía para representar «galletas». Kevin tocaba lo que quería y se le daba el objeto correspondiente o un poco de alimento. Puesto que era capaz de tocar y conseguir aquello que realmente deseaba, daba la sensación de que el nivel siguiente de representación no resultaría demasiado difícil de alcanzar.

Kevin no necesitó entrenamiento con este sistema intermedio. Después de enseñarle la muestra con las representaciones del objeto o del alimento entre las que tenía que elegir, tocaba las opciones que prefería de forma diferenciada. No parecía tener ninguna duda respecto a que iba a recibir aquello que tocaba. Con opciones en las que había alimentos o juguetes menos deseados, tocaba sistemáticamente aquello que prefería independientemente de cómo estuviera dispuesto sobre la mesa. Si el adulto respondía de forma incorrecta, ignoraba aquello que le ofrecía y tocaba de nuevo su opción preferida. Este sistema fue instaurado en la escuela, en casa y en la clínica universitaria, por la maestra, los ayudantes, el padre, la madre y un estudiante de la clínica. No se registraron datos específicos de la conducta de Kevin porque sus respuestas fueron bastante apropiadas desde el principio. Se recogieron datos para que usaran el sistema aquellos ayudantes que tenían mayores problemas para interpretar sus señales. Los datos indicaron un incremento del 57% (pasando del 30% al 87%) en el número de respuestas que daban a las señales de Kevin en un periodo de 3 meses.

Pregunta 2: ¿Kevin comprendía que las fotos eran representaciones de objetos?

El plan inicial para evaluar el emparejamiento objeto-foto fue: 1) colocar fotos cerca de los objetos durante las situaciones reales en que tenía que efectuar elecciones, 2) emparejar fotos y objetos durante una situación de juego. Kevin rápidamente demostró a sus interlocutores que estaba preparado para usar fotos sin el apoyo de los objetos correspondientes. En la escuela, la maestra recortó de un catálogo las fotos de los juguetes disponibles en el tiempo libre y las plastificó individualmente en tarjetas de 8 por 13 centímetros. Antes de que ella pudiera colocar sobre la mesa, enfrente de Kevin, las fotos de las tres actividades posibles, éste cogió la foto de su juguete preferido y se la dio. Ella respondió permitiéndole ir a jugar con el juguete en ese mismo instante. Un incidente similar ocurrió en la clínica de la universidad. El estudiante estaba colocando los objetos y las fotos sobre la mesa para un aperitivo cuando Kevin pasó por encima de los objetos y cogió la foto de su galleta preferida. El estudiante respondió dándole una de estas galletas. El padre, la madre, su profesora, los ayudantes de la clase y el estudiante decidieron renunciar a los objetos y usar fotos en color, siempre que fuera posible, en estas situaciones de realizar elecciones. También decidieron proporcionar un variado número de opciones dependiendo del contexto y de lo que ellos querían ofrecerle. En la Figura 6.2 se muestra un ejemplo de Kevin usando su sistema de objetos.

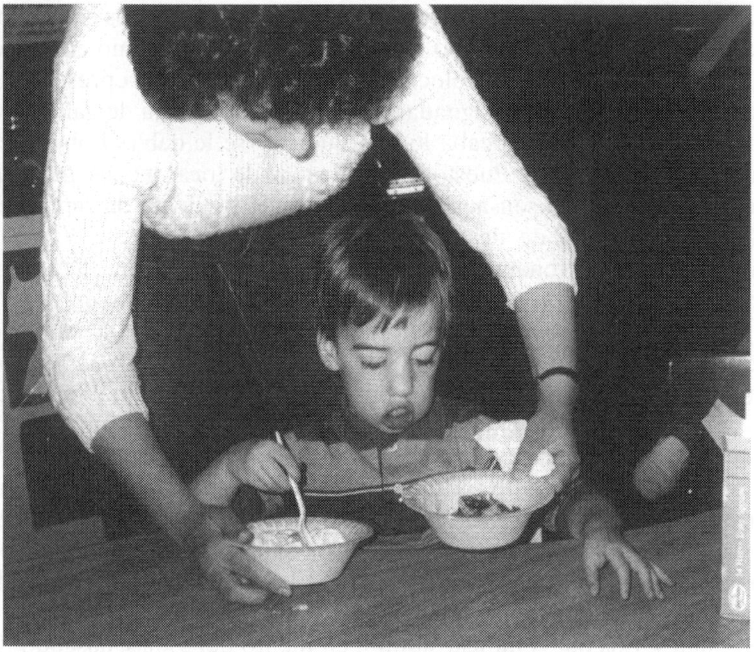

FIGURA 6.2. *Ejemplo de Kevin usando un sistema de objetos.*

Para asegurarse de que estaba realmente eligiendo de manera diferenciada, se le presentaron fotos de algo poco deseado junto con dos cosas deseadas. Una vez más, independientemente de la posición de las fotos, Kevin tocaba sólo aquello que prefería. Si el adulto respondía de forma incorrecta, verbalizaba «Iiii» y salía corriendo expresando su protesta y frustración. Después de una pausa del adulto, volvía y tocaba de nuevo aquello que prefería. Como desde el principio fue tan exacto con este sistema, no se recogieron datos con respecto al conocimiento de las relación entre el objeto y su foto. La Figura 6.3 muestra a la maestra dando a Kevin la foto que él había elegido después de una secuencia. A continuación, llevó la foto a la estantería en donde estaban guardados los cubos fotografiados y comenzó a jugar con ellos.

Como puede verse, para la presentación de fotos se usaba un formato poco tradicional. Kevin tiene deambulación y es bastante activo; por esto, un simple tablero de comunicación fijo no sería apropiado. Además, a la velocidad con la que está progresando en el uso de su sistema de comunicación es difícil diseñar, por el momento, un formato concreto. La maestra, la madre y el padre de Kevin han comentado que prefieren guardar en una caja de zapatos los archivos de las fotos elegidas, clasificadas según la actividad, cerca de la zona donde es probable que las necesiten. Aunque en la escuela el archivo está casi lleno, seguimos haciendo hincapié en encontrar suficientes fotos que representen aquello que Kevin pueda desear. A Kevin le encanta hojear un taco de fotos de unos 10 centímetros para elegir entre ellas y, a veces, lo hace sólo por entretenerse.

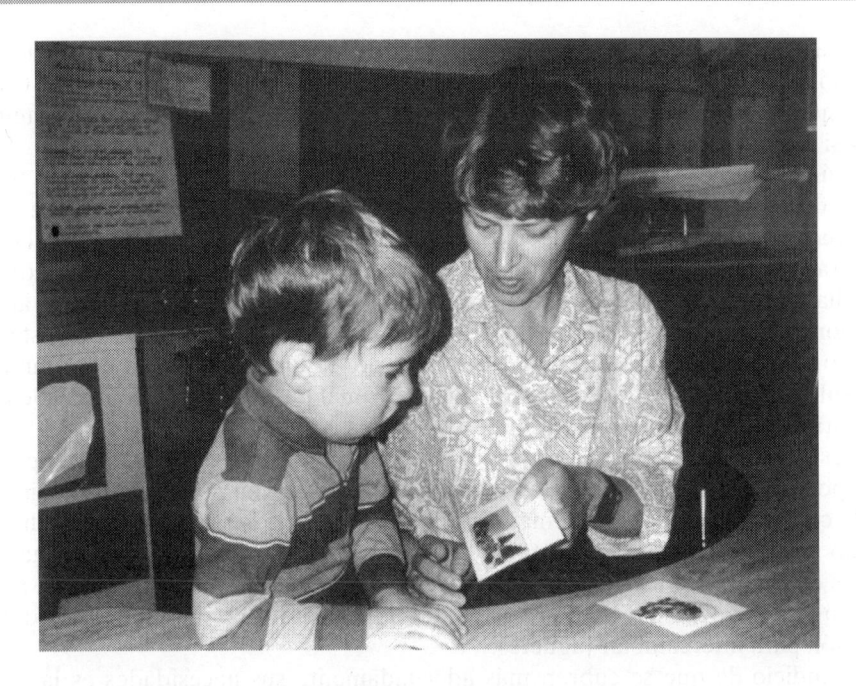

FIGURA 6.3. *Ejemplo de Kevin usando un sistema de fotos.*

Actualmente, el estudiante y la maestra están experimentando con elecciones de representaciones más abstractas. Hasta la fecha Kevin ha obtenido un 30% de aciertos emparejando dibujos de líneas negras sobre fondo blanco con los objetos que representan o con las fotos en color que está actualmente usando. Da la sensación de que en este momento las fotos en color son para él la forma de comunicación más eficaz.

Pregunta 3: ¿cuáles son las necesidades de vocabulario de Kevin en las interacciones diarias? ¿Qué palabras serían las más importantes con los interlocutores?

El vocabulario potencial fue recogido por los interlocutores adultos más frecuentes de Kevin. Cada uno confeccionó un horario de una jornada normal con él. Entre estos horarios había acontecimientos repetidos, como juego y aperitivo, que ocurrían frecuentemente con varios interlocutores. Cada uno estuvo de acuerdo en darle, al menos, una oportunidad para hacer elecciones durante estas actividades. Se les animó a buscar elecciones que pensaran que Kevin podría querer hacer y en las que no les importaba ceder el control. Después de esta descripción general ofrecida por la asesora y el consejo de «sé simple», la maestra, la madre y el padre comenzaron a confeccionar el vocabulario de fotos y a presentar las opciones. Como ya mencionamos, el número de fotos del vocabulario aumentó vertiginosamente, manteniéndose prácticamente al ritmo de las capacidades de Kevin. Además, los informes recientes de ambas partes indicaban que se le ofrecían muchas opciones a lo largo del día, limitadas sólo por el tiempo dedicado al trabajo de encontrar suficientes fotos. Cuando Kevin quiere alguna otra cosa que no está en las fotos, recurre a su viejo sistema de tocar, si es posible, aquello que desea.

La única cosa del vocabulario que muchos interlocutores echaron en falta fue una representación más aceptable de «no». Como ya dijimos, salía corriendo para protestar o rechazar un objeto. Se decidió que se le respondería únicamente cuando se apartara permaneciendo sentado en la silla. Se había observado que esta conducta precedía a la de salir corriendo. Se pusieron de acuerdo para decir: «¿No?, vale», en situaciones donde fueran posibles otras opciones. La implantación de este sistema se produjo a finales del curso escolar 1988-1989, por lo que hasta ahora no están claros los resultados. Se espera, no obstante, que esta señal pueda moldearse más adelante y transformarla en retirar el objeto.

Puesto que su vocabulario es tan diverso, la cuestión de seleccionar las palabras «más poderosas» es problemática. Todas las tarjetas sirven como medios significativos de comunicación con los demás. Sus compañeros y compañeras de clase han empezado a usar el sistema espontáneamente, imitando a menudo las entonaciones exactas de los ayudantes y de la maestra, especialmente durante el juego. La asesora observó dos episodios en los que los iguales utilizaron fotos como mecanismo de negociación para intercambiar juguetes.

Un indicio de que se cubren más adecuadamente sus necesidades es la notable reducción de sus manifestaciones de frustración. Como ya mencionamos, cuando un adulto respondía de forma incorrecta, Kevin salía corriendo aleteando con sus manos. Su padre, su madre y su maestra han notado mayor persistencia en sus elecciones, mostrando frustración sólo cuando se le prohíbe obtener aquello que elige. Este cambio es gratificante, ya que ahora su frustración se relaciona con el resultado de comunicar, en lugar de con el proceso de intentar comunicar. Esto es, sus interlocutores entienden claramente qué es lo que quiere, aunque no siempre pueden darle su elección. Antes, simplemente se esforzaban por comprender sus señales.

Pregunta 4: ¿puede integrarse el sistema en las numerosas interacciones sociales? ¿Se puede entrenar a todos los compañeros y compañeras de comunicación para utilizar el sistema?

Kevin tenía, tanto en casa como en la escuela o en la clínica universitaria, compañeros y compañeras de comunicación extremadamente cooperativos. Esto hizo posible una rápida integración del sistema de comunicación en muchas situaciones simultáneamente. Además, el sistema se prestaba fácilmente a ser comprendido por otros interlocutores. Después de tan sólo una breve descripción de cómo se realizaban las elecciones, los nuevos interlocutores, tales como el especialista de habla y lenguaje y otros miembros de la familia, han usado el sistema e interpretado iniciaciones y respuestas de manera bastante correcta. El único aspecto que requiere supervisión continuada por parte de la maestra es asegurarse de que estos nuevos interlocutores le proporcionen amplias oportunidades para realizar elecciones.

Retrospectivamente, el caso de Kevin se parece al de «Pollyanna»[1] —maestra entusiasta, padres entusiastas, facilidad del niño para aprender el sistema, junto con la perseverancia en la realización y el uso del sistema—, los ingredientes perfectos que se requieren cuando se comienza a implantar un sistema de comunicación aumentativa. En realidad, este caso es un buen ejemplo de cómo el peso del éxito de una intervención adecuada recae a menudo sobre los hombros de aquellos que están alrededor del niño más que sobre la «motivación» del mismo.

Es probable que Kevin esté motivado porque tiene un sistema que se corresponde con sus actuales habilidades y que le da poder para manipular a los demás. Podría fácilmente haber llegado a aburrirse, si las fotos se hubieran quedado limitadas en cuanto a su campo de acción, si fueran demasiado abstractas en su representación o no hubieran representado sus preferencias. Esta podría ser la explicación de por qué no había utilizado el sistema de signos tal y como se esperaba; el lenguaje de signos es un medio de representación sumamente abstracto. Las capacidades sensoriomotoras de Kevin indicaban que era más apropiado un sistema de símbolos icónico. De modo similar, podría haber parecido desmotivado si sus interlocutores hubieran utilizado las fotos solamente durante tareas educativas controladas (por ejemplo, el adulto empieza «¿Kevin, qué es esto?»; el adulto levanta un objeto y Kevin señala la foto. El adulto responde, «¡buen trabajo!»). Como se le permitía usar las fotos para hacer peticiones significativas (desde su punto de vista) dentro de rutinas que ocurrían de forma natural, Kevin aprendió rápidamente y parecía disfrutar con este nuevo modo de ejercer control.

Pregunta 5: ¿y después qué?

Para mantener este nivel de motivación es fundamental ser flexible en la ampliación del sistema de Kevin. Primero, no está claro el pronóstico para el lenguaje oral. La madre, que también padece este síndrome, tiene habla y lenguaje normales. En el caso de Kevin, el componente añadido de retraso mental hace que el pronóstico para el habla y el lenguaje sea más problemático. Puesto que es tan pequeño, debería continuarse en serio el esfuerzo para ampliar su repertorio de vocalizaciones y verbalizaciones en combinación con el sistema de fotos. Por ejemplo, si vocaliza mientras utiliza las fotos, el adulto puede interpretar la vocalización como si estuviera relacionada con la foto (por ejemplo, Kevin, «Iiii». Adulto, «si, pinchos»). La experiencia nos indica que si la comunicación oral llega a ser para él más funcional y eficaz, es probable que el uso del sistema aumentativo se desvanezca de manera gradual. Es también por este motivo por lo que no se eligió un dispositivo electrónico con habla sintetizada. El habla sintetizada interfiere con los esfuerzos de la persona para vocalizar o verbalizar, puesto que a menudo ambas ocurren simultáneamente.

Segundo, deben continuar los esfuerzos por asegurar que su sistema de comunicación refleja sus necesidades actuales. Cuando sea necesario, hay que añadir en el formato establecido nuevo vocabulario para nuevos interlocutores y rutinas. Por ejemplo, si Kevin está integrado en una clase normal de plástica, lo apropiado sería incluir

---

[1] «Pollyanna»: personaje de una novela de E. Porter *[N. del T.]*.

fotos relativas a las opciones para el proyecto de ese día. Al mismo tiempo, el equipo educativo le enseñará a usar dibujos de líneas más abstractos, para reemplazar gradualmente el catálogo de fotos. Este tipo de dibujos están disponibles comercialmente y son más fáciles de reducir de tamaño, lo cual permite realizar libros de comunicación con los dibujos organizados por «páginas de situaciones». Este sería un sistema de presentación más rápido que el de hojear archivos de fotos.

Cuando Kevin sea mayor, se podrían imprimir palabras en todas las fotos o dibujos, para animarle a usar un vocabulario de palabras visuales. Algunas de las fotos ya tienen palabras impresas sobre ellas; sin embargo, esto es más para los interlocutores que para Kevin. Las palabras escritas serían un medio de comunicación más eficaz si el habla sigue siendo no funcional y proporcionaría un vehículo fácil para utilizar ordenadores en la etapa escolar, en el caso de que no hayan sido ya introducidos.

Resumen

En resumen, se diseñó para Kevin un sistema de comunicación mediante fotos que estaba basado en su capacidad de usar fotos como representaciones simbólicas de objetos reales así como en sus preferencias por rutinas diarias manifestadas con anterioridad. Su capacidad para ser comprendido aumentó en relación directa al aumento de la capacidad de los interlocutores para identificar e interpretar sus señales.

RICKY

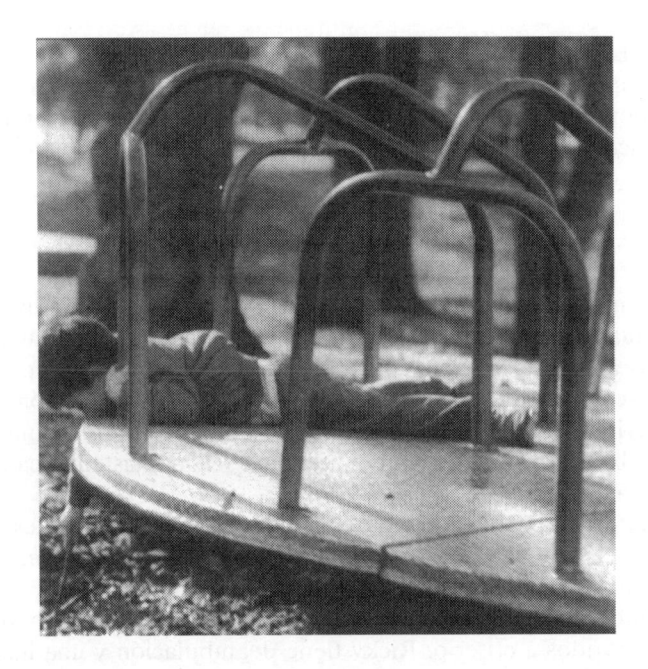

NOMBRE: Ricky
EDAD: 5 años, 7 meses
PROFESORA: Kathy
ASESORA: J. Johnson

Sistema

Se usó un sistema de objetos reales y alimentos para permitir la realización de elecciones específicas durante el tiempo del aperitivo y de la comida. Además, los adultos le proporcionaban más oportunidades de expresar sus preferencias en el contexto de otras actividades familiares.

Visión general

Ricky fue remitido a consulta por su maestra de preescolar, Kathy, que había realizado una evaluación no estandarizada de sus habilidades sociocomunicativas, que se comentará más adelante, y había solicitado ideas para hacer una programación en función de sus resultados. Ricky no tenía un sistema de comunicación reconocido por más de un interlocutor. Algunos pensaban que era apático en las interacciones porque no los miraba directamente. Kathy intentaba ser más sistemática en sus respuestas a las señales no verbales de Ricky.

La etiología de su problema es desconocida. Según los informes médicos, tiene daño cerebral y crisis epilépticas de tipo *grand mal* controladas con medicación. Su categoría educativa es de retraso en el desarrollo. Sus capacidades oscilan entre 9 y 18 meses en habilidades de autonomía, cognitivas, sociales y comunicativas según cuestionarios referidos a criterio. Ricky tiene deambulación y una habilidad motora fina y gruesa adecuada. Es no verbal y sus vocalizaciones no son frecuentes. Vive con su abuela y su padre.

Ricky fue sometido por primera vez a evaluación y recibió atención en un programa especial cuando tenía 2 años. Se le dio este servicio en una organización privada no lucrativa dedicada a bebés, niños y niñas con discapacidades. Fue entonces cuando se le detectó el retraso en todas las áreas de su desarrollo, excepto en habilidades motoras gruesas.

Ricky entró en la escuela pública a los 3 años. Durante el primer año de programa, la regulación de la medicación para las crisis daba lugar a conductas que demandaban mucho esfuerzo por parte del equipo de intervención. En concreto, se introducía la mano entera en la boca, provocándose arcadas y devolvía con frecuencia a lo largo del día, incluso cuando tomaba medicamentos para controlar las náuseas. Como es fácil suponer, el proceso de prevención y de limpieza llevaban bastante tiempo. Durante su segundo año en la escuela pública, se le cambió la medicación y desapareció esta conducta. En el momento de esta evaluación, Kathy informó de que Ricky había reanudado su conducta de provocarse arcadas sin el vómito. Ella pensaba que usaba esta conducta como protesta cuando se le impedía obtener algo que quería.

La programación educativa en la escuela pública se centró en la mejora de las habilidades sociales con iguales y adultos. Las observaciones retrospectivas revelaron que no buscaba interacciones próximas con ellos, aunque observaba las acciones de los demás cuando estaba a cierta distancia. Cuando estaba cerca de un interlocutor no hacía contacto ocular y apartaba claramente la mirada cuando se insistía en intentar conseguir su atención visual. Como ya comentamos, esto lo interpretaban sus interlocutores como apatía o rechazo. Desafortunadamente, se había pasado por alto un factor crucial: cuáles eran los patrones culturales de mirada apropiados para sus antecedentes indígenas americanos; pero esto no se descubrió hasta que se implantó un programa para mejorar la aversión a la mirada.

Su abuela confirmó las observaciones con respecto a la interacción. Comentó a la maestra que Ricky cogía los juguetes que acababan de dejar sus primos e imitaba las acciones que ellos habían hecho. Cuando los primos volvían, se retiraba y miraba. Este informe hizo que la maestra pensara que, después de todo, podría no ser apático con respecto a las interacciones.

El programa de Ricky también se centró en habilidades de autonomía, cognitivas, motricidad fina y comunicación. Comía con los dedos y bebía de una taza, pero cuando acababa colocaba la taza boca abajo sin mirar, derramando a menudo el líquido. No exploraba los objetos que se colocaban delante de él excepto para llevárselos a la boca. Esto requería que estuviera cerca de él un adulto cada vez que se le daban objetos. No jugaba con objetos pequeños, pero le encantaba desparramar pinchos y bloques fuera de sus recipientes por toda la habitación.

Según su maestra, la comunicación con él era difícil. La mayor parte de sus interlocutores eran capaces de interpretar las arcadas y el tumbarse en el suelo con los ojos cerrados como una protesta, y el intentar alcanzar algo como una petición; sin embargo, como muchos de los objetos que quería eran potencialmente peligrosos, a menudo se evitaba que los obtuviera. Era difícil para algunos mantener una actitud positiva hacia él. Muchos de sus compañeros y compañeras de comunicación expresaban frustración.

Evaluación

La evaluación siguió la misma técnica no estandarizada que se utilizó con Kevin, la primera historia de caso de este capítulo. Se examinó cómo comprendía Ricky los mensajes verbales de los demás y cuál era el contenido de los suyos elicitando respuestas a tareas piagetianas y observando los contextos en los que se expresaban los mensajes. Al mismo tiempo, se identificaron las formas de las señales existentes junto con las funciones que cumplían en situaciones particulares. Los datos obtenidos provienen de los registros de la maestra y de las observaciones hechas por la asesora después de que se había completado la evaluación.

Contenido

Se observaron muchas conductas similares a aquellas vistas en los estadios III y IV del Periodo Sensoriomotor de Piaget. A continuación, aparece una descripción de las habilidades en los dominios sensoriomotores pertinentes para el desarrollo del lenguaje (McLean & Snyder-McLean, 1978; Rice, 1984):

1. Relaciones con objetos — Ricky manipulaba los objetos brevemente con la boca y luego los dejaba caer sin examinarlos visualmente. Cuando se le impedía llevárselos a la boca, los manipulaba un poco más antes de dejarlos caer. Mostraba acciones diferenciadas solamente con objetos relacionados con la comida, como un biberón o una taza de juguete. El modo en que ponía la boca en presencia de estos objetos se ajustaba a la forma que tenían y a la forma de obtener comida de ellos. Por ejemplo, Ricky anticipaba la forma de la tetina del biberón de juguete frunciendo sus labios antes de succionar el biberón; en cambio, con la taza alzaba el labio inferior y sacaba la lengua. Estas acciones eran diferentes del modo en que colocaba la boca para otras cosas.
    Ricky tenía en cuenta las semejanzas entre algunos objetos. Utilizaba todo tipo de tazas para beber, usaba cucharas de todos los tamaños y, como ya se comentó, usaba el biberón de juguete como si fuera realmente de verdad. Esto indica la existencia de alguna flexibilidad en sus categorías relativas a objetos familiares relacionados con la comida. No respondía a las fotos como representaciones de objetos y a menudo se las llevaba a la boca.
2. Habilidades de medios-fines — Se observó que utilizaba medios directos para lograr metas no sociales. Cuando se le daba un interruptor adosado a un aparato de cintas de música, atendía más al movimiento del interruptor que al efecto creado. Cuando se le presentaba una cuerda unida de manera bastante obvia a un juguete que acababa de intentar alcanzar, se ponía a jugar con la cuerda. Estos hallazgos indicaban que su sistema de comunicación debía diseñarse para proporcionar resultados inmediatos relacionados directamente con el vocabulario demostrado.
3. Permanencia de objetos — Cuando repentinamente se cubría por completo un objeto de interés, lo destapaba. Esto indicaba que, al menos, poseía la capacidad de retener a corto plazo una imagen del objeto en su mente.
4. Imitación — Ricky imitaba las acciones de los demás cuando los movimientos se parecían, aunque no fueran exactos, a algo que él ya sabía hacer. Si la acción era completamente nueva, no respondía. Esto era un indicador importante de su capacidad para prestar atención a otros individuos del entorno y la flexibilidad de sus esquemas motores.

Conclusiones. Se interpretaron los datos de Contenido en función de sus implicaciones para aumentar la comunicación. Parecía que Ricky era capaz de observar las similitudes entre algunos objetos, emplear medios directos para lograr metas y mantener una imagen en mente durante un breve periodo, cuando el referente se cubría completamente de manera repentina. No reconocía fotos como representaciones de objetos. Estos factores indicaban que era necesario recurrir a un sistema de comunicación basado en objetos.

Formas y uso

Las técnicas de elicitación resumidas por Wetherby y Prizant (1989) y los métodos de observación comentados en el Capítulo 3 permitieron comprender mejor la carencia de respuesta a las instrucciones. Además se hizo evidente la existencia de una serie de formas y funciones más compleja que las esperadas por aquellos que le conocían bien.

1. Lenguaje receptivo — La maestra y la asesora no estaban convencidas de que Ricky fuera capaz de responder al lenguaje hablado que se le dirigía. A lo largo de dos semanas, se le presentaron variaciones sistemáticas de claves verbales con apoyo gestual y sin él, en el curso de actividades familiares.

   Dándole solamente emisiones verbales de una palabra, como «no», «arriba» y «beber», sin gestos o claves de objeto, no respondía. Cuando se añadían gestos o cuando el objeto estaba presente, respondía apropiadamente. Por ejemplo, cuando Ricky quería volcar un cajón de pinchos y el ayudante decía «No», él persistía. Cuando le sujetaba el brazo de tal manera que no podía tocar el cajón, hacía un sonido de «pedorreta» (sacando la lengua a través de los labios mientras soplaba). Aunque esta carencia de respuesta a palabras de prohibición no es una conducta rara en un niño de preescolar, también ocurría de forma sistemática con otras palabras familiares. Cuando la maestra decía «¿Beber?» sin una taza presente, no se paraba ni respondía. En cambio, si tenía una taza con agua, Ricky inmediatamente cogía la taza y bebía su contenido.

2. Habilidades expresivas — Se utilizó el Formulario de Evaluación de Forma y Uso (ver Apéndice A.7 para un formulario en blanco) para recoger información sobre las formas y funciones de la comunicación de Ricky. En la Figura 6.4 se expone una muestra de los datos registrados.

   Como puede verse, las formas que Ricky utiliza para las funciones de petición son intentar alcanzar objetos, llevar a los adultos hacia aquello que quiere y dar palmas cuando se le niega algo. Estas conductas se repetían durante el aperitivo, al menos hasta que había tomado varias galletas y una taza de agua. Mostraba protesta o rechazo echándose en el suelo con los ojos cerrados, apartando objetos empujándolos o emitiendo una «pedorreta». Su abuela comentó que estas señales eran las mismas que usaba en casa. Kathy apuntó que también se metía la mano entera en la boca cuando se le impedía realizar una actividad. Sin embargo, no todos sus compañeros y compañeras de comunicación interpretaban las señales de este modo. A raíz de esto, había una marcada incoherencia en las respuestas de los adultos y los iguales a los intentos de comunicación de Ricky.

   Usando el formato de Wetherby y Prizant (1989) para examinar las intenciones comunicativas (ver Capítulos 2 y 3), se vio claro que la mayor parte de las formas de Ricky se usaban para la regulación conductual. Sólo tenía una forma para la interacción social, que consistía en vocalizar y mirar brevemente a los demás desde cierta distancia. No utilizaba sus señales para mantener la atención compartida, tal como la definen Wetherby y Prizant (1989).

3. Intencionalidad e interacción social — Estaba claro que tenía intencionalidad al intentar manipular a los demás a través de sus señales comunicativas y que muchas de estas señales tenían éxito y obtenían el resultado deseado.

   Las interacciones sociales se entremezclaban frecuentemente con episodios de retirada de la mirada cuando estaba en estrecha proximidad con otros.

Formulario de evaluación de forma y uso

Nombre del alumno: <u>Ricky</u>
Observador: <u>Johnson</u>   Fecha: <u>abril, 1989</u>

Contexto	Interlocutor	Señal del niño	Respuesta del interlocutor	Función del discurso	Función Pragmática
Hora del aperitivo: galleta y bebida en una bandeja	Kathy	Intenta coger una galleta	«¿Galleta? De acuerdo»	Iniciación	Petición de alimento
Kathy mete la mano en la bolsa para coger otra galleta		Se aproxima a Kathy, aplaude	«¿Más? ¿Más galletas?»	Mantenimiento	Petición de alimento
Kathy le da a Ricky una taza en lugar de una galleta		Retira la taza, intenta coger la galleta	«No quieres beber. De acuerdo»	Mantenimiento	Protesta y petición
Hora de juego:	Ayudante	Coge la mano del ayudante y le lleva al fregadero	«¿Qué? ¿Quieres beber?»	Iniciación	Petición de bebida
«No, ahora no hay bebida...»		Frambuesa	«¡Bien!»	Mantenimiento	Reconocimiento y/o protesta
«No, no puedes beber»		Se tumba en el suelo y cierra los ojos	Le ignora	Terminación	Protesta
Tiempo de juego:	Compañero	Mira al compañero al otro lado de la habitación y vocaliza «Uuuhhh»	Ninguna	Intento de iniciación	Llamada

FIGURA 6.4. *Muestra de datos de forma y uso de Ricky. (Funciones del discurso determinadas a partir de la señal del niño: iniciación, mantenimiento, terminación, restablecimiento de la conversación; funciones pragmáticas determinadas a partir de la conducta gestual del niño: petición de objeto o acción, protesta, petición de permiso, exhibición, llamada, petición de permiso, reconocimiento, comentario, petición de información, clarificación [véase Wetherby y Prizant, 1989, o Capítulo 2 para una definición de estos términos].)*

Esto provocaba que sus interlocutores insistieran y se pusieran más cerca intentando conseguir su atención visual. Cuando finalmente el interlocutor se apartaba un poco, se observaba que Ricky lanzaba una mirada fugaz al individuo. En el momento de la evaluación inicial, la razón de esta conducta no estaba clara y se pensaba que era idiosincrásica.

Evaluación de la planificación del sistema de comunicación

Con respecto a las capacidades de Ricky relacionadas con el uso de un sistema de comunicación se plantean y comentan a continuación seis preguntas:

Pregunta 1: ¿qué formas simbólicas deberían usarse para el sistema de comunicación de Ricky?

Se decidió que podían utilizarse objetos reales, una forma simbólica que ya comprendía, para realizar elecciones en situaciones estructuradas, como el aperitivo. Puesto que Ricky no reconocía las fotos como representaciones, no se consideraron éstas como una posible forma simbólica para su sistema de comunicación. La Figura 6.5 muestra a la maestra utilizando el sistema durante el aperitivo, proponiendo una elección entre un alimento y una bebida.

Pregunta 2: ¿qué conductas deberían utilizarse con estas formas simbólicas y qué funciones deberían desempeñar?

La maestra y los ayudantes estaban de acuerdo en dejarle que obtuviera los objetos que tocaba, dándole los que no fueran peligrosos. En otras palabras, intentar alcanzar un objeto, como se muestra en la figura 6.5, constituía una señal de petición.

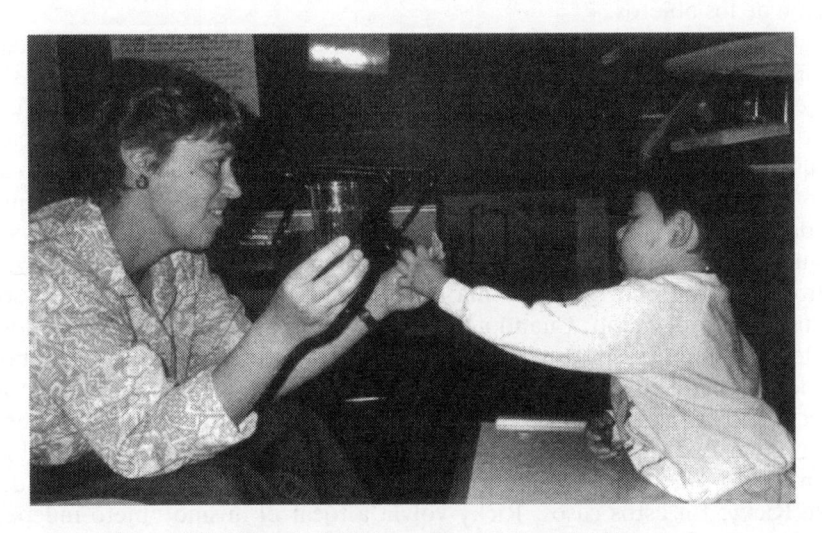

FIGURA 6.5. *Ejemplo de Ricky usando su sistema de objetos reales.*

Apartar un objeto, otra señal existente, podría interpretarse como un rechazo del mismo. Las vocalizaciones a distancia se aceptaban como intentos de llamar la atención durante el juego y el recreo. El contexto para responder a esta última señal se especificó de tal manera que Ricky llegase a aprender a asignar significado a esta señal fortuita e infrecuente. Cuando vocalizaba, el adulto más cercano se acercaba diciendo, «¿Sí?».

Esperábamos poder llegar a sustituir el rechazo por formas más convencionales y educadas. Puesto que era capaz de apartar objetos, se podría moldear un gesto en el que la palma de la mano se extendiera hacia su interlocutor para decir «ya».

Sin embargo, el primer curso escolar terminó antes de que pudieran ponerse en marcha estos intentos.

Resumiendo, las formas simbólicas, las formas conductuales y las funciones para el sistema de comunicación de Ricky se tomaron de sus habilidades existentes. Se identificaron las formas y el personal de la escuela les asignó un valor comunicativo en situaciones específicas. Nuestra preocupación principal en la implantación de este sistema era unificar las respuestas de los compañeros y compañeras de comunicación, más que cambiar o desvanecer las señales para crear otras formas.

Pregunta 3: ¿qué formato debería utilizarse para presentar las opciones?

Se utilizó un formato de elección de dos elementos en situaciones estructuradas. Las opciones se colocaban enfrente de Ricky a derecha e izquierda. La presentación de más de dos opciones daba como resultado señales poco claras. Por ejemplo, presentando una taza de agua, una pasta y una galleta salada, Ricky movía su mano de un objeto al siguiente sin pararse en ninguno. Si se le presentaban solamente dos objetos, intentaba alcanzar sólo uno. Este patrón era evidente independientemente de la posición de los objetos.

En situaciones no estructuradas, como el tiempo de juego en clase, la maestra y los auxiliares estaban de acuerdo en que, como ya se hacía, un adulto le siguiese cuando caminara por la clase. Cuando se parara cerca de una estantería de juguetes, el adulto le proporcionaría la oportunidad de elegir entre dos juguetes seleccionados entre aquellos que se le podían permitir y colocando uno a su derecha y otro a su izquierda. Esto proporcionaba a Ricky más oportunidades para elegir de las que se le habían dado anteriormente.

El guión para hacer las elecciones era prácticamente el mismo cada vez. El interlocutor decía «¿Beber?» y sostenía una taza con agua, y «¿Galleta?» y sostenía la galleta en la otra mano. Cuando Ricky intentaba alcanzar uno de los dos objetos, se le daba mientras que se decía el nombre del mismo (p.ej., «galleta») con entonación descendente. La posición de las opciones se variaba de manera aleatoria para verificar las preferencias y para asegurarse de que sus elecciones no se basaban exclusivamente en la localización. A veces el interlocutor cambiaba la posición de las opciones y preguntaba una segunda vez antes de responder a la señal de Ricky. En estos casos, Ricky volvía a tocar el mismo objeto independientemente de su posición. Si el interlocutor continuaba reteniendo la comida, Ricky bajaba su mano, hacía una «pedorreta» y luego intentaba alcanzar el objeto de nuevo.

El mayor cambio en el sistema de comunicación afectaba al formato en el que las señales de Ricky se respondían o elicitaban. Las sugerencias para cambiar el formato proporcionaron un marco para ayudar a sus interlocutores de la escuela a comprender y responder a sus señales.

Pregunta 4: ¿cómo se pueden interpretar las señales existentes de manera sistemática y coherente?

Para establecer la coherencia más allá de los cambios en el formato ya mencionado se eligieron tres procedimientos, entrenamiento directo, registro y proporcionar más oportunidades para realizar elecciones. La maestra se encargó de entrenar directamente a los compañeros y compañeras de comunicación en la escuela, entrenó también a los ayudantes y ayudó al equipo a reconocer y responder a las señales de Ricky de manera sistemática. Ella modelaba el formato de presentación y la respuesta apropiada en las actividades programadas. También organizó la co-instrucción con otro personal mientras que se familiarizaban con el sistema. La maestra y el especialista en trastornos de comunicación trabajaron directamente con Ricky durante el aperitivo. Los ayudantes de clase trabajaban con él en otras actividades como tiempo de juego, recreo y plástica.

El registro de los progresos se llevaba a cabo mediante observación directa. Cuando Ricky utilizaba una de las señales reconocidas, se anotaba la respuesta del interlocutor. Los datos registrados por la asesora al comienzo de la intervención indicaron que los ayudantes respondían a las señales de petición el 20% de las veces. En ese momento, sus interacciones consistían principalmente en evitar que tocara o cogiera objetos peligrosos. Aunque reconocían su señal como una petición, no permitían que dicha señal funcionara como petición de ese objeto, lo cual hacía que, desde la perspectiva de Ricky, el efecto de su señal era, a veces, la desaparición de los objetos deseables. Después de que la maestra aclarase cuáles eran las señales y las funciones que desempeñaban y después de identificar qué oportunidades había de realizar elecciones en cada una de las rutinas, los ayudantes respondían a las peticiones de Ricky el 94% de las veces.

Este cambio se debe en gran parte al incremento en el número de oportunidades de elección apropiada proporcionadas por los ayudantes. Antes de la intervención, los ayudantes proporcionaban dos oportunidades de elección durante una sesión de dos horas. Dos meses después, proporcionaban 16 oportunidades en diferentes contextos durante una sesión de dos horas. Al mismo tiempo, continuaban impidiendo que Ricky cogiera objetos que fueran peligrosos.

Un efecto de esta técnica de intervención fue la disminución del número de protestas. Previamente a la implantación del sistema de comunicación, se observaban 26 episodios de señal de protesta en una sesión de dos horas. Dos meses después, las protestas de Ricky habían disminuido a 8 episodios en dos horas, ante actividades prácticamente iguales. Esto ilustra cómo la manipulación indirecta del entorno en que se produce una conducta no deseada puede afectar a la conducta en sí; lo cual significa que a menudo los esfuerzos de la intervención necesitan centrarse en las conductas de los interlocutores más que en las conductas del niño.

Pregunta 5: ¿cómo puede diseñarse el programa para que el lenguaje se proporcione de modo que Ricky pueda comprenderlo con facilidad?

Puesto que los datos de evaluación indicaban que había una dependencia de los gestos que acompañaban a la verbalización, se estuvo de acuerdo en que el lenguaje verbal necesitaba ser repetitivo, simplificado y apoyado por gestos. Se plantearon dos enfoques para la implantación del sistema. Primero, la asesora sugirió que todos los interlocutores marcaran las partes relevantes de la rutina mediante el uso de la misma palabra. Se esperaba que este procedimiento ayudase a Ricky a establecer la correspondencia entre las palabras y su significado. Por ejemplo, se recomendó que, cuando se acabase una actividad se usaran las palabras «Se acabó» y el signo «ACABADO». La asesora les enseñó esto a los ayudantes en una actividad de plástica y la maestra registraba a lo largo de todo el periodo estas interacciones. Después de repetir esta enseñanza puede que Ricky comience a comprender esta señal y pase a una actividad nueva con menos ayuda.

La segunda técnica consistía en que los adultos simplificaran su lenguaje y utilizaran gestos hacia los objetos reales como apoyo. Muchos de los adultos en el entorno de Ricky usaban frases largas cuando hablaban con él. La razón podía ser que no tuvieran conciencia de sus necesidades o incluso que creyeran que su manera de hablar era irrelevante dada la carencia de comprensión de Ricky. Durante la evaluación se notó un marcado aumento de las conductas contingentes cuando se utilizaba un lenguaje simplificado acompañado de gestos. De nuevo, la asesora y la maestra fueron las que modelaron este tipo de lenguaje.

Finalmente, se diseñaron vídeos para mostrar el cambio en su respuesta cuando se daba un lenguaje simplificado en lugar de complejo. Estos vídeos capacitarían a otros adultos para aprender sobre las capacidades de Ricky y sobre los formatos para aumentar su nivel de actuación.

Pregunta 6: ¿cómo se pueden fomentar las interacciones sociales?

Esta pregunta ya recibió respuesta parcialmente al aumentar el número de respuestas a las señales de Ricky y sus oportunidades de hacer elecciones. Los patrones de contacto ocular, sin embargo, seguían siendo una preocupación para muchos de sus interlocutores de la escuela. Ricky apartaba la mirada cuando estaba en estrecha proximidad con otros, prestaba atención a sus compañeros y a los adultos a distancia y hacía un breve contacto ocular cuando el adulto se retiraba de una interacción cercana. Sus compañeros y compañeras de clase decían: «Le da igual». Los adultos a veces pensaban que les estaba ignorando a propósito.

Al principio, el equipo decidió intervenir sobre esta conducta para fomentar lo que se consideraba un patrón de contacto visual «más convencional». La técnica consistía en mantener más distancia cuando se trabajaba con Ricky de manera individual, moldeando una mirada alternativa entre el objeto y el adulto. Esto se llevaba a cabo, por ejemplo, presentando opciones de comida y, cuando miraba a una, se llevaba esa opción más cerca de los ojos del adulto diciendo «¿Este?». Nos parecía que este procedimiento sería menos intrusivo y más natural que una clave del tipo «Mírame».

Sin embargo, esta intervención se interrumpió rápidamente al darnos cuenta de su origen cultural. Ricky es miembro de una tribu de indígenas americanos del noroeste y su familia practicaba muchos de los patrones de interacción típicos de su cultura, entre los cuales estaba la ausencia de contacto ocular directo y la evitación de una proximidad física demasiado estrecha, particularmente con gente en una posición de autoridad. Después del debate con respecto a la intervención del «contacto ocular», la maestra señaló que la abuela y el padre utilizaban estos patrones durante las reuniones. Enseñar a Ricky a usar un gesto que es convencional para otras culturas es inapropiado, falto de sensibilidad y provoca un sesgo cultural en la evaluación y la intervención. En vez de esto, se hicieron esfuerzos por educar a sus interlocutores, tanto adultos como iguales, sobre el significado de esta conducta una vez que comprendimos nuestro error de interpretación. Se difundió esta información con el ánimo de aumentar la sensibilidad de los demás con respecto a los sesgos culturales que puedan existir en los equipos de educación.

Direcciones futuras

El siguiente paso para Ricky puede ser introducir un sistema de objetos, que funcione de tal modo que el objeto que toque sea una réplica de aquel que reciba. Se podría pegar con velcro una taza vacía y una galleta de plástico en un tablero pequeño o colocarlas en una carpeta de anillas más manejable de 8 por 13 cm. Tocar uno de estos elementos se reconocerá como una señal para pedir el objeto real. Este sistema se implantará si continúa realizando elecciones claras utilizando su sistema actual con su nueva maestra en la escuela infantil.

Debe seguir manteniéndose como objetivo prioritario que haya coherencia entre el estímulo y la respuesta de sus compañeros y compañeras de comunicación. Se asignó a su nueva maestra la tarea de enseñar a los interlocutores y de coordinar los esfuerzos. Ambas maestras trabajaron conjuntamente para poder traspasar este papel de una a la otra.

En el caso de Ricky, la participación del hogar era mínima; su abuela estaba dispuesta a que la maestra intentara cualquier sistema en la escuela, pero el sistema que él y su abuela habían desarrollado en casa seguía siendo el mismo. El sistema de casa era parecido al implantado en la escuela; sin embargo, si ocurriesen cambios hacia un nivel más simbólico, como el uso de un tablero de objetos, este nuevo sistema se desarrollará exclusivamente en el ámbito escolar. Muchos padres y madres se sienten aliviados al encontrar un sistema que funciona y son reacios a abandonarlo. Un vídeo de Ricky utilizando con éxito una nueva serie de sistemas de símbolos podría servir para convencer a la abuela para probar el nuevo sistema en casa.

Finalmente, realizar observaciones de Ricky en el hogar con sus primos y otros familiares permitiría al personal de la escuela aprender más acerca de los patrones de mirada mencionados. Puesto que se dispone de poca información específica sobre estas prácticas, las observaciones personales y las entrevistas son probablemente el mejor camino para determinar si está usando un patrón culturalmente adecuado de atención visual o tiene patrones idiosincrásicos.

Resumen

El sistema de comunicación de Ricky consiste en utilizar diversas formas conductuales ya existentes con objetos familiares para ejecutar funciones que ya están en su repertorio. El énfasis recae en la identificación de estas señales por sus interlocutores y en ofrecer oportunidades de elecciones adicionales a lo largo del día.

Capítulo 7
FACTORES RELEVANTES EN LOS SISTEMAS UTILIZADOS CON NIÑOS Y NIÑAS DE PRIMARIA

Durante los años de la etapa primaria se hacen relevantes un número de factores que influyen en la selección final y el uso de un sistema de comunicación. Estos factores son: la edad del alumno o alumna, su potencial de aprendizaje, los años que le quedan en los servicios educativos y el papel que desempeñen el padre, la madre o los cuidadores en su vida. Estos factores influyen significativamente en el diseño de un sistema de comunicación cuando un usuario entra en la escuela primaria o la deja para pasar al nivel siguiente. La consideración de estos factores puede ayudar a los profesionales de la práctica a negociar las preferencias de todas las personas implicadas y llegar a los compromisos necesarios a la hora de diseñar el sistema.

Los casos siguientes incluyen alumnado de primaria. Kyle es el más joven, está en el primer curso de primaria, mientras que Jodi es la mayor, en el último año de primaria. Asisten a una escuela pública normal y viven con su familia natural. Estos factores se tuvieron en cuenta a la hora de la selección del sistema y se implantaron de la manera siguiente.

Cada uno de ellos residía en su casa con su familia natural y la expectativa era que continuara haciéndolo hasta los 21 años. Por lo tanto las preferencias y limitaciones que su familia expresaba se incorporaban en la mayor medida posible. Por ejemplo, el sistema de Kyle se decidió intentando alcanzar un acuerdo entre las preferencias de la maestra por objetos reales y las preferencias de la familia por fotos y palabras. Los sistemas de Matu y Jodi no se utilizaron en el hogar hasta que se observó la capacidad de usarlos independientemente en la escuela; sin embargo, se incorporaron al sistema las peticiones y preferencias del padre y de la madre. Más tarde, cuando estas personas pasen a situaciones de vida diferentes, las preferencias de otros cuidadores además de las de los padres influirán en su sistema de comunicación.

En este momento les quedan entre 8 y 14 años de servicios educativos antes de alcanzar los 21 años. La posibilidad de empezar con un sistema de comunicación diseñado para reflejar sus capacidades cognitivas y circunstancias ambientales actuales y después cambiar a un sistema más abstracto y formal es bastante alta. Por tanto, los sistemas presentes reflejan las capacidades actuales en un grado mucho más alto de lo que ocurriría si este alumnado fueran adolescentes o adultos.

KYLE

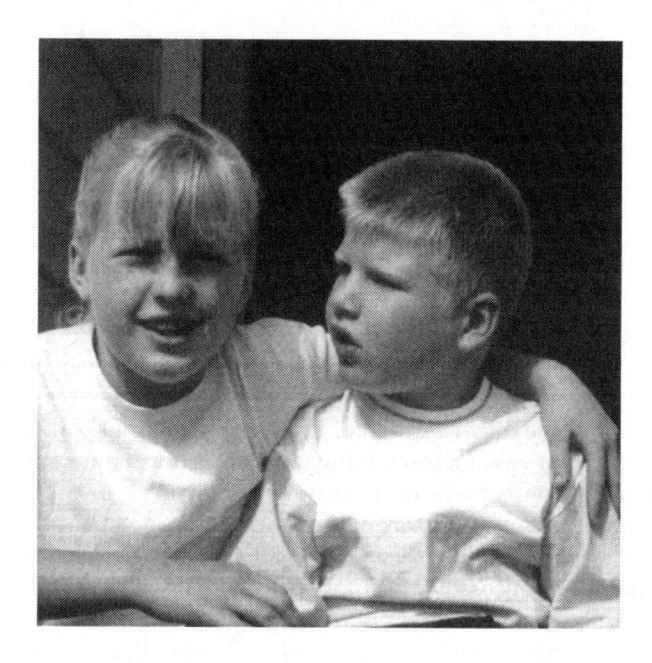

NOMBRE: Kyle
EDAD: 7 años
PROFESORA: Mary Moreau
ASESORAS: Diane Baumgart
            Carolynn Leavitt

Sistema

Kyle utilizó una agenda de comunicación y un sistema de horario diario. En ambos sistemas de comunicación se utilizaron objetos en miniatura para representar personas, objetos, lugares y actividades.

Visión general

Kyle reside con su familia en un pueblo de 290 habitantes. Tuvo un desarrollo normal hasta que contrajo una meningitis espinal a la edad de 6 meses. Después de su enfermedad, se le diagnosticó retraso mental en un nivel entre severo y profundo y un trastorno epiléptico. De vez en cuando, sus crisis eran difíciles de controlar con medicación. Kyle recibió servicios educativos desde que tenía un año, primero en el Centro *Child Development* y después en un centro de desarrollo preescolar de la Universidad. Kyle se trasladaba a estos centros, que estaban a unos 80 kilómetros de su casa. A los 5 años empezó a recibir servicios de educación especial y asistió a la escuela infantil de su pueblo. Actualmente continúa recibiendo servicios de educación especial y está integrado con sus iguales en el primer curso y en las clases de educación física, plástica, música y biblioteca. A continuación se presenta un esbozo de su perfil evolutivo.

Datos de los informes escolares

Los informes escolares de Kyle contienen datos acerca de su nivel en cognición, habilidades motoras, visión y audición, habla y lenguaje y conducta.

Cognición

Las anteriores evaluaciones indicaban que el nivel cognitivo de Kyle estaba en los 18-24 meses en las siguientes áreas: resolución de problemas, imitación vocálica y motora, diferenciación de objetos, permanencia del objeto, discriminación visual, prelectura y habilidades de cálculo.

En las habilidades de resolución de problemas Kyle reproduce acciones con juguetes simples, llama a un adulto para acciones específicas (p.ej., abrazos, comer, beber) y continúa usando dos o más estrategias para obtener un objeto deseado (p.ej., subirse a las sillas, mover obstáculos). Los informes anecdóticos de su actual maestra, de los ayudantes, del padre y de la madre indicaban que tiene capacidad para el reconocimiento visual de palabras y la discriminación visual de fotos.

Habilidades motoras

Kyle puede desenvolverse con facilidad entre objetos diferentes de su entorno usando una forma de caminar en que primero apoya el talón y después la punta. Puede andar sobre una barra de equilibrio con ayuda, saltar sobre ambos pies y mantenerse en equilibrio sobre un pie durante cinco segundos. Sube escaleras alternando los pies del derecho al izquierdo; sin embargo, debido a las crisis, se le supervisa en las escaleras y en el patio. Puede lanzar un balón a lo alto pero no a un objetivo o a una persona. No se pone en cuclillas en situación de juego o para recuperar algo. Evolutivamente, las capacidades motoras gruesas de Kyle están entre los 3-4 años de edad en equilibrio dinámico, entre 2-3 años en equilibrio estático y aproximadamente en 10 meses en habilidades motoras gruesas de las extremidades superiores.

Las habilidades motoras finas abarcan un amplio rango de movimientos con ambos brazos y manos. Utiliza una pinza inferior o superior para agarrar objetos de varios tamaños. Coloca y deja objetos en una superficie amplia y coloca objetos en los recipientes. No sabe abrocharse los botones ni usar una cremallera. Puede usar un tenedor para pinchar la comida y una cuchara para cogerla, en ambos casos con un 50% de eficacia. La evaluación previa indicaba que evolutivamente las capacidades motoras finas de Kyle se situaban entre los 9-12 meses. Actualmente su capacidad está aproximadamente entre los 24-30 meses.

Visión y audición

No se ha llevado a cabo un examen de visión, pero no se sospecha que haya problemas serios al respecto. Se planificó un examen de la audición pero no se completó en el intervalo de tiempo de esta historia de caso.

Habla y lenguaje

Kyle dice unas pocas palabras, como «Eh, hola», «Bien, ven aquí» y «No». También canta algunas canciones, como «Cumpleaños Feliz» y «Brilla, Brilla, Estrellita». Otras vocalizaciones son incomprensibles para la maestra, el padre o la madre pero las utiliza con entonaciones muy variadas.

Las evaluaciones anteriores indicaron que Kyle se comunica para saludar, para obtener objetos o atención y para terminar o rechazar una actividad. Previamente se informó de que Kyle signaba las siguientes palabras con alguna ayuda física: «querer», «más», «comer», «beber», «ir» y «abrir». Actualmente signa «comer» y «más» espontáneamente aunque en raras ocasiones, pero todavía necesita ayuda física para signar «querer», «beber», «ir» y «abrir».

Conducta

Kyle responde bien a la alabanza y a las expresiones de ánimo e intenta agradar a las personas significativas. Cuando se frustraba en los intentos para obtener un objeto deseado o por la dificultad de una tarea, reaccionaba pegando, arañando, dando patadas o mordiendo.

Evaluación para planificar el sistema de comunicación

Antes de diseñar o implantar un sistema alternativo fueron necesarias varias evaluaciones adicionales para diseñar un sistema individualizado. A continuación se describen estas cuestiones, los procedimientos de evaluación y las conclusiones.

Pregunta 1: ¿cuáles son las capacidades cognitivas de Kyle?

Los informes de los padres y de las maestras diferían ampliamente de las evaluaciones recogidas. Se daban ejemplos de sus capacidades que indicaban que era capaz de asociar fotos con palabras impresas y de hacer claramente discriminaciones visuales complejas. Las evaluaciones en su historial indicaban que era incapaz de realizar discriminaciones simples o de responder a demandas de tres palabras. La cuestión que nos preocupaba era si estas diferencias entre los informes verbales y los escritos eran debidas a las diferencias de percepción entre observadores distintos o si el nivel de sus capacidades realmente variaba a veces.

Evaluaciones. Se llevaron a cabo evaluaciones sobre permanencia del objeto, habilidades de asociación y discriminación visual. Las evaluaciones se completaron durante un periodo de cuatro meses a través de observaciones informales y situaciones formales de prueba. La evaluación de la permanencia del objeto consistió en desplazamientos visibles e invisibles de objetos deseados, como comida y juguetes, llevándose a cabo tanto en casa como en la escuela. El desplazamiento visible se evaluó formalmente mostrándole un juguete deseado o algo de comida que se escondía luego bajo una tela. Kyle miraba cuando el objeto se sacaba de debajo de la tela y se escondía bajo otra. El desplazamiento invisible se llevó a cabo de la misma manera; sin embargo, no miraba cuando el objeto se escondía bajo la segunda tela.

Se recogieron datos de evaluación informal de forma anecdótica pidiendo a los adultos que pusieran algo que le gustara en diferentes lugares y observaran si lo buscaba o no. Por ejemplo, su madre cambiaba el queso del compartimento habitual del frigorífico poniéndolo en una balda superior donde estaba oculto a la vista.

La asociación se evaluó con juguetes familiares o comidas favoritas. Se colocaban dos objetos visibles a cada lado de Kyle. Se le enseñaba una foto, un objeto en miniatura o un objeto de tamaño real similar a uno de los dos objetos. Luego se le decía «Encuentra uno como éste». Los objetos fueron colocados en varias disposiciones, a derecha e izquierda de la línea media y en el centro. Se llevaron a cabo pruebas similares durante las rutinas normales con elementos familiares tanto de alta como de baja preferencia. Por ejemplo, se le enseñaba en la comida un trozo de queso y se le pedía que encontrara lo mismo en su bandeja de comida cuando había presentes otras cosas.

Resultados. Kyle localizó los objetos desplazados visible e invisiblemente con una precisión del 100% (es decir, 20 ensayos, durante las situaciones formales de prueba, buscándolos cuando estaban en sus lugares habituales o fuera de ellos). Durante las situaciones de prueba asoció objetos correctamente con una precisión del 54% (es decir, 39 ensayos), fotos con objetos con una precisión del 59% (es decir, 34 ensayos) y miniaturas con objetos con una precisión del 62% (es decir, 45 ensayos). Durante las rutinas normales emparejó dos objetos familiares en sus lugares habituales con el 75% de precisión. Los objetos utilizados eran trozos de queso y una radio. Los resultados indicaron que Kyle tenía mejor rendimiento en determinados días. Se pensó que estos cambios eran debidos a una disminución ocasional de las crisis. Los resultados de tareas aparentemente más difíciles como emparejar fotos con palabras impresas lo observaron las asesoras. Esto confirmó que las respuestas correctas de Kyle en tareas más difíciles eran debidas a la colocación inadvertida de los estímulos correctos más cerca de él o en su lado izquierdo. Cuando se corrigió este factor, presentando al azar fotos, objetos y palabras fue incapaz de realizar con precisión esta tarea. Se menciona aquí esta información para resaltar tanto la importancia de evaluar la preferencia manual, como de asegurarse de que los materiales se presenten al azar.

Conclusiones. Se estimaba que el nivel cognitivo de Kyle se situaba en los 12-24 meses. Este nivel de capacidad se caracteriza por una dependencia del contexto y de claves verbales y gestuales para comprender el entorno. Normalmente los símbolos abstractos del lenguaje no se comprenden fácilmente.

Pregunta 2: ¿qué funciones pragmáticas muestra en situaciones familiares y en rutinas y cuáles son sus capacidades de comunicación receptiva?

Evaluación. Se observó a Kyle a través de rutinas familiares para determinar qué tipos de gestos, vocalizaciones y otras conductas utilizaba para comunicarse. Fue observado por una de las asesoras y un ayudante de clase durante 7 días de noviembre a febrero. Los observadores registraban la hora, el lugar y la frecuencia de las intenciones comunicativas. Se hizo un registro de estas intenciones y se categorizaron en seis áreas comunicativas principales: hace una petición o pregunta; da una respuesta o responde a una pregunta o a una petición; describe acontecimientos o aspectos de su entorno; expresa hechos, creencias, actitudes o emociones; intenta establecer, establece o mantiene contacto interpersonal o interacción; e intenta entretener a los demás. Estas categorías son variantes de las usadas por Dore (1974, 1975). En el Apéndice (ver Apéndice A.8, Datos de Observación de Intención Pragmática) se muestra la hoja de datos utilizada para las evaluaciones pragmáticas.

Además de estas categorías, se evaluó el vocabulario receptivo tanto en rutinas familiares como en situaciones de prueba con elementos preferidos y no preferidos. Las pruebas se llevaron a cabo con los siguientes objetos familiares y preferidos: queso, requesón, patatas, salchichas, pantalones, abrigo y zapatos. También se le hicieron pruebas con respecto a órdenes familiares como «siéntate», «ven aquí» y «dame». Durante las rutinas familiares se le pedía que mostrara o alcanzara un objeto cuando al menos había dos visibles. Los adultos tenían cuidado de no utilizar gestos mientras le hacían las peticiones. Por ejemplo, durante la comida se le pedía que cogiera el queso cuando había en su bandeja otras cosas deseadas. Cuando llegaba el momento de irse a casa, se le pedía que cogiera el abrigo que estaba colgado en el perchero junto a otras cosas. En situaciones formales de prueba se colocaban dos elementos en una mesa, enfrente de Kyle, y el examinador le pedía que cogiera un objeto determinado diciéndole «Kyle, coge el queso». En todas las evaluaciones había dos opciones asociadas de la manera siguiente: dos elementos preferidos y dos elementos no preferidos. Esto aseguraba que, ante una petición, no seleccionara algo porque lo prefiriera frente a otras cosas.

Resultados. Kyle utilizó todas las intenciones pragmáticas excepto la de describir acontecimientos o aspectos de su entorno. En la Figura 7.1 (ver Apéndice A.8 para un formulario en blanco) se expone un resumen de algunos de los datos.

Durante los 7 días de la recogida de datos se observaron 321 ocurrencias de intenciones pragmáticas y se registraron en las siguientes categorías:

Responde a una pregunta o petición (36%)
Intenta y establece o mantiene contacto interpersonal o interacción (34%)
Expresa hechos, creencias, actitudes o emociones (19%)
Hace una petición; realiza una pregunta (7%)
Intenta divertir o provocar a otros (4%)

Kyle hacía peticiones llevando la mano del observador hacia un objeto deseado, llorando, cogiendo un objeto que necesiba para una actividad o yendo a donde ésta se realiza normalmente. Kyle respondía a una pregunta o petición con mayor frecuencia cuando se acompañaban las consignas simples con gestos: «siéntate», «ven aquí», «señala a...», «dame». También respondía a consignas que implicaban dos o tres acciones en el contexto de una rutina establecida. Por ejemplo, cuando se le pedía que cogiera su manta y se echara la siesta, Kyle respondía apropiadamente. Si se le pedía algo que no le gustaba hacer (p.ej., ir al baño o volver del recreo) protestaba llorando, dando golpes y patadas o apartando a la gente y a los objetos. De hecho, una vez que esta conducta fue considerada como comunicativa, se hizo evidente para el equipo de enseñanza que Kyle se expresaba por sí mismo e hipotetizaron que la intensidad de sus acciones podía deberse a la frustración por el hecho de no ser «escuchado». Las acciones utilizadas en la categoría de «interactuar con otros» consistían normalmente en verbalizar «Eh, hola», dar cosas a las personas, abrazar o agarrar el brazo o la mano del observador o cantar «Brilla, Brilla, Estrellita», «Cumpleaños Feliz» o el tema de «Jeopardy». Kyle expresaba emociones sonriendo, cantando, riendo, tocando y abrazando a otros cuando estaba contento; llorando cuando estaba triste o se había hecho daño; gritando, golpeando, llorando, dando patadas y mordiendo cuando estaba enfadado. Entretenía a otros cantando. También provocaba a su hermano cogiendo un juguete y esperando a que éste le persiguiera para cogerlo. Esta categoría de provocación es difícil de separar de la de interactuar con otros. Los observadores percibían de una manera clara que estas acciones eran provocaciones.

En el área de comunicación receptiva Kyle respondía la mayoría de las veces a peticiones de «ven aquí», «señala a...» y «dame...». Además, en rutinas familiares como la comida o ir a la tienda cogía los siguientes elementos cuando se le pedían: huevos, queso, patatas fritas, requesón, pantalones, abrigo, gorro y zapatos. Kyle no cogía estos objetos cuando se le nombraban y pedían fuera del contexto de una rutina esta-

Datos de observación de la intención pragmática

Nombre: Kyle   Fecha: 17-11-89   Observador: B. A.

Categorías	Lugar/Tiempo/Frecuencia	Ejemplos de actividad e interpretación (escriba el tercer ejemplo observado)	Otros comentarios
1. Hace una petición; hace una pregunta.	1. Coge el objeto 6 veces a lo largo del día. 2. Lleva la mano hacia el objeto 3 veces a lo largo del día.	1. Fue a coger su abrigo para pedir salir fuera. 2. Llevó la mano del observador a su radio y al queso 2 veces.	
2. Da una respuesta o responde a una pregunta o petición.	1. Clase, 3 veces. 2. Clase, 3 veces a lo largo del día.	1. Se le pidió que cogiera los zapatos. 2. Se le pidió que cogiera el abrigo, respondió cogiendo el abrigo.	
3. Describe eventos o aspectos del ambiente.			
4. Expresa hechos, creencias, actitudes o emociones.	1. Balancín, 2 veces. 2. Cuarto de baño, 3 veces. 3. Comedor, 2 veces.	1. Sonreía y reía mientras se montaba en el balancín. 2. Lloró, pegó e intentó morder cuando se le llevó al cuarto de baño. 3. Sonreía y reía cuando un profesor familiar y su hermana vinieron a la cafetería.	
5. Intenta y establece o mantiene contactos interpersonales o interacciones.	1. Hora de contar cuentos, 2 veces. 2. Clase, 3 veces a lo largo del día. 3. Clase, 6 veces a lo largo del día.	1. Intentó tocar a otros niños, vocalizaciones en voz alta para atraer la atención hacia sí mismo. 2. Cuando el terapeuta del lenguaje y otros profesores entraron en la habitación, Kyle los miró y dijo «Hola». 3. Intentó iniciar interacciones entregando juguetes al profesor, tocándole el brazo y la cara.	
6. Intenta divertir o tomar el pelo a otros.	1. Hora de contar un cuento, 1 vez.	1. Durante la actividad de contar un cuento, Kyle vocalizó en voz alta, el resto de los niños miraron, Kyle sonrió, entonces se rió e hizo más vocalizaciones en voz alta.	

FIGURA 7.1. *Muestra de datos de observación de intención pragmática de Kyle.*

blecida, con independencia de que estuviesen a la vista o fuera de ella. Durante las pruebas de vocabulario receptivo, cogía o tocaba el objeto que se le nombraba el 52% de las veces cuando se le presentaban dos elementos familiares, resultando ligeramente por encima del nivel de azar del 50%. Durante las rutinas establecidas, seguía consignas de dos o tres elementos. No era capaz de seguir peticiones similares cuando se cambiaba el contexto. En la Figura 7.2 se presenta una muestra de los datos recogidos (ver Apéndice A.9 para un formulario en blanco).

Conclusiones. Se observó que Kyle comunicaba sus necesidades en todas las áreas de intención pragmática con la excepción de la de describir acontecimientos o aspectos del entorno. El sistema de comunicación elegido debería intentar incorporar esas intenciones ya existentes usando signos que comprendieran con más facilidad sus profesoras, su padre, su madre, sus hermanos y sus compañeros y compañeras de clase. Las profesoras examinaron sus intenciones pragmáticas y pudieron confeccionar un listado de palabras de vocabulario para algunas de sus acciones. Sus peticiones

Formulario de Evaluación de Lenguaje Receptivo Básico

Nombre: <u>Kyle</u>   Fecha: <u>15-2-89</u>   Observador: <u>Carolynn</u>

Instrucciones: Presente dos objetos al alumno. Nombre uno de los objetos y pida al alumno que lo señale, lo mire o lo manipule (cualquiera de estas respuestas son aceptables). En función de la respuesta del alumno marque una «X» en la columna apropiada. Complete al menos 10 ensayos, variando los objetos y la posición de su presentación.

Objetos presentados	Objetos pedidos	Respuesta del alumno	
		Correcta	Incorrecta
Queso/naranja	Queso		X
Perrito caliente/naranja	Naranja		X
Refresco/naranja	Refresco	X	
Requesón/perrito caliente	Perrito caliente	X	X
Naranja/queso	Queso		X
Refresco/queso	Queso		X
Queso/perrito caliente	Queso	X	
Requesón/queso	Requesón	X	
Naranja/queso	Queso		X
Perrito caliente/queso	Queso	X	
Perrito caliente/refresco	Refresco	X	
Requesón/perrito caliente	Requesón	X	
Perrito caliente/requesón	Perrito caliente	X	
Requesón/naranja	Naranja	X	
Requesón/queso	Requesón		X
Refresco/requesón	Refresco		X
Requesón/naranja	Requesón		X
Requesón/perrito caliente	Perrito caliente	X	

Comentarios: Kyle no efectúa una búsqueda visual de objeto por objeto; de todas maneras el observador cree que Kyle frecuentemente escoge el objeto que desea y no el objeto que se le pide.

FIGURA 7.2. *Datos recogidos empleando el Formulario de Evaluación de Lenguaje Receptivo Básico.*

eran principalmente para «beber». Respondía a las peticiones de otra persona con rabietas y diciendo «No» o realizando las acciones pedidas. Las interacciones con los demás las realizaba diciendo «Eh, hola» y sonriendo o cantando, manteniendo contacto ocular y sonriendo. Las palabras del vocabulario de «beber» y «no» se seleccionaron como las primeras. Su medio actual de interactuar con la gente sonriendo, tocando, etc., y de expresar emociones llorando, sonriendo o con otras acciones se consideraba apropiado por el momento y el equipo decidió que deberían reforzarse de manera más sistemática. El contexto y las rutinas eran claves importantes que le ayudaban a comprender la comunicación verbal. El sistema de comunicación seleccionado debería utilizarse y enseñarse en el contexto de una rutina hasta que lograse dominarlo, en vez de en una situación de mesa realizando ensayos repetidos de una tarea.

Pregunta 3: ¿qué habilidades de seguimiento y barrido visual puede usar y cómo debería diseñarse la presentación de su sistema para utilizar sus habilidades actuales?

No se habían llevado a cabo evaluaciones previas y esta información es crítica para seleccionar el formato de presentación y disposición de un sistema de comunicación. Para estas evaluaciones se utilizaron los procedimientos planteados en el Capítulo 5.

Evaluaciones. El seguimiento visual se evaluó a través de una observación informal y de procedimientos de pruebas formales. Se utilizaron diversos objetos deseados, como juguetes pequeños, comida y una linterna. Se le pidió que siguiera un objeto, mientras se movía en sentido horizontal y vertical, al nivel de los ojos, por encima y por debajo de este nivel y a la izquierda y la derecha de la línea media. El barrido visual se evaluó mediante una observación informal y pruebas formales, que consistieron en tareas de emparejamiento en las que se le pedía que escogiera entre dos objetos aquel que se le solicitaba. En la Figura 7.3 (en el Apéndice A.4 aparece un formulario en blanco) se presenta una muestra de los datos recogidos sobre el seguimiento visual.

Resultados. Kyle era capaz de seguir un objeto en todas las direcciones; interrumpía su seguimiento más a menudo cuando el objeto se desplazaba por encima del nivel de los ojos. No exploraba alternando entre los dos objetos durante las tareas de emparejamiento. Respondía a la consigna «señala...» bajando la vista o apartando la mirada de los objetos y tocando uno de ellos. Los ayudantes de clase y otros observadores informaron de que Kyle exploraba para encontrar un objeto deseado. Por ejemplo, inspeccionaba visualmente el contenido del armario para encontrar patatas fritas.

Conclusiones. La presentación de los símbolos del sistema de comunicación debería hacerse al nivel de los ojos o por debajo. Hay que enseñar las habilidades de barrido o solicitarlas si se presenta simultáneamente más de un símbolo. Puesto que parece que Kyle puede explorar pero no lo hace, puede necesitar un tiempo de demora entre la presentación y la selección para animarle y solicitar el barrido ayudándole a eliminar la respuesta de elegir antes de mirar.

Hoja de registro de seguimiento visual

Nombre: Kyle   **Fecha:** 8-2-89
Observador: Carolyn L.   **Materiales empleados:** linterna, juguetes pequeños, comida.

Instrucciones: Empleando objetos que la persona pueda observar fácilmente, empezar en el punto de referencia apropiado (indicado por las letras y las cajas) y mover el objeto a lo largo del plano visual designado. Observar sus ojos durante el seguimiento y determinar si el seguimiento es continuo o discontinuo. Registrar también si hay alguna manifestación de nistagmos o estrabismo.

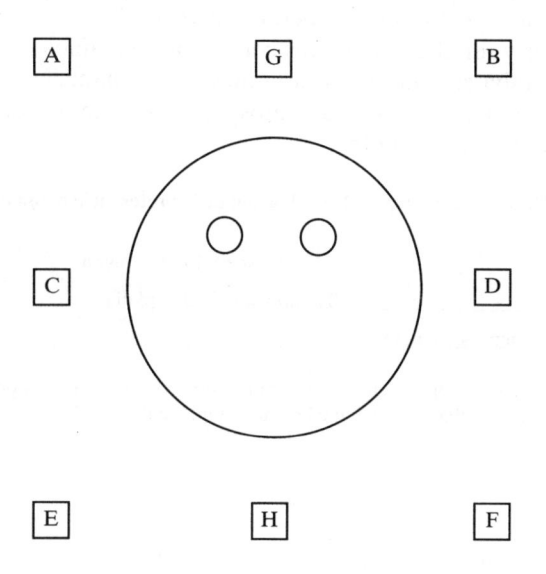

Horizontal, encima del nivel de los ojos: (de A a B y de B a A) _____ Continuo __X__ Discontinuo
Horizontal, en el nivel de los ojos: (de C a D y de D a C) __X__ Continuo _____ Discontinuo
Horizontal, debajo del nivel de los ojos: (de E a F y de F a D) __X__ Continuo _____ Discontinuo
Vertical (en la línea media): (de G a H y de H a G) __X__ Continuo _____ Discontinuo
    Diagonal: (de A a F y de F a A) __X__ Continuo _____ Discontinuo
    Diagonal: (de B a E y de E a B) __X__ Continuo _____ Discontinuo
    Nistagmos (movimiento de rebote) _____ Derecho _____ Izquierdo _____ Ambos
    Estrabismo (ojos hacia dentro/hacia fuera) _____ Derecho _____ Izquierdo _____ Ambos

Comentarios: Algunas veces hace seguimiento visual con la cabeza.

FIGURA 7.3.   *Muestra de datos sobre seguimiento visual de Kyle.*

Pregunta 4: ¿cuál es la preferencia manual de Kyle y el uso funcional de la mano? ¿Qué respuestas motoras podría utilizar para atraer la atención sobre su sistema de comunicación?

Esta información es necesaria cuando se selecciona un medio físico de indicar preferencias (p.ej., lenguaje de signos, objetos o fotos usados como representaciones) y para la colocación de su sistema de comunicación.

Evaluaciones. La preferencia manual y su uso se observaron durante las actividades de clase, juego libre, rutinas de comedor y actividades de emparejamiento en las que se le pedía coger y señalar los objetos colocados en la línea media y a izquierda y derecha mientras estaba sentado junto a la mesa o permanecía de pie. En la Figura 7.4 (ver Apéndice A.6 para una hoja de datos en blanco) se presenta una hoja de datos con una muestra de los resultados.

Hoja de registro para la evaluación de la preferencia manual

Fecha: 8-2-89   Observador: Carolynn
Nombre: Kyle   Tiempo: a lo largo del día
Materiales empleados: alimentos, juguetes

¿Qué mano emplea para coger objetos cuando son colocados en las siguientes posiciones en relación al cuerpo? Marque una X en la casilla que describe la mano empleada.

Al frente a la izquierda   Al frente a la derecha

                          En medio

En el lado izquierdo   En el lado derecho

                     El alumno está
                     aquí orientado
                     de frente

Sentado en una mesa:

Posición		
Al frente a la izquierda:	Mano izquierda __X__	Mano derecha _____
En el lado izquierdo:	Mano izquierda __X__	Mano derecha _____
En medio:	Mano izquierda __X__	Mano derecha _____
Al frente a la derecha:	Mano izquierda _____	Mano derecha __X__
En el lado derecho:	Mano izquierda __X__	Mano derecha _____

Estando de pie:

Posición		
Al frente a la izquierda:	Mano izquierda __X__	Mano derecha _____
En el lado izquierdo:	Mano izquierda __X__	Mano derecha _____
En medio:	Mano izquierda __X__	Mano derecha _____
Al frente a la derecha:	Mano izquierda __X__	Mano derecha _____
En el lado derecho:	Mano izquierda __X__	Mano derecha _____

FIGURA 7.4.   *Muestra de datos sobre la preferencia manual de Kyle.*

Resultados. Kyle utilizaba la mano izquierda para manipular objetos y para agarrar los utensilios mientras comía, así como para realizar la mayor parte de las actividades de alcanzar y agarrar cruzando la línea media para coger un objeto colocado a su derecha; sin embargo, esto no ocurría de manera sistemática. Los datos revelaron que utilizaba la mano derecha para obtener objetos situados a su derecha el 30% de las veces, en vez de cruzar la línea media con la mano izquierda (preferente). Utilizaba su mano entera cuando señalaba espontáneamente y requería ayuda física para señalar con el índice.

Conclusiones. Kyle prefiere usar su mano izquierda para la mayor parte de las tareas pero ocasionalmente utiliza la derecha, aparentemente para evitar cruzar la línea media. Los objetos deberían colocarse en su lado izquierdo y la utilización de sus dedos para señalar o hacer signos requerirá probablemente una ayuda física considerable.

Resumen de los resultados utilizados para seleccionar un sistema

Los padres y el equipo educativo determinaron que debería seleccionarse un sistema de comunicación con tres objetivos:

1. Proporcionar a Kyle un medio para indicar la negación (p.ej., «no») en distintas situaciones. Por tanto, «no» se seleccionó como una palabra del vocabulario.
2. Proporcionar a Kyle un medio para indicar sus peticiones. Se seleccionó «beber» como una palabra del vocabulario, ya que le encanta conseguir bebidas y este es un objetivo que puede darse con frecuencia durante el día y en la escuela, la casa y los entornos de la comunidad.
3. Proporcionar al equipo y a los padres un medio para decir a Kyle qué es lo que va a ocurrir a continuación usando algo más que el lenguaje hablado actual. El equipo educativo pensó que esto podía ayudar a Kyle a «conocer» lo que se espera de él y qué es lo que va a ocurrir a continuación: de este modo, podrían eliminarse las rabietas (p.ej., llorar, golpear, morder) que ocurrían fuera de la clase, en los momentos de tránsito entre las actividades. Por ejemplo, a Kyle le gusta ir al recreo y columpiarse, una actividad que implica dejar la clase. Sin embargo, para ir a los demás entornos escolares y a las actividades (p.ej., educación física, clase de primero, baño, cafetería, música, biblioteca) se necesita este mismo camino inicial y le da una rabieta cuando se da cuenta de que no va a ir al patio.

Revisando los objetivos citados arriba, examinando la información de evaluación y determinando las habilidades de signar de Kyle hasta el momento, el equipo y sus padres pensaron que el sistema debía ser lo más concreto posible para mejorar la comunicación. También sería necesario diseñar el sistema para utilizarlo tanto durante los días en los que las crisis disminuían como cuando éstas fueran un problema. Se determinó que el lenguaje de signos era demasiado abstracto para él. El equipo discutió acerca del uso de objetos reales y de miniaturas. No se alcanzó un acuerdo completo sobre «el mejor» de los sistemas, pero decidieron intentar un sistema de objetos en miniatura para «ver cómo le iba a Kyle». Este sistema era el más pequeño y el más manejable, por lo que parecía más probable que se utilizara en casa y en la escuela. Para toda la familia también era más aceptable que el sistema de objetos reales. Finalmente se habló de la conducta de «apartar» la mirada. Aunque interfería con la selección intencional y se consideraba que «evitar mirar» era un problema, se pensaba que debería diseñarse inicialmente un sistema que no requiriera exploración visual. El equipo pensaba que al disminuir las demandas del sistema, también disminuiría la frustración y eso le permitiría centrarse en la comunicación.

Diseño del sistema

Se diseñó una carpeta de 8 por 13 centímetros como parte del sistema de comunicación para que pudiera llevarla enganchada a su cinturón. Se incluyeron dos páginas con los símbolos «No» y «Beber» dentro de ellas. Puesto que no era fácil encontrar una miniatura para «No», se utilizó un círculo con una raya atravesada como en «No Fumar». No se recogieron datos sobre el uso que hizo Kyle de este símbolo. Se diseñó un horario de su jornada escolar representado con miniaturas pegadas sobre tarjetas. Este panel de horario se pegó a una pared de su clase. También se hizo un horario aparte con actividades de casa. En la Figura 7.5 (a y b) se muestran algunas de las miniaturas utilizadas y la disposición del panel correspondiente al horario de casa. En la Figura 7.6 podemos ver la agenda de comunicación.

A continuación se enumeran cuáles fueron los objetivos iniciales para enseñar a Kyle a utilizar el horario y los paneles de comunicación. Los objetivos se cambiaron (como se observa en las Figuras 7.6 y 7.7) después de empezada la enseñanza (ver páginas 138 y 139).

1. Objetivo del panel horario. Dada la clave verbal «¿Qué toca ahora?», Kyle se dirigirá hacia el panel con ayuda gestual y verbal, elegirá la primera tarjeta de la izquierda e irá a la actividad. Hará esto sólo con ayudas verbales y gestuales en todas las actividades, cada día, durante tres de los días en los que se recogen los datos. Se recogerán los datos dos veces por semana.
2. Objetivo del panel de comunicación. Si Kyle indica que quiere ___ durante una actividad, la maestra dirá «Sí, Kyle, quieres ___» y señalará ___ en su agenda. La maestra le dirá después «Kyle, enséñame ___ en tu agenda». Él colocará su agenda de comunicación y señalará ___ . Kyle hará esto recibiendo únicamente ayudas verbales y gestuales durante dos semanas consecutivas con cada elemento de comunicación (p.ej., beber, queso, radio).

Se cambió el nivel de ayuda de mayor a menor durante el aprendizaje y se recogieron los datos sobre el nivel de ayuda necesaria para la ejecución. Los datos se recogieron dos veces a la semana sobre el uso del panel horario y un mínimo de una vez por semana sobre el uso de su agenda de comunicación. Los niveles de las ayudas utilizadas fueron:

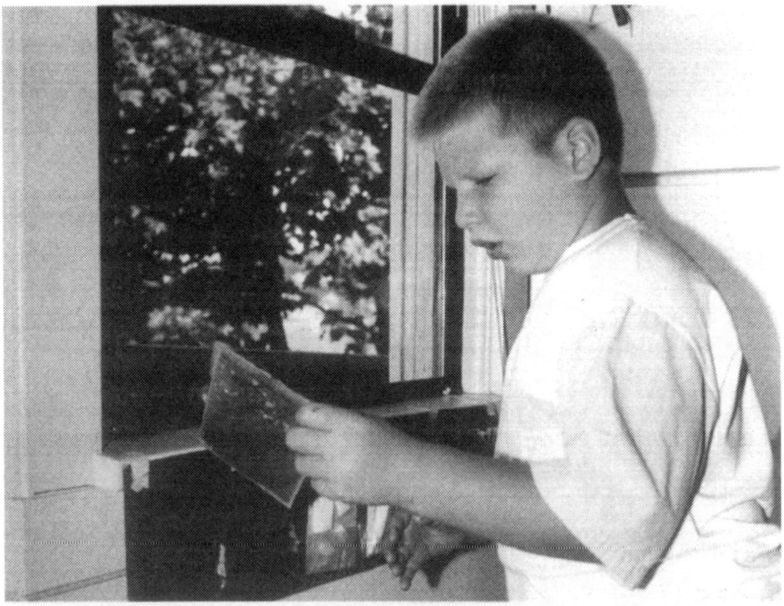

FIGURA 7.5. *(a) Ejemplo de Kyle utilizando su sistema de horario en casa; (b) Muestra de miniaturas utilizadas por Kyle.*

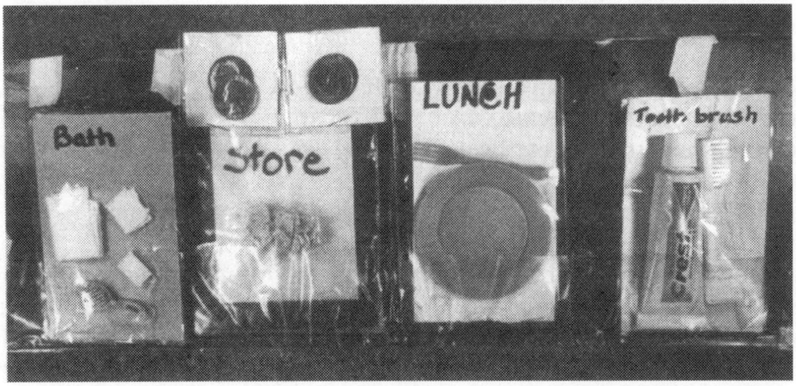

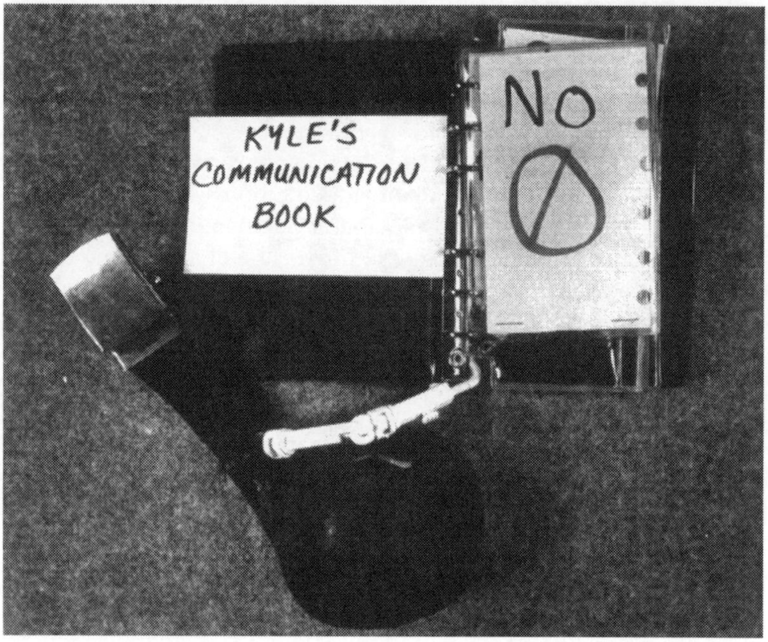

FIGURA 7.6. *Agenda de comunicación de Kyle.*

Nivel 1: Sin claves o ayudas educativas
Nivel 2: Ayuda verbal indirecta
Nivel 3: Ayuda verbal indirecta y señalar
Nivel 4: Ayuda verbal indirecta y ayuda física
Nivel 5: Clave verbal directa
Nivel 6: Clave verbal directa y señalar
Nivel 7: Clave verbal directa y ayuda física
Nivel 8: Clave verbal directa y ejecución de la acción por el alumno

Los datos fueron recogidos por los ayudantes y/o un estudiante de magisterio. Para realizar los gráficos se marcaron las ayudas que se le daban con un «+» si era ayuda verbal y gestual, ayuda verbal o independiente; y «—» si era un modelo o ayuda física. Los datos del procedimiento permitieron al equipo determinar si Kyle necesitaba ayudas menos intrusivas (es decir, un modelo que muestra qué hacer en vez de una ayuda física para realizar algo).

Efectividad del sistema

El panel con el horario ha demostrado su efectividad para ayudar a Kyle a anticipar las transiciones entre actividades y para proporcionar claves extras con respecto a la actividad que venía después. Por ejemplo, previamente a la implantación del panel del horario, cuando Kyle dejaba la clase, normalmente anticipaba que iba al recreo; y si ésta no era la siguiente actividad, al conducirle hacia otra dirección cogía una rabieta. Estas rabietas se disiparon con la implantación del horario. Además esto permitió al equipo comprender con más claridad sus preferencias. Cuando la tarjeta de «aseo» estaba la «siguiente» en el horario, Kyle normalmente respondía quejándose y llorando. Puesto que previamente se había planteado la hipótesis de que no le gustaba esta actividad, y puesto que esta conducta sólo aparecía con la tarjeta de «aseo», el equipo quedó convencido tanto del malestar que le provocaba el aseo como de su capacidad para asociar la tarjeta con su actividad de referencia. Las tarjetas del horario eran útiles cuando necesitaba desplazarse a alguna distancia para la actividad (p.ej., oficina de correos, tiendas) puesto que las tarjetas eran pequeñas (es decir, 8 por 13 cm.) y podían transportarse como un recuerdo extra del lugar de destino. Como Kyle no exploraba con la mirada entre diferentes elementos, las actividades en el panel horario se alinearon de izquierda a derecha. Antes de comenzar una actividad y después de que se diera la clave, Kyle iba al panel y cogía la tarjeta de la actividad correspondiente, que era siempre la primera de la izquierda. La tarjeta de la actividad no se incorporaba al panel una vez finalizada la actividad, por lo que la siguiente actividad era la primera tarjeta de la izquierda del panel; de esta forma se eliminaba la necesidad de explorar para encontrar la actividad correcta. Los datos fueron recogidos por un ayudante y un estudiante de magisterio dos veces por semana. En la Figura 7.7, se proporciona un resumen de los datos sobre el progreso de Kyle.

Nombre: Kyle

Objetivo: Dada la clave verbal «¿Qué toca ahora?», Kyle, con ayudas gestuales y verbales irá al tablero del horario, escogerá la actividad apropiada e iniciará dicha actividad. Llevará a cabo esta secuencia en tres días consecutivos sólo con ayudas verbales y gestuales. Se realizarán registros dos veces a la semana.

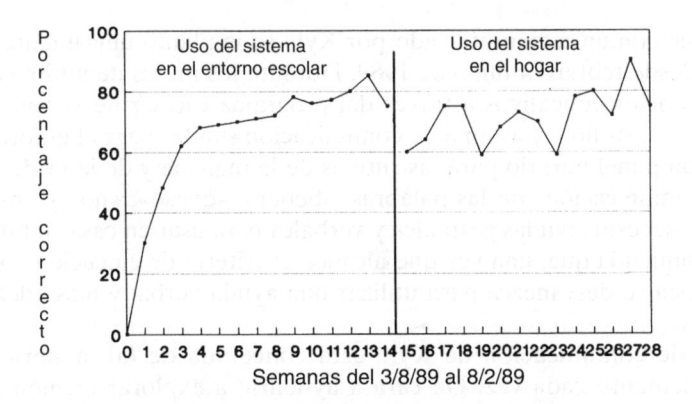

Palabras clave: Correcto = ejecución verbal, gestual e independiente.
Incorrecto = ayudas físicas o de modelado.

FIGURA 7.7. *Resumen de datos sobre el empleo del tablero horario.*

Se recogieron datos sobre la fiabilidad entre distintos observadores seis veces, desde marzo hasta mayo, y ésta oscilaba entre el 86% y el 100% con una media del 94,6%.

Previamente a la implantación del sistema de comunicación en una agenda, se colocaron encima del lavabo dos tarjetas de comunicación (es decir, «Beber» y «No») donde Kyle tenía acceso a ellas. La tarjeta de beber tenía un vaso en miniatura con la palabra «Beber» escrita. La tarjeta de «No» aparece en la figura 7.6. A lo largo del día se aumentaban las oportunidades para pedir una bebida llevando a Kyle a la zona del lavabo o al área de la máquina de bebidas más a menudo. En el lavabo, su taza estaba fuera del alcance y para activar la máquina necesitaba ayuda. Por tanto, cuando Kyle tocaba, señalaba, miraba o tiraba de la mano de la maestra para hacer una petición, ella respondía diciendo «Sí, ¿quieres beber?» ayudándole a seleccionar la tarjeta de «Beber». Kyle aprendió rápidamente y llegó a no necesitar ayuda. Entonces se incorporaron en la agenda que llevaba enganchada del cinturón las tarjetas de comunicación «No» y «Beber» en un formato de 8 por 13 cm. Kyle necesitaba ayuda física para la colocación de la agenda y para volver las páginas. Se le incrementaron de nuevo las oportunidades de pedir ayuda durante la jornada escolar y comenzó a encontrar la página de «Beber» por sí solo. Después se desarrolló el sistema de comunicación añadiendo elementos adicionales (p.ej., queso, lavabo, radio). Los datos indicaban que Kyle raramente rehusaba una bebida y añadiendo objetos adicionales podía indicar «No» cuando la maestra le ofrecía algo que él no había elegido. En la Figura 7.8 se muestra un resumen de sus progresos. Los datos de fiabilidad interobservadores se recogieron seis veces durante los meses de febrero, marzo y abril e iban desde el 91% al 100% con una media del 97%.

Resumen

El sistema de comunicación utilizado por Kyle se implantó únicamente en el entorno escolar, desde febrero a junio de 1989. Durante los meses de junio a agosto de 1989 recibió servicios educativos a través del programa escolar de verano. Durante este tiempo, se desarrolló un sistema de comunicación similar para el entorno del hogar. Se utilizó un panel horario para las rutinas de la mañana y de la tarde junto con su agenda de comunicación con las palabras: «beber», «queso», «no» y «radio». Actualmente Kyle necesita ayudas gestuales y verbales para usar en casa su horario y su agenda. Se recomienda que, una vez que alcance el criterio de ejecución con este nivel de ayuda, ésta se desvanezca para utilizar una ayuda verbal y más adelante sólo claves naturales.

La agenda de comunicación de Kyle está concebida de tal manera que sólo es visible un elemento cada vez. De cara a ayudarle a explorar elementos distintos se recomienda que, una vez que se haya alcanzado el criterio de ejecución con su sistema actual, se altere la disposición de los elementos de tal manera que se vean dos simultáneamente, haciendo que busque entre los dos e indique cuál quiere.

Nombre: Kyle

Objetivo 1: Kyle indica que quiere beber abriendo el grifo, y con la ayuda verbal, «¿Quieres beber?», Kyle indicará «sí» escogiendo la tarjeta de «beber» estando las tarjetas de «beber» y «no» colocadas encima del lavabo. Realizará esto sólo con ayudas verbales y gestuales durante dos semanas.

Objetivo 2: Dada la clave de modelo, «Señala ___», y una clave verbal, «Kyle enséñame ___», al tiempo que se le muestra su libro de comunicación abierto en la página de ___, Kyle señalará ___. Esto lo realizará con ayudas verbales y gestuales al menos dos semanas consecutivas para cada elemento de comunicación; beber, queso y radio.

Objetivo 3: Sabiendo Kyle indicar si quiere o no quiere radio, descansar, queso, beber; dada la clave verbal, «Kyle, ¿Qué quieres?, enséñamelo en tu libro» al tiempo que se le sostiene el libro, Kyle pasará las páginas hasta ___ y señalará ___. Esto lo realizará con ayudas solamente verbales, en cada ensayo durante tres semanas consecutivas para cada página de: no, queso, beber y radio.

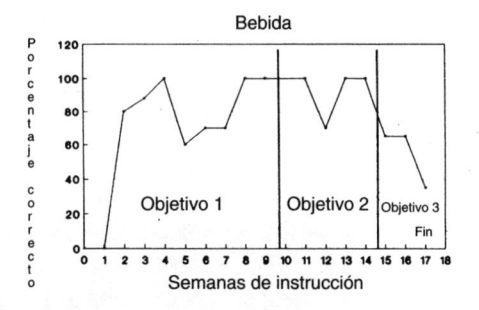

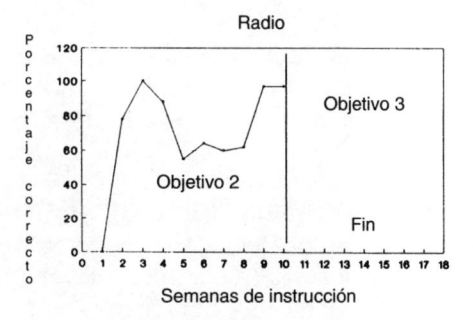

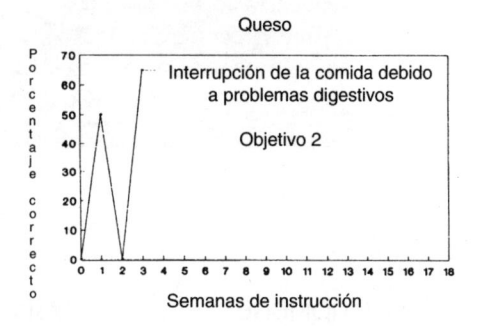

FIGURA 7.8. *Resumen de datos sobre el empleo del sistema de comunicación.*

Además, con el actual sistema de panel horario no se necesita que explore para encontrar el elemento correcto. Se recomienda que, una vez alcanzado el criterio de ejecución con su sistema actual, Kyle vuelva a colocar la tarjeta en el panel una vez realizada la actividad. Esto hará que explore para localizar el lugar vacío en el panel y encontrar la siguiente actividad, en lugar de coger simplemente la tarjeta de actividad situada a la izquierda, como requiere su sistema actual.

MATU

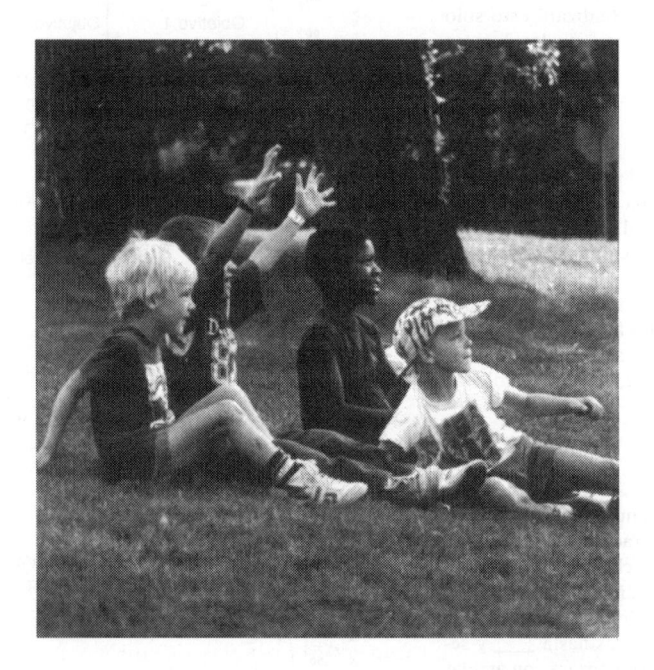

NOMBRE: Matu
EDAD: 8 años
PROFESORA: Peggy Scuderi
ASESORES: Diane Baumgart,
Brent Askvig,
Ed Helmstetter

ESPECIALISTA
EN TRASTORNOS
DE COMUNICACION: Chris Englehart

Sistema

Esta historia de caso describe el proceso de evaluación y un horario de actividades diarias con pictogramas para un alumno de primaria con autismo. Se incluyen datos sobre la efectividad del sistema horario y se hacen algunas consideraciones para futuros sistemas de comunicación.

Visión general

Matu reside con su padre, su madre, un hermano mayor y otro menor en una pequeña comunidad al norte de Idaho. Su familia y él habían vivido previamente en Canadá durante tres años y antes vivieron en África. El padre tiene estudios universitarios y la madre es ama de casa. A Matu se le ha diagnosticado autismo; también se sospecha que podría tener un retraso mental moderado o severo, pero esta posibilidad no se ha confirmado debido a la dificultad para pasarle pruebas (ver la sección de Cognición para más detalles con respecto a pasar pruebas). A los 7 años se le ubicó en una clase de educación especial dentro de una escuela primaria. Antes de esto no había recibido ningún servicio de educación especial ni otros apoyos. La maestra de educación especial atendía a unos 15 alumnos y alumnas. Matu, como sus demás compañeros y compañeras, estaba integrado en aulas de niños y niñas con una edad cronológica similar a la suya, al menos durante un periodo de tiempo al día, como la clase de música o de educación física. Un ayudante apoyaba a Matu en todas las actividades.

Datos de los informes escolares

Los datos siguientes muestran el estado de Matu según los informes escolares sobre cognición, habilidades motoras, visión y audición, habla y lenguaje, interacción social y conducta.

Cognición

Los informes no contenían una evaluación formal de sus capacidades cognitivas. La maestra y la especialista en trastornos de comunicación observaron que los intentos de llevar a cabo una evaluación formal cognitiva habían fracasado porque Matu no seguía las consignas básicas necesarias para la mayor parte de las evaluaciones intelectuales.

Habilidades motoras

Tanto en las pruebas formales como en las observaciones, no había indicaciones de déficit o retrasos en cuanto a las habilidades motoras gruesas o finas.

Visión y audición

No se observaron déficit visuales. Sin embargo, la maestra manifestó preocupación por la carencia de contacto ocular con los iguales. También retiraba su mirada de los adultos pero luego volvía y les miraba cuando no le estaban mirando a él. Además la maestra indicó que tenía problemas con la exploración de pictogramas y normalmente necesitaba apoyo verbal y señalización para ayudarle en esta tarea. Aunque Matu no realizaba a menudo peticiones verbales se asumía que su audición estaba en los límites normales. No había en su archivo resultados de evaluaciones formales de audición.

Habla y lenguaje

Aunque Matu era capaz de efectuar algunas producciones verbales complejas en contextos apropiados (p.ej., «quiero ponerme los zapatos»), normalmente utilizaba medios no verbales para comunicarse (p.ej., mirar a los ojos, escaparse, desviar la mirada). A veces, hablaba con frases de dos o tres palabras e imitaba frecuentemente frases que la maestra o su ayudante acababan de hacer. Normalmente hablaba después de que un adulto le hiciese una petición o si estaba frustrado con alguien que no interpretaba correctamente sus mensajes no verbales.

Las capacidades de comunicación receptiva y expresiva de Matu se midieron utilizando la sección de comunicación de los sistemas de evaluación de la Asociación Topeka para Ciudadanos con Retraso (TARC, Topeka Association for Retarded Citizens) (Sailor & Mix, 1975) y se obtuvieron los siguientes resultados: lenguaje expresivo, puntuación típica de 40; lenguaje receptivo, puntuación típica de 50; y habilidades de comunicación, puntuación típica de 60. La puntuación típica global de la sección de comunicación fue de 55. Cuando se le comparó con el grupo normativo del TARC, que era el de alumnos y alumnas de 3 a 16 años con discapacidades moderadas o severas, las puntuaciones de Matu estaban en el rango medio de ejecución de este grupo (es decir, media de 50 y desviación típica de 20). Esto es, la ejecución de Matu en la prueba TARC era la normal con respecto a otros alumnos y alumnas con un grado similar de discapacidad. Algunos ejemplos de las habilidades que demostró en la evaluación son: la capacidad de seguir algunas órdenes, usar algunas palabras comprensibles, asociar palabras y dibujos y recitar canciones simples. No se obtuvo ninguna otra información sobre el habla y el lenguaje.

Interacción social

En el sistema TARC, en la sección sobre habilidades sociales y en la subsección sobre la conducta observada, Matu recibió una puntuación típica de 30. En la subsección de habilidades sociales previas a la vida escolar, recibió una puntuación típica de

27. La puntuación típica global en el área de habilidades sociales fue de 30. Se veía que tenía dificultad para seguir consignas de manera sistemática y para interactuar con compañeros y con adultos. Mostraba una buena capacidad en el área de habilidades básicas previas a la vida escolar (p.ej., mostrar alegría cuando vuelven los padres, no comer sustancias no comestibles, llamar la atención cuando necesitaba ayuda).

Junto con la información del TARC, la maestra de clase realizó una observación informal de la interacción social de Matu. Observó que raramente interactuaba con compañeros en la clase o en el recreo, prefiriendo en su lugar pasar el tiempo alrededor de adultos. Solía interactuar con más frecuencia con los adultos en situaciones estructuradas de clase. A menudo se requerían ayudas y refuerzos específicos de la maestra para mantener las interacciones. Durante el juego, Matu permanecía en el mismo espacio y con los mismos materiales que sus compañeros, pero no interactuaba con ellos. No imitaba las acciones del juego o las producciones verbales de sus compañeros y compañeras, ni mostraba conciencia de sus acciones.

Conducta

El dossier de Matu contenía una considerable información sobre su conducta, tanto en actividades de clase estructuradas como no estructuradas. La mayor parte de las notas de la maestra se referían a las respuestas que Matu daba cuando se le pedía que realizase tareas. En estas situaciones retiraba la mirada o miraba pasivamente al adulto o a la persona que hacía la petición, se escapaba de la actividad, se quejaba, tarareaba, tamborileaba con sus dedos sobre una persona o un objeto, se tiraba al suelo o saltaba continuamente arriba y abajo mientras se reía. Cuando se le retiraba de una actividad o situación que le gustaba, echaba a correr, agarraba al adulto o se masturbaba. A veces, también se quitaba la ropa y escapaba. Estas conductas parecían ocurrir de manera más frecuente cuando se le ponían tareas de clase o se le daban comidas nuevas, cuando realizaba un cambio de lugar para pasar de una actividad a otra, cuando cambiaba de lugar dentro de la clase o cuando cambiaba de ayudante o maestra.

El padre y la madre de Matu indicaron que en casa prefería jugar solo. Con frecuencia, estando fuera de casa se escapaba en cuanto dejaban de vigilarle. No quería participar en una actividad con su familia, les retiraba la mirada, se marchaba del lugar o cogía una rabieta. Sus padres informaron de que la frecuencia de las rabietas durante los fines de semana era de una o dos diarias.

La maestra rellenó la *Motivation Assessment Scale (MAS)* —Escala de Evaluación de la Motivación— (Durand & Crimmins, 1988), para analizar la conducta de desobediencia más frecuente de Matu, la mirada pasiva. Los resultados indicaron que usaba la mirada pasiva con una función de «escape»: para ignorar peticiones de realizar determinadas tareas o para salir de determinadas situaciones.

Evaluación para planificar el sistema de comunicación

Puesto que las conductas de Matu no eran convenientes para su enseñanza ni para la de sus compañeros y compañeras, se consultó a la especialista de trastornos de la comunicación. Se decidió que emplear algún tipo de sistema de comunicación podría ser un medio efectivo para permitirle hacer frente a los cambios de clase y proporcionarle un ambiente de aprendizaje más estable. Antes de seleccionar un sistema de comunicación, se recogió más información acerca de la naturaleza y los niveles de las conductas comunicativas de Matu y sus funciones. Se recogieron datos de su habla espontánea en diferentes contextos y de sus capacidades de asociación. Además, se realizó un análisis de las situaciones en las que necesitaba un medio de comunicación más formal. A continuación, se presentan preguntas específicas en relación a estos factores junto con los resultados de la evaluación.

Pregunta 1: ¿Qué tipos de conducta utiliza Matu para la comunicación y cuáles son las intenciones pragmáticas de estas conductas?

Evaluaciones. Se utilizaron dos instrumentos de observación/entrevista informales para analizar los propósitos de las conductas comunicativas de Matu: un instrumento de observación para analizar las funciones comunicativas de la conducta (Donnellan y col., 1984) y una entrevista sobre comunicación (Schuler, Peck, Willard & Theimer, 1989). Ambos instrumentos enumeran diversas conductas (p.ej., llanto, agresión, gestos, aproximaciones al habla) que las personas pueden usar para comunicarse, junto con una variedad de posibles funciones comunicativas de las conductas (p.ej., pedir objetos, iniciar interacciones, declarar sentimientos). Con cada una de las funciones comunicativas enumeradas en los formularios se coloca una marca bajo la conducta que se supone que cumple esa función específica. Por ejemplo, si el observador nota que el individuo aparentemente llora para conseguir que alguien le preste atención, se pone una marca bajo la columna «llorar» en la fila denominada «pedir atención». La evaluación de las funciones de comunicación la realizaban la maestra y la especialista en trastornos de la comunicación después de observar a Matu en diferentes situaciones escolares y en las oportunidades de interacción. La entrevista sobre comunicación la realizaron la maestra y la madre durante una reunión conjunta.

Resultados. Los resultados de las evaluaciones anteriores indicaron que Matu utilizaba diversas conductas con diferentes intenciones pragmáticas. Los resultados indicaron que, cuando Matu interactuaba con adultos, la mayoría de las veces utilizaba expresiones faciales, proximidad física al adulto y mirada pasiva para iniciar o terminar la interacción. Cuando un adulto no respondía inmediatamente a sus peticiones verbales o no verbales, le agarraba, le golpeaba con sus dedos, hacía pucheros o lloraba para conseguir que le respondiera. Utilizaba expresiones faciales (p.ej., entornar los ojos, sonreír) y manipulaciones de objetos (p.ej., sostener objetos, darles la vuelta repetidamente, ofrecérselos a un adulto) como peticiones para que el adulto ejecutara alguna acción. Por ejemplo, Matu llevaba un juguete a un adulto y sonreía, sujetándolo para que se lo pusiera en marcha. Cuando no quería hacer algo, cogía una rabieta (p.ej., se tiraba al suelo y gritaba), escapaba de la persona o de la actividad o lloraba y se quejaba continuamente. Matu expresaba sus sentimientos con expresiones faciales (p.ej., sonreír, entornar los ojos, fruncir el ceño) o permaneciendo cerca de un adulto y abrazándole. Cogía una rabieta, lloraba o se escapaba para protestar si se cambiaban las rutinas o si se le pedía que participara en una actividad que no quería.

Conclusiones. Matu usa una variedad de conductas no verbales para comunicar sus intenciones: sonrisas, mirada pasiva, escaparse y rabietas. Utiliza las conductas para iniciar interacciones, terminarlas, pedir acciones u objetos a los adultos o conseguir su atención. Estas conductas son disruptivas para los demás alumnos y alumnas, son difíciles de interpretar con exactitud y a menudo interfieren con la enseñanza.

Pregunta 2: ¿Cuáles son las capacidades de asociación conceptual de Matu?

Evaluaciones. Se desarrollaron una serie de tareas informales de emparejamiento, basadas en las categorías perceptivas y subtests diseñados por Schuler (1980), para examinar las capacidades conceptuales de Matu. Estas tareas evaluaban su capacidad para asociar objetos idénticos, objetos similares, objetos parciales y completos, partes integrantes de objetos, objetos funcionalmente relacionados, fotografías y objetos y dibujos de líneas y objetos. La información obtenida sobre el nivel de rendimiento de Matu en estas tareas de emparejamiento ayudó a la maestra y a la especialista de trastornos de la comunicación a determinar el nivel apropiado de complejidad conceptual para su sistema de comunicación. Aunque los resultados de tales tareas no proporcionaban niveles de desarrollo cognitivo o conceptual específicos, sí ofrecían una indicación de la capacidad del individuo para manejar varios niveles de abstracción, cuando la disposición de las tareas va de menos a más abstracta. Por tanto, puede identificarse el nivel de abstracción (objeto real, miniatura, dibujo de líneas) en el que un alumno o alumna puede emparejar o discriminar conceptualmente objetos.

Matu realizó las tareas de emparejamiento sentado al otro lado de la mesa de la maestra. Se seleccionaron objetos que se utilizaban en clase, como libros, pinturas o aquellos que normalmente usaba para las habilidades de la vida diaria, como los zapatos y la manopla para lavarse. En cada tarea se colocaban los dos objetos enfrente de él y se le daba una clave verbal (p.ej., «Encuentra el que es igual», «¿Qué va con esto?»). Entonces Matu señalaba un objeto o colocaba dos objetos cerca uno de otro como respuesta a las claves.

Resultados. Matu emparejó correctamente el 75% de las series de objetos idénticos de clase (p.ej., tarjetas, bloques, pinturas). Cuando se le presentaron dos objetos similares (p.ej., dos bloques de diferente color, dos tipos de tazas), emparejó correctamente el 75% de las veces. Fue capaz de emparejar objetos parciales con objetos completos (p.ej., una taza rota con una taza entera) solamente con un 50% de exactitud, pero emparejaba partes componentes de objetos (p.ej., una botella y un tapón, un zapato y unos cordones) con el 100% de exactitud. Por último, emparejaba correctamente el 75% de las series de objetos funcionalmente relacionados, como un pincel y pinturas, una manopla y jabón. Cuando se le presentaba una fotografía o un dibujo de líneas y un par de dos objetos, Matu emparejaba correctamente las fotos o los dibujos con los objetos un 90% de las veces. La maestra observó que juntaba los dibujos de líneas que había emparejado correctamente y los ponía en fila; sin embargo, manejaba con facilidad todas las fotografías utilizadas por la maestra en el ejercicio de emparejamiento. También sostuvo los dibujos de líneas y los examinó repetidamente durante algún tiempo después de la evaluación.

Conclusiones. Matu puede discriminar correctamente tanto materiales abstractos como dibujos de líneas, pero tiene dificultad para emparejar partes de objetos con el objeto completo. Es interesante observar que ejecuta mejor la tarea de emparejamiento de pictogramas y objetos que la de objetos idénticos. Esta aparente discrepancia en la ejecución de diferentes niveles de abstracción se puede explicar parcialmente por la experiencia previa con los materiales utilizados y los aspectos motivantes de dichos materiales. Se le pedía a menudo emparejar pictogramas en varias sesiones de enseñanza diaria, por lo que esta actividad le era familiar. Además, una de sus actividades de tiempo libre favoritas era alinear de manera repetitiva y examinar visualmente una serie de tarjetas de pictogramas similares a aquellas utilizadas en las tareas de emparejamiento. Se observó que Matu tenía algún problema en la exploración visual de los objetos pero que lo hacía bien cuando, como medio de ayuda, el adulto señalaba con el dedo los materiales. Parece que puede ser apropiado utilizar un sistema de comunicación de pictogramas o símbolos.

Pregunta 3: ¿Cuál es el nivel de comprensión y el uso del habla y del lenguaje de Matu?

Evaluaciones. Una serie de observaciones de clase y evaluaciones de las capacidades de habla y lenguaje de Matu indicaron que era capaz de iniciaciones y respuestas verbales. Las observaciones las realizó la especialista en trastornos de la comunicación durante un periodo de 7 días, utilizando una hoja de datos desarrollada específicamente para este caso. En la Figura 7.9. se puede ver una muestra de los datos recogidos. Durante estas observaciones y evaluaciones, la especialista en trastornos de la comunicación registró el número de respuestas de dos o más palabras a preguntas abiertas y cerradas y el número de iniciaciones verbales de dos o más palabras durante un periodo de dos horas y media cada día. También registró literalmente sus verbalizaciones en cada ejemplo.

Resultados. Los resultados de las observaciones y de las evaluaciones muestran que Matu iniciaba interacciones verbales con más frecuencia de la que respondía a preguntas abiertas y cerradas. Durante los 7 días de observación Matu solamente respondió a tres preguntas abiertas o cerradas; sin embargo, produjo 20 iniciaciones verbales durante este mismo periodo de tiempo. La mayor parte de estas verbalizaciones (16) eran de tres palabras o más y eran apropiadas a la situación. Su respuesta más típica a las preguntas era desviarse o apartar la mirada de la persona que hacía la pregunta. La mayoría de las iniciaciones verbales eran peticiones de objetos o de acciones a un adulto cercano (p.ej., «Dame una cinta», «Átame el zapato»). No dirigía a sus iguales ninguna de sus iniciaciones verbales.

Nombre: Matu	Fecha: 20/4 a 23/4	
Tiempo	Preguntas abiertas-cerradas respondidas (2 o más palabras; ejemplo)	Iniciaciones verbales (2 o más palabras; ejemplo)
12:30-1:30 pm	P: «¿De qué trataba el libro, Matu?» R: «Tren conduce» y hace los ruidos del tren.	«Están columpiándose», dijo Matu cuando pasó la página de un libro y vio un dibujo de un patio.
1:30-2:00 pm	P: «¿Quieres salir fuera?» R: «Quiero salir y jugar en el jardín»	«Esto es picor», señalando al dedo. «Esto es picor», «Dámela», refiriéndose a la pomada para el dedo.
2:30-3:10 pm		«Atar los cordones», dijo Matu, permaneciendo cerca del profesor con los cordones desatados.

FIGURA 7.9. *Datos recogidos sobre iniciaciones verbales y respuestas.*

Conclusiones. Aunque se hicieron escasas observaciones para obtener una estimación de la longitud media de emisión, podemos decir que Matu era capaz de usar verbalizaciones de más de cinco palabras, siendo la mayor parte de las emisiones de tres o más. La mayoría de ellas eran autoiniciadas y raramente respondía a preguntas, por lo que éste no era un método efectivo de comunicación con él. Se pensó que lo más apropiado para su comunicación sería un enfoque más visual.

Pregunta 4: ¿En qué situaciones o actividades parecía que Matu tenía necesidad de un medio más formal para comunicar sus intenciones?

Evaluación. Como se describió anteriormente, Matu usaba diversas conductas no verbales para comunicarse. A menudo las utilizaba para escapar de situaciones en las que se le pedía que ejecutase tareas o cuando cambiaba de tarea o de área de trabajo dentro del aula. La maestra indicó que Matu también tenía dificultad a la hora de cambiar de tareas fuera de clase.

Resultados. Los resultados mostraron que, cuando se intentaban cambiar actividades o personas, Matu se resistía a ello escapando, aferrándose a los materiales con los que estaba trabajando o comenzaba a gritar, chillar y enrabietarse. Estas conductas, aun consideradas como medio de comunicación, eran extremadamente disruptivas para el resto de la clase y requerían una cantidad considerable de tiempo por parte de la maestra para resolverlas.

Conclusiones. Parece que Matu necesita un medio más formal de comunicación en los momentos de cambio entre actividades para permitir que sus actividades educativas diarias transcurran de forma más suave y sistemática. Sus rabietas y escapadas son disruptivas para sus compañeros y compañeras de clase y, como se dijo antes, requieren bastante cantidad de tiempo y de energía por parte de la maestra y del equipo.

Resumen de los resultados utilizados en la selección del sistema

Aunque era capaz de usar algo de lenguaje verbal para hacer peticiones, normalmente utilizaba diversas conductas no verbales (p.ej., mirada pasiva, escaparse, tamborilear con los dedos) para comunicarse. Era capaz de emparejar objetos similares que tengan la misma función y también de emparejar fotografías y dibujos de líneas con objetos reales. Aunque no se disponía de información sobre sus necesidades de comunicación en el hogar, Matu tenía dificultad en el tránsito entre actividades y con los cambios de personal de la clase. Cuando la maestra o el ayudante llevaban a Matu a la siguiente actividad, normalmente se resistía o salía corriendo. Parecía necesitar un sistema más formal de comunicación que le permitiese tránsitos más suaves entre actividades y áreas educativas a lo largo de la jornada escolar y le dotase de un medio para comunicarse con los demás.

Usando la información anterior, se consideraron los siguientes sistemas:

1. Se consideró la posibilidad de usar un enfoque puramente verbal, de acuerdo con el cual se esperaría que Matu se comunicara verbalmente con otros compañeros, compañeras y adultos en todas las actividades diarias. Sin embargo, esto no era así, puesto que la información disponible hasta ese momento indicaba que, en clase, Matu probablemente dependía de sus medios de comunicación no verbal. Además, los intentos de «hacerle» hablar (p.ej., durante la terapia de habla) o esperar que él hablara encontraron resistencia y terminaron en lloros, rabietas y disrupción general de la clase.

2. Se consideró la posibilidad de usar pictogramas como sistema de comunicación. Este sistema consistiría en utilizar algún tipo de agenda de comunicación o panel con dibujos de las principales actividades diarias de clase y sus materiales. Sin embargo, como Matu ocasionalmente iniciaba comunicaciones habladas, la maestra pensó que las tarjetas podrían inhibir el desarrollo posterior del habla y que el tablero de comunicación podría inhibir su movilidad a otros entornos.

3. El sistema que finalmente se utilizó no era un sistema de comunicación propiamente dicho, sino más bien un sistema de horario diario de la clase. Aunque uno de los objetivos finales era proporcionar a Matu un método más formal de comunicación, la maestra y la especialista en trastornos de la comunicación decidieron que primero debería aprender a realizar con más facilidad el tránsito entre una actividad y otra en clase. Tenían la sensación de que muchos de sus descontroles conductuales podían atribuirse a su aparente falta de comprensión de la rutina en que tenía que participar en clase y a su consecuente incapacidad para manejar de manera efectiva los cambios de una actividad a la siguiente. Además, asociando verbalizaciones con el uso del sis-

tema horario, la maestra y la especialista en trastornos de la comunicación esperaban facilitar las verbalizaciones independientes de Matu.

Diseño del sistema

La especialista en trastornos de la comunicación y la maestra diseñaron un sistema horario de actividades diarias para ayudar a Matu en los tránsitos de una actividad a otra durante la jornada escolar. El sistema consistía en un panel con varios «bolsillos», que correspondían a las actividades diarias de la clase. Cada actividad se representaba mediante un dibujo de líneas en una tarjeta de 12 por 18 cm.; escrito en cada tarjeta estaba el nombre de la actividad (ver Figura 7.10).

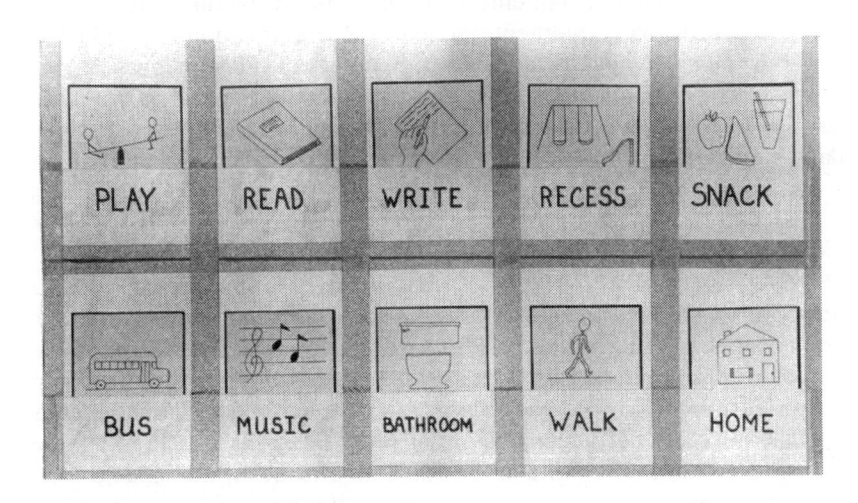

FIGURA 7.10. *Sistema horario de Matu.*

El propósito del sistema era:

1. Proporcionar oportunidades para la comunicación verbal y no verbal con respecto a las actividades escolares.
2. Desarrollar la familiaridad con las rutinas diarias mediante el uso de pictogramas de las actividades de clase de manera sistemática.
3. Proporcionar, más adelante, variaciones en las rutinas diarias de Matu, mediante la introducción gradual de cambios en el horario pictográfico, reorganizando el horario o utilizando nuevos pictogramas para actividades nuevas.

Se estableció el siguiente objetivo educativo general para el uso de su sistema: *Matu utilizará su sistema horario diario de manera independiente o con ayuda verbal para el tránsito entre actividad y actividad a lo largo del día.*

Cada día, la maestra o el ayudante de clase disponían los pictogramas en los bolsillos del horario en el orden correspondiente a las actividades diarias. Cuando Matu llegaba a clase, era dirigido verbal y físicamente (si era necesario) hacia el horario para identificar la primera actividad. La maestra o el ayudante hacían comentarios verbales, tales como «Es hora de empezar» o «Es hora de trabajar». Se utilizaba un sistema de ayudas de mayor a menor para facilitar el uso del sistema. Este procedimiento se explica en la historia de caso de Kyle vista anteriormente (págs. 138-139).

Antes de cada ayuda, la maestra o el ayudante hacían una pausa para dar a Matu la oportunidad de coger la tarjeta apropiada sin su ayuda. Las claves naturales para elegir la tarjeta correcta de la actividad a realizar eran: entrar dentro de la clase, si estaba usando por primera vez el sistema en ese día, o el final de una actividad en el caso del resto de las tarjetas. Si elegía la tarjeta equivocada, ésta se volvía a colocar en el horario y se le daba el siguiente nivel de ayuda. Cuando Matu cogía la tarjeta correcta, se le gratificaba verbalmente; se le pedía repetir el nombre de la actividad; y luego se dirigía a la actividad llevando consigo la tarjeta. Tras finalizar la actividad, la maestra le decía a Matu que había terminado. Volvía al horario y, si era necesario, se le ayudaba a introducir la tarjeta de la actividad en el bolsillo apropiado y después se le ayudaba a utilizar el horario para la siguiente actividad.

Efectividad del sistema

La especialista en trastornos de la comunicación y un estudiante graduado de educación especial recogieron los datos sobre el uso que hacía Matu del sistema horario en dos momentos diferentes. El sistema se utilizaba solamente durante el horario escolar. La primera serie de observaciones se realizó en el verano, inmediatamente después de la introducción del sistema. Se recogieron datos durante un mes y medio a lo largo del curso escolar, observándose 64 casos de utilización del sistema. La segunda serie de observaciones se realizó un año después, durante el siguiente verano. En este periodo de un mes, se observaron 61 ejemplos de utilización del sistema (debería tenerse en cuenta que Matu tenía una maestra distinta y estaba en una clase diferente durante el segundo periodo de observación). En cada ocasión en que se utilizaba el sistema se registraba el nivel más alto de ayuda empleado. En la Figura 7.11, se muestran los porcentajes de observaciones totales para cada nivel de ayuda durante ambos periodos de observación. La fiabilidad interobservadores oscilaba del 75% al 100%, con una media del 91%.

Los datos indican que Matu necesitó menos ayuda durante el segundo periodo de observación. Informes anecdóticos de la maestra y del ayudante de clase indicaron que durante el primer verano Matu corría desde la actividad, tiraba la tarjeta con el pictograma al suelo y, con frecuencia, no se implicaba en la actividad después de ser incitado a usar el sistema. Las observaciones y los datos recogidos con respecto a la conducta de Matu en el segundo verano mostraron que se implicaba en las actividades y se comportaba adecuadamente el 80% de las veces. Es posible que esta mejoría de su conducta haya sido resultado de un factor o de una combinación de diversos factores. Evidentemente, había llegado a acostumbrarse a la rutina diaria del aula. Matu también empezó a utilizar su sistema horario de una forma más independiente, lo cual puede haberle ayudado a aliviar su aparente ansiedad con respecto al cambio de las actividades. Por último, durante el segundo verano utilizaba más comunicación verbal y, por lo tanto, puede haber sido más capaz de comunicar sus problemas a la maestra y a los ayudantes. La maestra también indicó que estaba comenzando a recitar las palabras de las tarjetas cuando las cogía y comenzaba a interactuar verbalmente con los adultos del aula de manera más frecuente.

Objetivo: Dada una clave verbal y gestual indirecta, Matu empleará su sistema horario diario para la transición de una actividad a otra a lo largo del día al menos el 80% de las veces durante 5 días consecutivos.

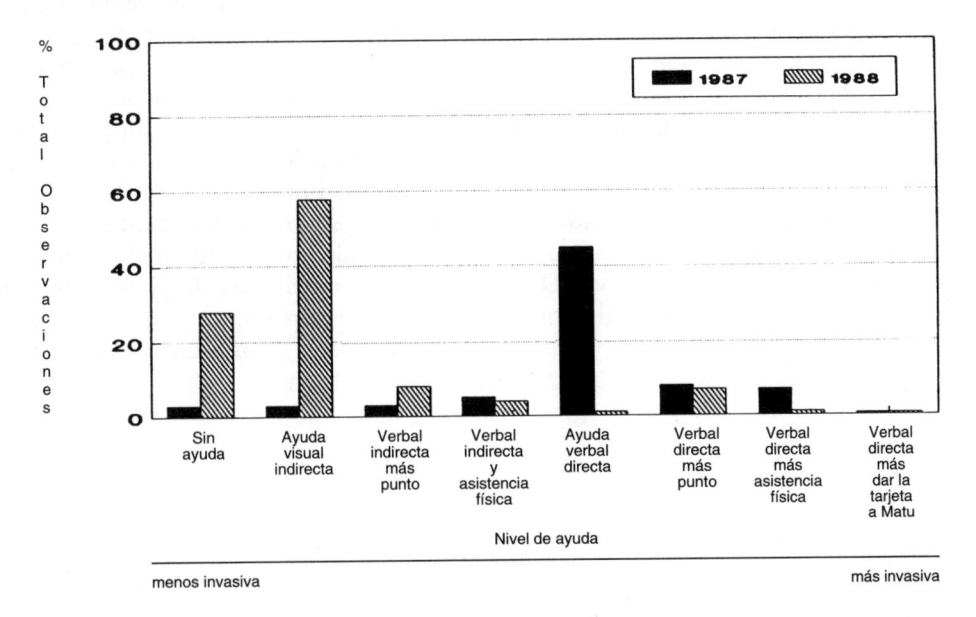

FIGURA 7.11. *Resumen de los datos de procedimiento sobre las ayudas que necesitaba Matu para utilizar su sistema horario.*

Resumen

Matu hizo progresos en el uso de su sistema horario, pero se podrían cambiar varios aspectos. Primero, como se observó anteriormente, este es un sistema de horario, no un sistema formal de comunicación. Una sugerencia sería combinar los aspectos relevantes del sistema de horario con un método que permitiera a Matu interactuar con más frecuencia y de una manera apropiada con los demás. Esto podría hacerse utilizando a un compañero o una compañera no discapacitado para el tránsito entre las actividades del aula. Éste podría ayudarle, cuando fuera necesario, utilizando un sistema pictográfico para cambiar de una actividad a otra. También podría estimularse su lenguaje verbal pidiéndole que diga verbalmente la actividad del pictograma con su compañero o compañera. Esto podría servir para incitar al interlocutor a que mantuviera una interacción con Matu.

Hay que tener en cuenta que el sistema horario de Matu no es muy manejable. Cuando iba al aula normal o a la comunidad para realizar su programa, cada vez que había un cambio, no le era posible volver al aula de educación especial para cambiar las tarjetas de la actividad. Una posible solución sería reducir el tamaño de las tarjetas y colocarlas en un álbum de fotos de bolsillo, de manera que Matu pudiera llevarlo con él y usarlo en distintas situaciones. Además, se podrían añadir fácilmente otras tarjetas de comunicación para que representaran el amplio rango de actividades esperadas y de materiales que Matu podría realizar.

También había algún indicio, según su maestra, de que Matu estaba empezando a comprender la relación entre las tarjetas y las actividades en sí mismas. Esto se observó cuando comenzó a nombrar las actividades al coger las tarjetas. Es posible que, con el tiempo, Matu fuera capaz de aprender a leer globalmente las palabras impresas en las tarjetas. Dependiendo de su progreso, debería considerarse esta capacidad. Además, las tarjetas de actividades preferidas deberían colocarse en un «sistema» de comunicación que pudiera llevar encima. Se le deberían ofrecer oportunidades para iniciar peticiones de estas actividades utilizando las tarjetas correspondientes.

Por ultimo, el sistema de Matu debería ser ampliado y utilizado en el hogar si su padre y su madre así lo deseasen. De nuevo, utilizar un sistema de pictogramas en otra situación y con otros pictogramas ampliaría sus oportunidades de interacción, particularmente con su familia, con otros parientes y con otros niños y niñas de su barrio.

JODI

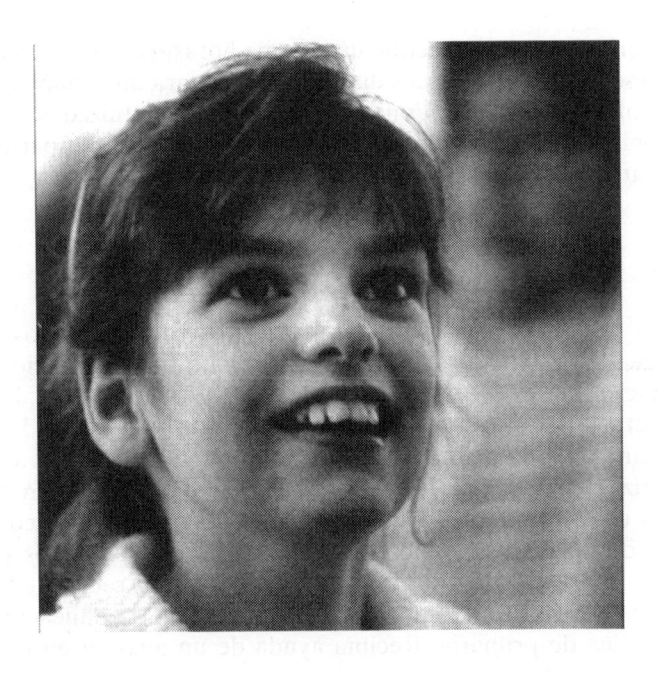

NOMBRE: Jodi
EDAD: 11 años
PROFESORA: Peggy Scuderi
ESPECIALISTA EN
PROBLEMAS DE LA
COMUNICACIÓN: Chris Englehart

Sistema

En esta historia de caso se describe un sistema horario de objetos concretos, utilizado para representar las actividades diarias del aula para una alumna con discapacidad severa. Se presentan las cuestiones y procedimientos utilizados para determinar el sistema apropiado, junto con datos sobre el uso del sistema por parte de la alumna y sugerencias para sistemas alternativos.

Visión general

Jodi vive en su casa con su madre, su padrastro y dos hermanos y una hermana menores que ella. Ambos padres trabajan, aunque tienen horarios flexibles que les permiten atender a las necesidades educativas y a la salud de Jodi. Fue diagnosticada de retraso mental severo, autismo y síndrome de Rett. El síndrome de Rett conlleva una degeneración progresiva que afecta solamente a las mujeres y que se caracteriza por demencia severa, autismo, pérdida de uso propositivo de las manos, pérdida de la deambulación o un andar generalmente atáxico, movimientos estereotipados de las manos, como frotarse o morderse las manos y microcefalia adquirida (Hagberg, Aicardi, Dias & Ramos, 1983). Jodi recibió educación especial y otros servicios relacionados en el aula específica de educación especial de una escuela pública de primaria. Recibía ayuda de un auxiliar en todas las actividades de clase.

Datos de los informes escolares

Los siguientes datos se refieren al estado de Jodi según los informes escolares sobre cognición, habilidades motoras, visión y audición, estado médico, habilidades de comunicación, habla y lenguaje, preocupaciones de los padres y conducta social/interpersonal.

Cognición

Se le pasó el *Peabody Picture Vocabulary Test (PPVT)* (Dunn, 1965) para obtener una estimación de sus capacidades cognitivas y comunicativas. Su puntuación directa en el test fue un 2 y, por lo tanto, no se pudo determinar una puntuación sobre el resultado en dicha prueba. Poco antes del actual curso escolar, se realizó una evaluación evolutiva en un servicio médico. El informe indicó que tenía un retraso evolutivo severo en todas las áreas. La estimación de sus capacidades cognitivas la situaba en un nivel de 12-18 meses cuando ejecutaba habilidades tales como llevar un aparato de música a un adulto para que lo encendiese o utilizar un objeto común de manera funcional (p.ej., lavarse la cara con una manopla), y anticipar la comida yendo a la puerta de la clase cuando se le decía que era la hora de comer.

Habilidades motoras

Jodi tiene espasticidad moderada en las piernas y recibe fisioterapia. Tiene un equilibrio pobre al andar, requiriendo ayuda para desplazarse más de 3 metros y para salvar escalones o superficies desiguales. Tiene problemas de motricidad fina, que tienen como resultado debilidad de prensión y un pobre control de los dedos. Utiliza una forma de prensión radial palmar gruesa y no es capaz de coger objetos pequeños con cuidado. Tanto sus habilidades motoras finas como las gruesas son características de las niñas con síndrome de Rett.

Visión y audición

No había informes sobre la visión y la audición en los archivos. La maestra, sin embargo, comentaba que Jodi no mantenía contacto ocular de manera sistemática con las personas ni mantenía la mirada en las tareas que estaba realizando y no siempre respondía a peticiones verbales o a su nombre.

Aspectos médicos

Jodi fue diagnosticada de crisis nocturnas a la edad de 7 años y comenzó teniendo crisis tónicas del lado derecho cuando tenía 8 años. Está tomando Tegretol y Depakine para controlar las crisis. Además, Jodi es especialmente sensible a los resfriados y a la gripe y falta muchos días a la escuela debido a estas enfermedades.

Habilidades de comunicación

Jodi dijo sus primeras palabras (es decir, «mamá», «papá», «no») aproximadamente a los 18 meses de edad; sin embargo, cuando tenía 3 años dejó de hablar, síntoma característico de las niñas con síndrome de Rett. A los 20 meses comenzó a retorcer las manos y a llevárselas a la boca continuamente. Cuando persiste en mostrar estas conductas, el uso de claves verbales como «baja las manos» o «manos quietas» hacen que pare por unos minutos. Se le habían enseñado signos durante 3 años aproximadamente; sin embargo, aún no era capaz de usarlos sin ayuda física. Su madre comentó que la familia comprendía sus estados de ánimo y sus acciones lo suficientemente bien como para comunicarse con ella en el hogar. Por ejemplo, cuando Jodi se paraba cerca del fregadero, los miembros de la familia sabían que quería beber agua.

Habla y lenguaje

Se utilizaron dos instrumentos para evaluar las capacidades de habla y lenguaje de Jodi en la escuela. Como se mencionó anteriormente, respondió adecuadamente sólo en dos ítems del PPVT (Peabody). Aunque no lograba puntuaciones baremables en la prueba, intentaba responder a los ítems del test señalando los dibujos cuando se le indicaba. También se le pasó la subsección de comunicación del sistema de evaluación TARC (Sailor & Mix, 1975). Logró puntuar en el 34% de los ítems posibles, entre los correspondientes a las habilidades siguientes: seguir indicaciones, utiliza algunas palabras comprensibles (escasamente), obedece las órdenes «no» o «deja eso», responde a su nombre con contacto ocular, señala objetos o personas cuando se le solicita, responde a la música y le gusta, y sigue consignas simples de un elemento. En el momento presente Jodi puede decir una palabra o incluso una frase completa, pero normalmente es inapropiada al contexto y parece que no está relacionada con ninguna clave externa. La mayoría de las verbalizaciones pueden describirse como jerga ininteligible. No imita sonidos, pero dice «papá» o «mamá» de manera no específica. Sus habilidades de lenguaje, tomadas de forma global, parecen estar en un nivel de 8-12 meses.

Preocupaciones de los padres

Se llevó a cabo una entrevista con los padres para obtener información acerca de las preferencias de Jodi con respecto a objetos y actividades y hablar acerca de sus prioridades y de los objetivos a largo plazo para ella. La madre indicó que a Jodi le encantaba que se le leyeran libros, escuchar música, ver la televisión, ir a las carreras de coches y estar junto a otras personas. Hizo un listado de habilidades de aseo, comunicación, resistencia física y autonomía en la comida como sus prioridades con respecto a Jodi. La maestra y la madre desarrollaron los siguientes objetivos a largo plazo:

1. Decirle a alguien que necesita usar el baño
2. Evacuar en el inodoro
3. Comunicar sus necesidades a otros
4. Subir y bajar cuestas de manera independiente
5. Comer de forma autónoma utilizando los cubiertos y la servilleta
6. Abrir el grifo, llenar un vaso y cerrar el grifo sola
7. Sentarse en una silla y prestar atención a una persona durante 2 minutos
8. Subir y bajar escaleras de manera independiente
9. Ponerse o quitarse el abrigo

Conducta social/interpersonal

Se observó que a Jodi le encantaba estar en estrecha proximidad con los demás alumnos y alumnas y con adultos. Frecuentemente intentaba mantener contactos iniciados por los compañeros o compañeras sonriéndolos, tocándolos y estableciendo contacto ocular apropiado. Aunque no podía seguirlos fácilmente en el recreo, debido a sus problemas de movilidad, continuaba observando cómo jugaban mientras estaban cerca. Se le pasó a Jodi la Escala de Evaluación de la Conducta Adaptativa (ABES) (McCarney, 1983) cuando tenía 10 años. Obtuvo las siguientes puntuaciones en las subescalas (media = 10; desviación típica = 3):

Conducta ambiental-interpersonal	0
Conducta de auto-relación	0
Conducta de relación con la tarea	0
Cociente total de conducta adaptativa	0

El informe de la prueba indicaba que Jodi necesitaba ayuda física en todas las conductas interpersonales, tales como desarrollar una conducta apropiada en situaciones de grupo, aceptar cambios de rutinas e interactuar apropiadamente con compañeros y adultos en situaciones escolares y extraescolares.

Evaluación para planificar un sistema de comunicación

La maestra y la especialista en Trastornos de la Comunicación habían considerado que por su nivel de funcionamiento y sus limitadas capacidades conceptuales se podía utilizar un sistema horario de comunicación formado por objetos reales. Se utilizaron, por tanto, las siguientes evaluaciones para ayudar a determinar el formato y la organización de su sistema. En particular, se necesitaba información acerca de su capacidad de seguimiento visual, de coordinación óculo-manual y de emparejamiento, junto con un análisis de sus intenciones comunicativas pragmáticas. A continuación se incluyen ejemplos de los datos recogidos en algunas de las áreas de evaluación.

Pregunta 1: ¿cuáles son las capacidades de barrido y seguimiento visual de Jodi?

Aunque los informes médicos indicaban que no tenía aparentemente déficit visuales, nos preocupaba si podía seguir o localizar visualmente objetos en alguno de los campos visuales. El conocimiento de las capacidades de barrido y seguimiento visual de Jodi permitiría a la maestra saber dónde presentar los objetos o las fotos y los gestos/signos durante el entrenamiento de comunicación. Por ejemplo, si se demostraba que Jodi no podía ver objetos en su lado derecho, la maestra tendría cuidado de no poner nada en ese lado si quería que Jodi lo viera.

Evaluación. Se llevó a cabo la evaluación utilizando dos elementos que la maestra comentó que le gustaban: galletas saladas y un cuento. Cada elemento se situaba al nivel de sus ojos, aproximadamente a 45 cm. de distancia, y se movía en distintas direcciones.

Resultados. Jodi seguía con éxito todos los objetos horizontalmente, verticalmente y diagonalmente con un movimiento armonioso y continuado, siempre y cuando los objetos estuvieran al nivel del ojo o por debajo. Cuando los objetos se movían por encima del nivel del ojo, no los miraba ni los seguía visualmente.

Conclusión. Durante la evaluación Jodi mostró un buen control postural de la cabeza (es decir, firme y alineada) y no mostró signos de nistagmos (es decir, espasmos de los ojos) o estrabismo (es decir, ojos torcidos hacia dentro o hacia afuera).

Pregunta 2: ¿cuáles son las capacidades de coordinación óculo-manual de Jodi?

Evaluación. La coordinación óculo-manual se evaluó de manera informal en clase. Esto era necesario debido a sus dificultades de motricidad fina. Además, la maestra y la especialista en Trastornos de la Comunicación estaban pensando en utilizar un sistema de objetos reales y estaban preocupadas por su capacidad para manipular los objetos. La evaluación se llevó a cabo una vez con Jodi sentada y se repitió de nuevo con Jodi de pie.

Resultados. La evaluación se hizo tanto en posición sentada como de pie debido a que tanto la maestra como la especialista en Trastornos de la Comunicación estaban preocupadas acerca de su estabilidad y movilidad mientras manipulaba objetos. Cuando estaba de pie podía alcanzar directamente y agarrar objetos a una distancia de 45 cm. hacia el frente y hacia ambos lados. Sin embargo, no podía agarrar objetos que estuvieran a más de 45 cm. de ella. Utilizaba principalmente su mano izquierda para alcanzar y agarrar y era capaz de cruzar la línea media para conseguir objetos. Cuando estaba sentada, alcanzaba objetos en todas las direcciones y podía conseguir cosas separadas 45 cm. o más inclinándose hacia el objeto. Del mismo modo, utilizaba su mano izquierda y era capaz de cruzar la línea media. Jodi fue incapaz de coger objetos del suelo, ni sentada ni de pie, a no ser que se le diera apoyo y ayuda física considerable para mantener el equilibrio.

Conclusión. Jodi utilizaba principalmente su mano izquierda para alcanzar y agarrar objetos y era capaz de cruzar la línea media para conseguir objetos a diversas distancias dependiendo de su posición (es decir, de pie o sentada).

Pregunta 3: ¿cuáles son las capacidades de emparejamiento/discriminación de Jodi?

Evaluación. La maestra observó que, cuando se nombraba un objeto común funcional (p.ej., libro, zapato, taza) y se colocaba enfrente de Jodi, lo cogía; sin embargo, esto sólo lo hacía cuando no había otros objetos distractores enfrente de ella. Por ejemplo, cuando se le presentaba una taza, una cuchara y un plato, daba el objeto a la maestra después de la consigna.

Resultados. En un ejercicio de emparejamiento informal, emparejó correctamente un objeto con otro elegido entre dos objetos funcionales solamente con el 33% de aciertos. Por ejemplo, durante un ensayo de emparejamiento se le presentó un libro y una taza y la maestra le enseñó otra taza y le pidió que encontrara otra como esa. Jodi cogió el libro erróneamente y se lo dio.

Conclusión. La maestra informó que con frecuencia tenía que volver físicamente la cabeza de Jodi hacia la tarea y que notaba que no la comprendía del todo. Por esta razón, no se intentaron otras tareas más complicadas de emparejamiento o discriminación (p.ej., usar dibujos de líneas o fotografías).

Pregunta 4: ¿qué conductas utilizaba para comunicarse y qué intenciones expresaba?

Evaluación. Durante un periodo de 2 meses se observaron las interacciones con la maestra, con los iguales y con el personal del aula. Estas interacciones incluían responder a las peticiones de la maestra o del equipo, iniciar y mantener contacto personal con iguales y con otros, entrar o salir de la clase y participar en un amplio número de actividades de grupo y actividades educativas individuales.

Resultados. Las intenciones pragmáticas de sus interacciones se registraron y codificaron en una de las siete categorías adaptadas de Dore (1974-1975). Estas categorías son dar una respuesta, expresar emociones, implicarse en contacto interpersonal, hacer una petición, describir un acontecimiento u objeto, entretener o bromear y otras. El proceso de recolección de los datos consistió en observar 120 interacciones durante un periodo de 2 meses. Para cada interacción el evaluador (un alumno graduado de educación especial) registraba el tiempo aproximado y la localización de la interacción, marcaba la categoría apropiada en el formulario de calificación y anotaba una breve descripción que incluía una interpretación de la intención de la interacción. En la Figura 7.12 encontramos una hoja rellena con una muestra de los datos correspondientes a un periodo de observación (ver Apéndice A.8 para una hoja de Datos de Observación de Intenciones Pragmáticas en blanco).

Un segundo evaluador estaba presente durante aproximadamente el 15% de las interacciones y las codificaba utilizando el mismo sistema de codificación. La fiabilidad interobservadores con respecto a la codificación de las interacciones durante estas observaciones simultáneas fue del 100%. Los datos indican que más de la mitad (52%) de las interacciones sociales de Jodi en el aula eran en respuesta a peticiones de miembros del equipo o de la maestra para ejecutar alguna acción o movimiento (p.ej., «siéntate», «ven aquí»). Aproximadamente el 43% de las interacciones eran para expresar sus emociones y sentimientos a los demás a través de una sonrisa o llanto, o para iniciar o mantener contacto interpersonal con otros tocándoles el brazo o estableciendo contacto ocular.

Conclusión. Estos resultados muestran que Jodi podía comunicarse de manera no verbal con las demás personas del aula.

Datos de observación de la intención pragmática

Nombre: Jodi   Fecha: 17-11-89   Observador: B. A.

Categorías	Lugar/Tiempo/Frecuencia	Ejemplos de actividad e interpretación (escriba el tercer ejemplo observado)	Otros comentarios
1. Hace una petición; hace una pregunta.			
2. Da una respuesta o responde a una pregunta o petición.	8:45 am - tres veces en el aseo. 9:00 am - siete veces en el grupo pequeño.	Sigue al ayudante al cuarto de baño bajo petición. Responde a «siéntate», «mira al libro», y otros.	
3. Describe acontecimientos o aspectos del entorno.			
4. Expresa hechos, creencias, actitudes o emociones.	8:30 am - dos veces entrando en la habitación.	Sonríe y mira a Gretchen cuando le dijo hola. Empieza a sonreír cuando ve al profesor.	
5. Intenta y establece o mantiene contactos interpersonales o interacciones.	9:00 am - cuatro veces en la actividad del grupo pequeño.	Toca el brazo del ayudante cuando éste no la estaba mirando. Mantiene el contacto ocular con un compañero y le sonríe intermitentemente.	
6. Intento de divertir o tomar el pelo a otros.			

FIGURA 7.12. *Muestra de datos de observación de intención pragmática de Jodi.*

Resumen de los resultados utilizados en la selección del sistema

Los resultados de las evaluaciones que se utilizaron para responder a las cuestiones precedentes muestran que Jodi tenía unas habilidades adecuadas de seguimiento visual, excepto por encima del nivel de los ojos; utilizaba su mano izquierda para alcanzar y agarrar objetos; cogía objetos familiares cuando eran nombrados y cuando estaban presentes pocas distracciones; y utilizaba diversos medios no verbales para comunicarse en el aula. Las implicaciones para desarrollar un sistema de comunicación eran: utilizar objetos concretos que son familiares a fin de facilitar la comprensión conceptual, colocar los objetos al nivel de los ojos o por debajo para asegurarse de que los ve, asegurarse de que los objetos son fáciles de alcanzar y darle oportunidades no solamente para responder a otros, sino también para iniciar interacciones. Además, presentando dos o tres objetos y permitiendo que los elija libremente, tendría mayores oportunidades para elegir las actividades en las que le gustaría participar.

Diseño del sistema

La maestra de Jodi y la especialista en Trastornos de la Comunicación desarrollaron un sistema de horario diario utilizando un serie de representaciones concretas (es decir, objetos reales) de las actividades del colegio. La maestra y la especialista en Trastornos de la Comunicación pensaban que Jodi necesitaba una rutina establecida sobre la que basar sus interacciones comunicativas futuras; por lo tanto, se utilizó un sistema de horario más que un sistema de comunicación en sí. Los motivos que justificaban esta decisión eran que Jodi necesitaba actividades sistemáticas con las que relacionar los objetos reales que se utilizaban para representar esos acontecimientos. La decisión de utilizar objetos reales se basó en que se vio que sus capacidades con-

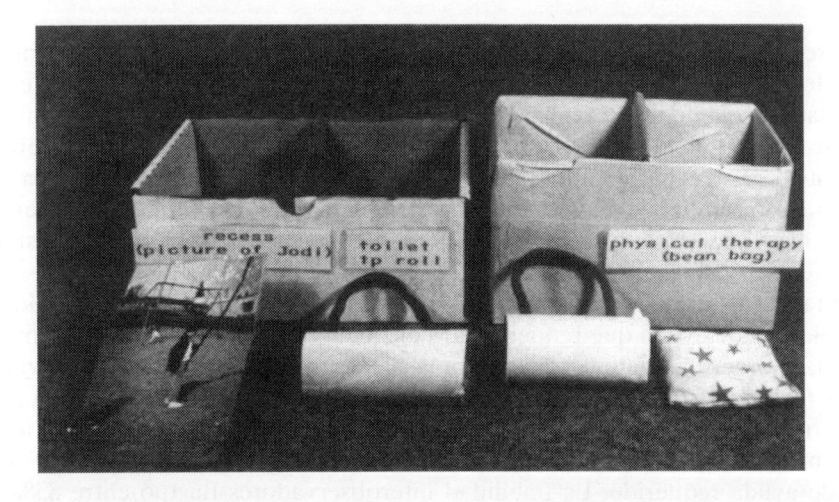

FIGURA 7.13. *Sistema horario de Jodi. Unas asas sobre el rollo de papel higiénico ayudan a Jodi a sostenerlo.*

ceptuales eran limitadas y, por tanto, no sería capaz de asociar de manera efectiva símbolos de comunicación más abstractos con sus actividades. Los objetos utilizados en el horario (p.ej., el rollo de papel higiénico para ir al aseo, una bolsa para la compra y una taza para el aperitivo) se colocaron en el aula, en una hilera de pequeñas cajas de cartón sobre un soporte. La Figura 7.13 muestra una foto del sistema. El objetivo a largo plazo era desvanecer gradualmente los objetos reales e introducir fotografías de las actividades u objetos que utilizaría en un tablero de comunicación más manejable o en una libreta. Los objetivos a corto plazo para el uso del sistema eran los siguientes:

1. Enseñar a Jodi a acostumbrarse a las rutinas diarias de la clase.
2. Enseñar a Jodi a iniciar interacciones en la clase.

Estos objetivos a corto plazo se veían como precursores necesarios para que Jodi llegase a usar un sistema de objetos para comunicar sus intenciones. Por ejemplo, una vez que se hubiese familiarizado con el horario establecido de la clase, la maestra podría darle una oportunidad para iniciar actividades de manera independiente presentándole el objeto correspondiente del horario a ella o al ayudante. En esencia, el horario de actividades se convertiría en el punto central de la interacción de Jodi.

Se la incitaba verbal y físicamente a ir a las cajas, a coger el objeto apropiado para la actividad y a realizarla. Cuando se completaba la actividad, regresaba a las cajas, devolvía el objeto y cogía otro para la siguiente actividad. La maestra o el personal del aula usaron un sistema de ayuda de menos a más para ayudarle a usar el horario. Los niveles de ayuda eran: 1) ejecución independiente — sin ayudas—; 2) ayuda verbal — «Jodi, coge....»—; 3) ayuda gestual — señalar al objeto apropiado—; 4) orientación física de la cabeza hacia la tarea; 5) ayuda física completa — mano sobre mano.

Efectividad del sistema

Se recogieron los datos sobre el uso del sistema durante un periodo de 2 meses. A causa de enfermedades y de las ausencias de la escuela que acompañaban a estas enfermedades, solamente se realizaron ocho observaciones. No obstante, el ayudante de clase indicó que el uso del sistema por Jodi durante esas observaciones era el característico de su capacidad diaria. Como nota adicional, Jodi también estaba experimentando un cambio de medicación para las crisis durante el periodo de observación, lo cual hizo que sufriese crisis frecuentemente y que se comentase que estaba sin fuerzas en la escuela.

Durante las observaciones, cada vez que utilizaba su sistema, el observador registraba el nivel de ayuda que requería para ejecutar cada paso. Los pasos eran: 1) ir al sistema, 2) coger el objeto correcto para la siguiente actividad, 3) ir a la actividad. La Figura 7.14 (ver Apéndice A.10 para un formulario en blanco) muestra una serie de datos con respecto a las ayudas necesitadas por Jodi para usar su sistema. En tres de las sesiones de observación, un segundo observador registró los datos con respecto al nivel de ayuda requerido. La fiabilidad interobservadores fluctuó entre 83%-100% con una media del 92%.

Hoja de registro para recoger datos de procedimiento sobre el uso de un sistema

Nombre: Jodi   Fecha: 9-12-88
Observador: B. A.   Hora del día: am/pm

Actividad	Va al sistema	Coge el objeto/símbolo	Va a la actividad
1. Aseo	F	V	F
2. Tarea de emparejamiento	F	OC	F
3. Grupo de lectura	F	I	V
4. Recreo	F	OV	V
5. Fisioterapia	F	F	F
6. Aseo	V	OC	F
7. Comida	V	I	V

Claves: I = Independiente; V = Ayuda verbal; G = Ayuda gestual; OC = Orienta la cabeza; F = Ayuda física.

Comentarios:

FIGURA 7.14. *Muestra de datos sobre las ayudas empleadas con Jodi.*

Objetivo de enseñanza: Dada una ayuda verbal, Jodi irá hasta el sistema, cogerá el objeto correcto para la próxima actividad, e irá a dicha actividad el 80% de las veces durante 5 días consecutivos.

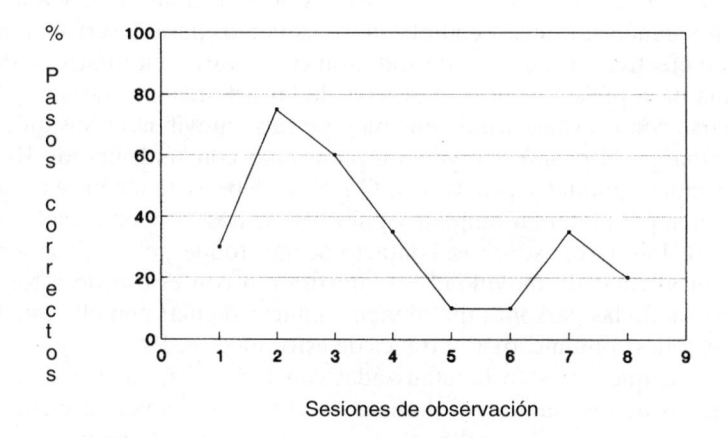

FIGURA 7.15. *Resumen de los datos sobre la utilización por parte de Jodi del sistema de horario.*

Un objetivo era que Jodi ejecutara los pasos implicados en el uso del sistema independientemente o con ayuda verbal. Su ejecución en cada sesión de observación se resumió en términos del porcentaje de pasos completados independientemente o con ayuda verbal con respecto a todas las oportunidades de usar el sistema. En la Figura 7.15 se muestra un gráfico del progreso de Jodi. Los datos muestran que su uso del sistema era, en el mejor de los casos, irregular e impredecible. El porcentaje de los pasos completados sin ayuda o sólo con ayuda verbal fluctuaba entre 8%-78%, con una media del 32%. En sólo dos ocasiones el porcentaje de los pasos completados superó el 33%. La pobreza de su ejecución podría deberse a sus enfermedades y ausencias de la escuela, o a las fluctuaciones fisiológicas que provocaron los cambios de medicación. También, aunque los datos se recogieron tan frecuentemente como fue posible, la carencia de recolección diaria de datos puede que no dé una imagen fidedigna de su capacidad para usar el sistema. Sin embargo, como se mencionó anteriormente, un auxiliar de clase observó que la ejecución durante las sesiones de observación era la típica de su capacidad global para usar el sistema. Poco tiempo después de la última observación, Jodi se puso muy enferma y se ausentó de la escuela cerca de tres semanas consecutivas. Una vez que volvió, era incluso más inestable motrizmente y a veces rehusaba andar. Durante este periodo, el especialista en trastornos de la comunicación y la maestra del aula decidieron interrumpir el uso del sistema hasta que su salud y su movilidad mejoraran.

Resumen

Este estudio de caso ilustra algunos problemas que se encuentran normalmente cuando se desarrollan sistemas de comunicación para personas con discapacidades severas. Las fluctuaciones conductuales y fisiológicas debidas a las crisis y a las enfermedades y las frecuentes ausencias complican los esfuerzos para desarrollar sistemas de comunicación efectivos. En el caso de Jodi, son claras varias alternativas. Primero, su actual sistema de representaciones concretas de las actividades diarias de la clase podría continuarse con la esperanza de que mejoraran su movilidad y sus dificultades de salud; sin embargo, el pronóstico general para niñas con síndrome de Rett es la pérdida de capacidad gradual y progresiva. Quizá se debería tener un enfoque más práctico y funcional para intentar ampliar y pulir los medios de comunicación no verbales presentes en Jodi (p.ej., sonrisas, contacto ocular, toques, etc.). Esto sería bueno cuando sus problemas de movilidad no interfirieran con el uso de estos gestos. Además la mayoría de las personas que tienen contacto regular con ella pueden distinguir sus intenciones comunicativas a través de estos medios. Este enfoque requeriría que las personas que no están familiarizadas con Jodi (p.ej., nuevos conductores de autobús, algunos de los alumnos y alumnas en el patio) reciban enseñanza sobre sus formas de comunicación. Generalmente es mejor si alguien tiene la responsabilidad de la enseñanza de estas personas. Aunque estas sugerencias no son las únicas posibilidades disponibles o apropiadas con respecto a los sistemas alternativos para Jodi, ilustran los modos en los que su maestra examinaría posteriormente opciones de comunicación para alumnos o alumnas con discapacidades severas.

Capítulo 8
FACTORES RELEVANTES EN LOS SISTEMAS UTILIZADOS POR ADOLESCENTES Y ADULTOS

Los factores mencionados anteriormente en los Capítulos 6 y 7 son igualmente pertinentes cuando se consideran sistemas para adolescentes y adultos. No obstante, la edad, los años que restan de servicios educativos, las preferencias de padres, madres o cuidadores y el énfasis en las interacciones tienen un peso bastante diferente. Para adolescentes y adultos la frase «Ha llegado el momento» parece apropiada. Estos individuos han estado en ambientes de aprendizaje y educación dirigidos a prepararles para el tránsito a una vida centrada en la comunidad y en el trabajo. El énfasis con personas en este grupo de edad recae en usar sus habilidades y capacidades más que en aprender unas nuevas. Por tanto, los sistemas diseñados para personas que dejarán en breve los servicios educativos o que ya los han dejado deberían reflejar el hecho de que su vida está centrada en la comunidad y en el trabajo. Las historias de caso que siguen ilustran algunas de las diferencias en cuanto a la selección de un sistema como resultado de esta orientación.

La primera historia de caso en este capítulo es la de Jesse, que está aún en el instituto y al que le queda un año para desarrollar un sistema de comunicación. Su programa escolar incluye la enseñanza en la comunidad en diversos ambientes no escolares, aunque ésta estaba limitada a causa de su conducta. Era importante que el sistema funcionara tanto en la escuela como en los entornos de la comunidad y que no le estigmatizara por dirigir la atención hacia su carencia de habla y a su discapacidad mental. A la vez, había tiempo y recursos para comenzar por un sistema inicial y que después podría ampliarse a otro sistema, puesto que su conducta se veía como comunicativa y sus interacciones se hicieron más coherentes y sistemáticas.

La historia de caso de Ernie ilustra un enfoque similar centrado en ver sus conductas problema como comunicativas. Sin embargo, su edad era un factor significativo que recomendaba la selección de un sistema lo más cercano posible a un sistema formal y que fuera, también en la medida de lo posible, fácilmente comprensible tanto por personas cercanas como por personas no familiarizadas. El resultado fue un sistema que capacitaba a Ernie para interactuar; sin embargo, sólo podía seleccionar mensajes con ayuda. Por lo tanto, aunque Ernie se beneficiara de su sistema de comunicación mediante el aumento de sus interacciones en muchos entornos, seguía dependiendo de los demás para usarlo. Esta opción se vio como la más viable y parecía ser coherente con las suposiciones filosóficas y las consideraciones prácticas de las que se habló en el Capítulo 1, además de la realidad de su edad, la limitación de tiempo de asesoramiento que le quedaba y la disminución del número de personal con una base educativa mínima que podría ayudar a Ernie a ampliar su sistema.

JESSE

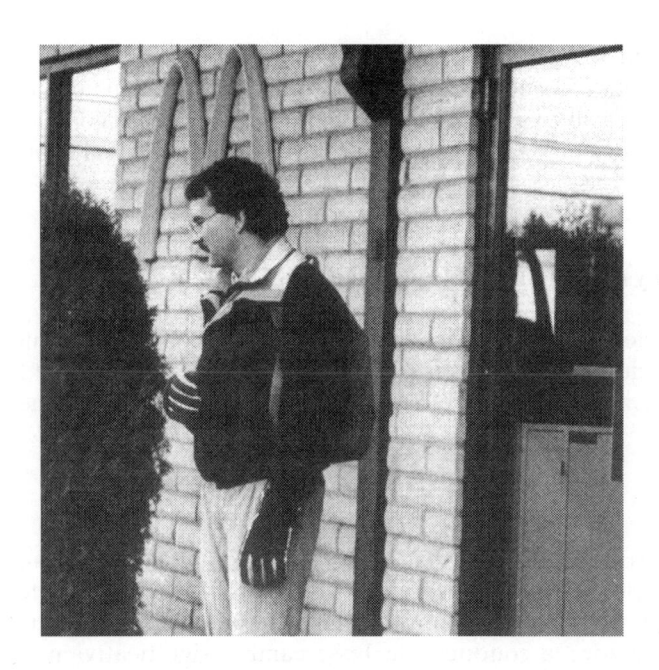

NOMBRE: Jesse
EDAD: 19 años
PROFESORA: Margaret Baldwin
ASESOR: Edwin Helmstetter

Sistema

El sistema de Jesse surgió cuando sus compañeros de comunicación vieron sus problemas de conducta como intentos de comunicarse más que como meras conductas problema. Se evaluaron las funciones comunicativas de las conductas y se le enseñó a usar respuestas más apropiadas de su repertorio conductual como medios de comunicación.

Visión general y datos de los informes escolares *

A continuación presentamos una visión general y los datos de los informes escolares de Jesse que incluyen su diagnóstico, razones de su remisión, historial evolutivo, intervención educativa, descripción del programa educativo e intervenciones conductuales.

Diagnóstico

Los informes escolares indicaban que Jesse tenía «rasgos autistas» y mostraba un «rechazo a relacionarse verbalmente con los demás». Aunque los informes escolares decían que su C.I. era de 22, la profesora se cuestionaba la exactitud de este dato. Tras la intervención, la conducta de Jesse cambió significativamente. Aunque su diagnóstico no fue revisado, su profesora sospechaba que tenía perturbación emocional y mutismo electivo.

Razones de su remisión

Jesse gritaba aproximadamente cinco veces al día. La duración media de cada episodio era de 25 minutos, aunque éstos podían continuar hasta 3 horas. Sus gritos eran fuertes, con continuas vocalizaciones, solamente con pausas momentáneas para coger aire. Jesse también corría y saltaba alrededor de la sala cuando gritaba y pegaba a cualquiera que estuviera en su camino o golpeaba y destruía objetos. A veces, se autolesionaba golpeándose en la cabeza con las paredes o pegándose o arañándose en la cara. A no ser que se le interrumpiera, la autolesión podía continuar durante más de un minuto y medio.

---

* La historia de este caso ha sido escrita conjuntamente con Margaret Baldwin (primera autora), profesora, Distrito Escolar de Wenatchee, Wenatchee, Washington.

Historial evolutivo

En los informes escolares existía muy poca información sobre la historia evolutiva temprana de Jesse. Mientras se planificaba la intervención para sus problemas de conducta, se obtuvo la siguiente información de su familia y de su médico.

Jesse tuvo un desarrollo normal hasta los 4 años, momento en el que su familia se mudó a otra zona del país. Sus padres contaron que durante el cambio empezó a tener rabietas y a gritar parando solamente para dormir. También se volvió preocupantemente aislado. En esta época, un médico de la familia sugirió que Jesse tenía autismo y debería vivir fuera de casa. A los 6 años estaba viviendo en un hogar de grupo y asistía a una escuela especial para alumnos y alumnas con retraso mental moderado. Sus habilidades continuaron deteriorándose y a los 8 años se le mandó a una clase para alumnos y alumnas con discapacidades severas. También empezó a tomar medicación psicotrópica para controlar sus agresiones y autolesiones. A los 14 años comenzó a tener crisis, añadiéndose una medicación antiepiléptica a su control médico. Continuaba con la medicación psicotrópica y antiepiléptica, así como con medicación para la piel de la cara, a lo largo del curso de la presente intervención.

Intervención educativa

Basándose en los resultados de la escala de conducta adaptativa de Vineland (VABS) (Sparrow, Balla & Cicchetti, 1984) y del Perfil Evolutivo II (Alpern, Boll & Shearer, 1984), el lenguaje receptivo de Jesse estaba en el nivel de responder a órdenes de tres elementos; sin embargo, tenía muy poca comunicación expresiva. Aunque, como se vio más adelante, los gritos, agresiones y autolesiones podían representar intenciones comunicativas.

En cuanto a sus habilidades de autonomía, Jesse podía utilizar adecuadamente los utensilios de comida, aunque comía muy rápido. Era independiente en el aseo excepto en el uso del papel higiénico. Podía vestirse por sí solo cuando se le daban consignas verbales, excepto para atarse los zapatos. Era incapaz de ducharse o afeitarse solo. Sus habilidades motoras gruesas y finas estaban bien desarrolladas, aunque caminaba con las piernas agarrotadas y tenía dificultad para poner sus manos y brazos con las palmas hacia arriba, como cuando tenía que llevar objetos. Además de los problemas conductuales descritos anteriormente, también se ponía agresivo cuando se le tocaba, y pegaba tortas, daba patadas y golpeaba con la cabeza a alguien a la vez que gritaba.

Descripción del programa educativo

Jesse estaba en un instituto público, en la clase de educación especial para alumnos y alumnas con graves problemas de conducta y aprendizaje. El programa, que se centraba en prepararles para ser capaces de vivir y trabajar en entornos comunitarios, implicaba una cantidad significativa de enseñanza en lugares de trabajo, restaurantes, tiendas y otros espacios fuera del instituto. Sin embargo, a causa de la conducta de

Jesse su profesora había cortado en gran medida las salidas programadas. A veces gritaba todo el tiempo que permanecía en la tienda y deliberadamente lanzaba la mercancía fuera de los expositores.

En el recinto escolar la educación de Jesse se centraba en el desenvolvimiento personal, el ajuste social, la seguridad personal y el entrenamiento de habilidades laborales. Los iguales no discapacitados eran sus compañeros y tutores en el instituto y durante la enseñanza en la comunidad. Sin embargo, sus gritos, que eran audibles en toda la escuela, interferían en los programas del resto del alumnado.

En cuanto a los servicios de apoyo, a los 4 años Jesse empezó a recibir terapia de habla y lenguaje. La enseñanza se centró en producción de sonidos, denominación de objetos y fotos, lenguaje de signos y usar tarjetas con fotos para comunicarse. En el momento de esta intervención sus capacidades de comunicación receptiva eran excelentes. Podía obedecer órdenes como «Coge una cuchara» y «Prepárate, es hora de ir a comprar». Sin embargo, en cuanto a la comunicación expresiva, no utilizaba medios para dar a conocer sus necesidades. De hecho, a causa de su historial de fracaso en la terapia, dejó de recibir servicios de enseñanza de habla y lenguaje de un especialista de trastornos de la comunicación (CDS). Sin embargo, su programa de educación individual (IEP) incluía objetivos de comunicación llevados a cabo por sus profesoras. Éstos abarcaban el uso de lenguaje de signos, gestos, fotos y vocalizaciones para solicitar objetos o personas y para expresar otras necesidades relacionadas con sus actividades cotidianas (p.ej., formación profesional, comida, desplazamiento en la comunidad).

Intervenciones conductuales

De cara a reducir los gritos, las autolesiones y las agresiones se han utilizado varias intervenciones conductuales, entre las que estaban ignorar las conductas, colocarle en una sala de aislamiento hasta que cesaran los gritos o las autolesiones y sujetarle las manos en cuanto empezaba a autolesionarse o a agredir a otras personas. Otro programa consistía en reforzarle con dos cosas que le gustaban muchísimo —beber agua y crema para la cara— para mantener intervalos de tiempo relativamente tranquilos. Este programa fue efectivo en la medida en que se lograron periodos de calma momentáneos; sin embargo, Jesse seguía gritando una media de cuatro o cinco veces durante la jornada escolar. Además, el progreso educativo era escaso; prefería aislarse durante largos periodos de tiempo debajo de una mesa. La única forma de interacción con los demás en la clase era a través de gritos y agresiones.

Evaluación para planificar un sistema de comunicación

La profesora decidió considerar las conductas problema de Jesse de gritar, salir de la clase, sujetarse la cara con las manos, ser agresivo, frotarse crema en la cara y producirse autolesiones como intentos de comunicación. Sin embargo, sin más información era imposible saber cuál era su nivel de intención (p.ej., ¿eran las conductas descargas emocionales?, ¿tenía un plan dirigido hacia una meta?) o cuáles eran las metas específicas, si las hubiera, que tenía en mente (p.ej., escapar). Por tanto, era necesario establecer si las conductas estaban asociadas con acontecimientos específicos y en qué casos sería posible enseñar a Jesse a sustituirlas por conductas más aceptables que sirvieran para la misma función.

La siguiente serie de preguntas y procedimientos, como vimos en el Capítulo 2, resume el proceso de evaluar la conducta como preparación para introducir la enseñanza de habilidades de comunicación como alternativa a centrarse exclusivamente en la conducta problema.

Pregunta 1: ¿qué ocurría antes, durante y después de las conductas problema?

El equipo escolar observó a Jesse y elaboró un registro escrito cada vez que ocurría una conducta. Anotaron la forma de la conducta (p.ej., gritar, escaparse de la clase, abofetearse), lo que ocurría como consecuencia (p.ej., la profesora ignoraba la conducta, los compañeros se separaban de él), y qué hacía después. Un patrón que surgió fue que Jesse se sujetaba la cara y comenzaba a balancearse. Esto normalmente se ignoraba. Después de un breve periodo de tiempo, empezaba a gritar. Un segundo patrón consistía en que comenzaba gritando y después se escapaba de la clase, normalmente para dirigirse a la fuente a beber. De camino a la fuente agredía a cualquiera que se cruzase con él. Un tercer patrón se identificó durante el trayecto en el autobús entre el instituto y los lugares de la comunidad. Jesse alternaba sus gritos con golpes en las ventanas del vehículo, en ocasiones con suficiente fuerza para romperlas. El cuarto patrón implicaba que Jesse saltaba repentinamente y golpeaba a las personas u objetos cercanos. Si se ignoraba esta conducta, normalmente salía de la clase y se dirigía a la cafetería para coger comida. Alguna vez, en vez de esto utilizaba el lavabo.

Pregunta 2: ¿cuáles eran las metas (funciones) de la conducta de Jesse?

La información anecdótica parecía indicar que las conductas se asociaban con acontecimientos específicos. Por ejemplo, gritar y escapar de la clase se asociaba normalmente con ir a la fuente de agua, a la cafetería o al baño. El propósito de estas conductas sería, por tanto, pedir objetos (p.ej., agua, comida) y acciones (p.ej., ir al baño) o pedir permiso (p.ej., para ir al baño).

Además de llevar un registro narrativo, la profesora revisó los registros escolares de Jesse y contactó con su familia y su médico para identificar posibles causas de los gritos. Aunque no se identificó ninguna causa directa, se supo que su medicación podía causarle una sed insaciable y sequedad en la boca, lo que podía explicar su ansia por el agua. Además, la medicación podía causar que su piel se irritara, lo cual podía explicar su conducta de echarse crema en la cara. Esta conducta no ocurrió durante la observación, probablemente porque la crema estaba dentro de un armario cerrado. Como se comentó anteriormente, una de las conductas problema era cogerse la cara, balancearse y en ocasiones gritar. Esta conducta podría reflejar su malestar provocado por la irritación de la piel y podría funcionar como una petición de la crema para aliviarla.

Si no fuera por el hecho de que se necesitaba una solución tan pronto como fuera posible a las conductas que estaban interrumpiendo la educación de Jesse y la de los demás alumnos y alumnas en el instituto y en la comunidad, habría sido posible verificar las hipótesis experimentalmente. Por ejemplo, la tasa y duración de los gritos podía haberse comparado en dos condiciones distintas. En una condición, durante algunos días, la consecuencia de los gritos podía haber sido darle permiso para dejar el aula pero sin llegar a beber agua. En la segunda condición, a lo largo de varios días, se le podría haber permitido abandonar el aula y beber agua. Si los gritos estaban asociados con beber agua, entonces se esperaría que la duración de cada grito fuese menor en la segunda condición, aunque la frecuencia de los gritos podía incrementarse o permanecer inamovible.

Pregunta 3: ¿cuál era el nivel de intencionalidad de Jesse?

Era indudable que la intencionalidad de Jesse estaba bien desarrollada. Utilizaba sistemáticamente una variedad de diferentes conductas para propósitos específicos, de modo que era evidente que tenía metas, así como planes para lograrlas. También parecía capaz de coordinar estos planes, como, por ejemplo, gritar y después esperar una respuesta. Además, parecía usar estrategias de reparación (es decir, si al principio no tenía éxito, utilizaba una conducta diferente, que por lo general se dirigía más directamente a lograr su meta). Por ejemplo, si saltando y pegando a los demás no era eficaz, entonces salía del aula y se iba a la cafetería o al baño.

Pregunta 4: ¿cuál era el nivel de funcionamiento de Jesse en las áreas de cognición, atención, comunicación receptiva y expresiva, visión y audición y capacidades motoras finas?

En el área de desarrollo cognitivo demostró tener uso funcional de objetos, la permanencia del objeto y resolución de problemas básicos. Esto podría indicar que estaba capacitado para usar un sistema de comunicación simbólica. En cuanto al mantenimiento de la atención, podía atender a tareas educativas durante varios minutos. Sin embargo, rehusaba con frecuencia cooperar, lo cual constituía una barrera potencial para mejorar sus habilidades de comunicación. La comunicación receptiva parecía estar bien desarrollada, dado que podía responder a consignas de tres elementos. Sin embargo, parecía incapaz de ejecutar algunas tareas de comunicación receptiva básicas, como señalar fotografías ante una petición. Esto podía deberse a una cuestión de desobediencia o a un problema perceptivo-visual. Para el equipo educativo no eran evidentes los problemas visuales y la evaluación oftalmológica había determinado que tenía una visión normal.

Las capacidades de comunicación expresiva de Jesse se describieron anteriormente (en la Pregunta 1). Además, hacía varias vocalizaciones diferentes. El equipo escolar registró estas vocalizaciones e hizo una lista de 17 sonidos (p.ej., «Gigo gi-go, do», «barah», «bay»). Debería señalarse que, antes del análisis de sus conductas problema, se consideraba que Jesse no tenía ninguna forma de comunicación expresiva.

Las habilidades de motricidad fina estaban bien desarrolladas y, por tanto, esto no sería ningún problema en el caso de que se usase un sistema de comunicación manual. No tenía alteraciones visuales o auditivas. Podía atender visualmente, seguir e identificar detalles de objetos. Podía localizar e identificar sonidos ambientales y responder a consignas.

Pregunta 5: ¿cuáles eran las necesidades comunicativas de Jesse en casa, en la escuela y en la comunidad?

Jesse vivía en un hogar de grupo con otras personas con discapacidad. La principal preocupación del equipo del hogar de grupo era eliminar los gritos, las autolesiones, el ponerse agresivo, el restregarse crema en la cara y el beber abundantes cantidades de agua. Entre las necesidades de comunicación receptiva en el hogar de grupo estaba la obediencia a las peticiones del equipo. Las necesidades de comunicación expresiva consistían en expresar necesidades, realizar elecciones e interactuar socialmente con sus iguales. Los principales compañeros y compañeras de comunicación de Jesse eran el equipo y las otras personas residentes en el hogar.

En la escuela y en la comunidad sus necesidades de comunicación receptiva se relacionaban con la obediencia a peticiones que implicaban seguridad (p.ej., «camina por la acera», «para») y el aprendizaje de nuevas tareas. La prioridad número uno en cuanto a la comunicación expresiva en la escuela y en la comunidad era que Jesse expresara sus necesidades o peticiones (p.ej., agua, comida, baño) de una manera apropiada. Las prioridades secundarias eran las habilidades sociales, como reconocer la presencia de otros (p.ej., saludándoles). Sus principales compañeros y compañeras de comunicación en la escuela eran el equipo educativo y los iguales tanto discapacitados como no discapacitados. Los interlocutores de Jesse en la comunidad eran los empleados de restaurantes y tiendas, el equipo escolar y los iguales no discapacitados que le ayudaban en el programa de entrenamiento en la comunidad.

Pregunta 6: ¿qué medio de comunicación aumentativa preferían Jesse, su familia y el equipo del hogar de grupo?

La familia de Jesse prefería que aprendiera a usar lenguaje de signos o fotos para comunicarse. En el hogar de grupo se había intentado un tablero de comunicación con fotos, pero no tuvo éxito. Jesse prefería rasgar, comerse o lanzar las fotos en vez de usarlas para comunicarse. Se podía haber intentado un tablero de comunicación más resistente, en el que las fotos estuvieran cubiertas por un plástico, pero existía el peligro de que lanzara el tablero. Además, parecía que prefería comunicarse a través de vocalizaciones y respuestas motoras. De hecho, su plan de rehabilitación en el hogar de grupo incluía un objetivo comunicativo que implicaba una respuesta motora: cuando se le ofrecían dos actividades, indicaba su selección iniciando una de ellas.

Pregunta 7: ¿qué sistema de comunicación podría ser apoyado por personas en la escuela, el hogar y la comunidad?

Debido a su preferencia por respuestas vocálico-motoras y a su resistencia a usar un sistema de fotos, se decidió que la búsqueda de un sistema de comunicación debería comenzar usando un sistema de lenguaje gestual o de signos combinado con vocalizaciones. La cuestión principal era, por lo tanto, si el equipo escolar, el alumnado y las personas de la comunidad podrían apoyar tal sistema, especialmente por la dificultad de las personas nuevas para entender gestos y signos. Afortunadamente, la administración de la escuela apoyaba a la profesora, M. Baldwin, y ello hizo posible que explicara la conducta de Jesse al equipo escolar y al alumnado, proporcionando información para responder a sus gritos y las otras conductas problema. Dado que la conducta de Jesse era una preocupación expresada ya por muchos de los componentes del equipo escolar, estaban más que dispuestos a ayudar a cambiar su conducta. Cuando su sistema de comunicación se desarrolló, Baldwin fue capaz de enseñar los gestos y signos a aquellas personas con las que Jesse interactuaba frecuentemente en la escuela. También debido a que la comunidad era pequeña y Jesse interactuaba de manera sistemática con los mismos individuos, fue posible enseñar a estas personas a interpretar sus gestos y signos.

Aunque podía implantarse un sistema de signos/gestual, se esperaba que Jesse terminase por cooperar en la utilización de fotos como su principal sistema de comunicación o como un sistema de apoyo. Un sistema de fotos le ayudaría a tener acceso a un mayor número de entornos y a disminuir su dependencia de un «intérprete» o alguien que enseñase su sistema a las personas de la comunidad.

Al hogar de grupo se le proporcionaban semanalmente datos escritos sobre el programa. Sin embargo, el programa educativo de la escuela y los planes de habilitación residencial no estaban totalmente coordinados de tal manera que no existía la seguridad de que se produjese intercambio de información entre los dos lugares.

Intervención

La intervención en el sistema de comunicación expresiva se dividió en tres fases de concentración: el entrenamiento inicial, las vocalizaciones y la modificación de los gestos y la ampliación del sistema.

Entrenamiento inicial

Los gestos fueron seleccionados como un sistema de comunicación expresiva que Jesse utilizaría para pedir agua, crema y baño. Algunas de sus respuestas motoras ya existentes se utilizaron como gestos. Siempre que se tocara las mejillas con las manos o hiciera un gesto similar, se interpretaba como petición de crema; cuando se tocaba en el área genital, se interpretaba como una petición para ir al baño; y cuando ponía las manos en la boca, se le permitía beber agua.

Parte de la enseñanza inicial implicaba sesiones individuales de 30 minutos sobre una tarea laboral que Jesse podía realizar con éxito. Cada día se realizaban dos sesiones con la profesora de la clase. Para que se introdujera en la tarea se usaron las claves de señalar y modelar. Se le daba refuerzo físico y verbal por participar en la tarea. Se le interrumpían las conductas autolesivas y se le ayudaba a volver a la tarea. La agresión se ignoraba, a no ser que fuera potencialmente lesiva. En cualquier momento que hiciera un gesto que se aproximara a tocarse la mejilla, la boca o el área genital, se le daba crema, agua o se le permitía ir al baño, respectivamente. Inicialmente su consumo de agua fue de unos dos litros y medio diarios. Cada vez que gritaba, se le daba la opción del agua o la crema, que podía obtener mediante gestos, señalando o intentando alcanzar.

Durante el resto de la jornada escolar, cuando Jesse gritaba, alguien se acercaba y le preguntaba mediante verbalización y gestos qué quería (p.ej., crema, agua, baño). Si hacía una aproximación a alguno de los gestos, se le proporcionaba el objeto o la acción. Si no hacía un gesto o continuaba gritando, se le informaba verbalmente de que podía beber, coger la crema o ir al baño. Tenía libre acceso a estos artículos, de tal forma que en cualquier momento que quisiera, tanto si gritaba o se comunicaba de cualquier otro modo, podía beber, obtener la crema o ir al baño. En esas ocasiones, inmediatamente después de que bebiera, obtuviera la crema o fuera al baño, una persona del equipo le moldeaba el gesto apropiado.

Dos semanas después de que comenzara el aprendizaje, los descontroles de Jesse ocurrían unas cinco veces al día, con una duración media de 9 minutos, en comparación con la tasa de línea base de cinco veces al día con una duración media de 25 minutos y una duración máxima de 3 horas. La autolesión y la agresión disminuyeron a una tasa de tres veces al día durante el horario escolar, con una duración media de 5 segundos, en comparación con la tasa de línea base de 15 veces al día, con una duración media de 15 segundos y una duración máxima de un minuto y medio.

Vocalizaciones y modificaciones de gestos

La siguiente fase de la enseñanza requería que Jesse vocalizara y usara gestos que se aproximaran al Lenguaje de Signos Americano. Siempre que pedía agua poniendo la mano cerca de la boca, su petición era reconocida mediante «Sí, puedes beber agua». En la fuente, después de que bebiera, se le incitaba a vocalizar «agua» y a signar «beber». Se le alababa por aproximarse a la vocalización y al gesto solicitados. No había consecuencias si fracasaba en las respuestas. Si ejecutaba una respuesta de manera incorrecta, la respuesta correcta se modelaba de nuevo. Después de 10 días de aprendizaje (es decir, cuatro semanas después de que comenzara la enseñanza con el entrenamiento inicial), era ya capaz de realizar peticiones espontáneas de agua 10-12 veces al día, haciendo la vocalización «agh» y haciendo aproximaciones al signo de «beber».

Cuando la comunicación de Jesse mejoró, se les enseñó a los demás miembros del equipo y a sus iguales no discapacitados del instituto cómo interpretar y responder a sus gritos, gestos y vocalizaciones. También se incrementó su tiempo en la comunidad, por lo que podía aprender a comunicarse con personal escolar mientras que estaba en otros ambientes, así como con personas de la comunidad (p.ej., signar y vocalizar «beber» cuando estaba en un restaurante).

La ampliación del sistema de Jesse

Se seleccionaron nuevos gestos y sonidos analizando aquellos momentos del día en los que producía más vocalizaciones y asignando gestos y sonidos a objetos específicos y/o personas relacionadas con la actividad que se realizaba. Por ejemplo, mostraba bastantes vocalizaciones cuando se duchaba. Algunos términos clave usados durante esta actividad eran «ducha», «agua», «jabón». Las vocalizaciones que se asignaban a estos términos eran: «bao» (ducha), «gua gua» (agua) y «abo» (jabón). Cuando vocalizaba con uno de estos términos se le proporcionaba el objeto y se le ayudaba a producir la palabra y el signo. Después de 6 semanas más (es decir, a la décima semana completa de enseñanza), Jesse usaba de manera sistemática 17 signos y sonidos en el contexto apropiado para pedir objetos o llamar a personas.

Efectividad del sistema

Después de 24 semanas de enseñanza Jesse iniciaba apropiadamente el uso de 43 combinaciones de signos/gestos-vocalizaciones para comunicar sus necesidades en la escuela y en la comunidad. Otros ejemplos de sus vocalizaciones son, «Oa gi-go gi-go» acompañado de la elevación de sus manos en el aire (es decir, «Hola Peggy»), «mita» (palomitas), «oh» (abrigo), «gooo» (gorro), «bbbbb» (autobús) y «yonyung» (hamburguesa).

Sus gritos disminuyeron a una frecuencia de unas cuatro veces por semana, con una duración media de 20 segundos. Estos episodios ocurrían normalmente cuando su interlocutor no conseguía interpretar sus vocalizaciones y gestos. Su consumo medio de agua fue entre un litro y litro y medio al día, una cantidad que no se consideraba excesiva. El grupo de hogar decidió, sin embargo, no adoptar este sistema de comunicación, sino continuar su programa para reducir los gritos proporcionando agua para beber en los periodos de silencio de manera contingente. Desafortunadamente sus gritos, agresiones y autolesiones continuaron en el hogar de grupo.

Después de 14 semanas de enseñanza, un psicólogo que podía interpretar los gestos y las vocalizaciones de Jesse evaluó su desarrollo usando la VABS (Sparrow y col., 1984) y el Perfil Evolutivo II (Alpern y col., 1984). Según los resultados, estaba en un nivel de 12-13 años en la escala de motricidad gruesa y fina y en el nivel de 6 años en la escala de lenguaje.

Jesse también avanzó en otros aspectos. Comenzó a indicar preferencias por personas y lugares e inició el aprendizaje y la ejecución de tareas en las que anteriormente había presentado resistencia. Por ejemplo, empezó a limpiar mesas de manera independiente, participaba en las clases de educación física, se duchaba solo y realizaba rompecabezas como una tarea de ocio. Comenzó a establecer contacto ocular cuando se comunicaba y a mostrar afecto en los abrazos. Antes no toleraba que se le tocara. También aprendió a silbar y empezó a sonreír y a hacer amistad con los iguales no discapacitados que se comunicaban con él. También comenzó a juntarse con ellos en la comida.

Resumen

El progreso con Jesse empezó en el último año de la enseñanza secundaria. Actualmente sigue viviendo en el hogar de grupo y asiste a un lugar de trabajo protegido para personas con alteraciones del desarrollo. El equipo de la residencia y del taller no ha adoptado la comunicación alternativa para tratar su conducta. Los impedimentos principales para su cooperación parecen ser las diferencias de filosofía y educación del personal de la escuela y de los otros lugares y un sentido de la competencia sobre qué lugar es el mejor para tratar a determinadas personas. El éxito del que se informaba en la escuela era visto por el grupo de hogar como «no conductual» y por lo tanto no válido en cuanto a objetivos a largo plazo.

El primer paso para desarrollar y cambiar el sistema de comunicación de Jesse implica retirar las barreras, consiguiendo una cooperación entre los distintos servicios de intervención para él y para otros estudiantes. En segundo lugar, en términos de comunicación, el personal de los entornos de vida y trabajo debe aprender a reconocer y apoyar sus esfuerzos de comunicación. Tercero, sus capacidades existentes de comunicación deben ser más fácilmente comprendidas por las personas en los diversos lugares de hogar, trabajo y comunidad que frecuenta. Esto significa que sus vocalizaciones y gestos deben ser desarrollados de tal forma que las personas no familiarizadas puedan comprender sus mensajes o cambiar a un sistema aumentativo de pictogramas o palabras escritas.

ERNIE

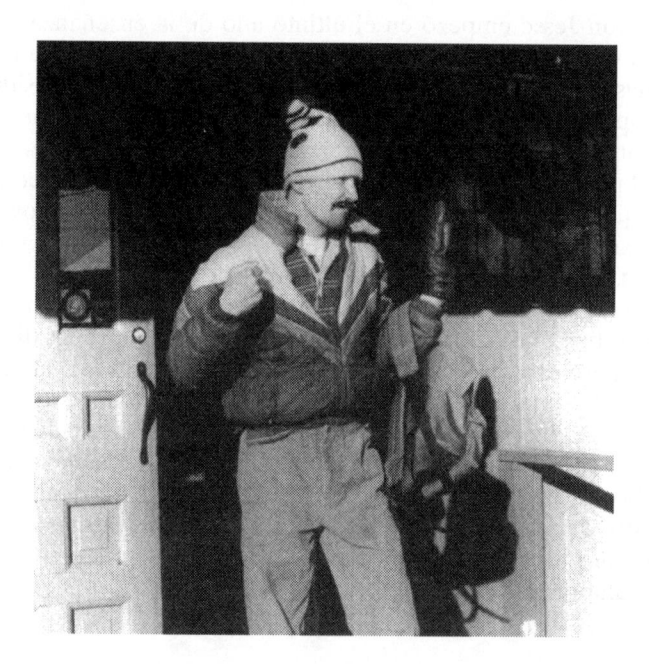

NOMBRE: Ernie
EDAD: 37 años
PROFESORAS: Susan Purdy
Kathy Schenck
ASESORES: Diane Baumgart
John VanWalleghem

Sistema

El sistema desarrollado para Ernie fue una carpeta de tres anillas de 8 por 13 cm. con una foto. El sistema se ajustaba al bolsillo trasero de sus pantalones y se utilizaba en un restaurante de comida rápida para comprar una bebida. Posteriormente se le añadió otra foto de un aseo para que pudiera informar a las personas de que iba al servicio. Después, la agenda se amplió usando dibujos de líneas simples. Esto aumentó sus interacciones a lo largo del día, ayudando a los demás a «reconocer» un mensaje después de sus iniciaciones.

Visión general

Ernie se trasladó a una Comunidad de Cuidado Intermedio de ocho personas para retrasados mentales (ICF-MR) a los 37 años. Antes de esto, vivió en una institución del Estado durante 32 años. En su nuevo emplazamiento, durante el día asistía a un programa de habilidades de vida basado en la comunidad, donde recibía enseñanza en restaurantes, tiendas, lugares de trabajo, una bolera, la biblioteca pública y una clase en la Universidad de Idaho. Llevaba 6 meses en su nuevo hogar y asistiendo a este programa diario cuando se inició la evaluación para el sistema aumentativo. En su historial constaba que tenía un retraso mental de severo a profundo. Su perfil evolutivo se comenta en el apartado siguiente.

Información del historial institucional

La información de los historiales de Ernie contiene su estado en cuanto a habilidades motoras, visión, cognición, habla y lenguaje y conducta.

Habilidades motoras

Entre las habilidades motoras de Ernie estaban el uso radial de los dedos y realizar el movimiento de tijera y la pinza (Cohen & Gross, 1979). Estas habilidades permitían a Ernie coger pequeños objetos (p.ej., coger monedas de una mesa), sostener pequeños objetos (p.ej., insertar monedas en una máquina) y volver las páginas de los libros y de algunas revistas. Caminaba con pasos amplios y rígidos, con movimientos de la pierna recta. Su equilibrio era inestable sobre la hierba y otros terrenos accidentados. Subía y bajaba escaleras utilizando apoyo y colocando los dos pies en cada escalón. Su desarrollo en estas áreas estaba en el nivel de 2 años.

Visión

Ernie tenía visión funcional con estrabismo y dificultades de percepción óculo-manual que se habían detectado en informes anteriores, pero no se habían encontrado problemas de agudeza que requirieran lentes de corrección.

Cognición

En su archivo no había una información específica más allá del CI de severo a profundo.

Habla y lenguaje

Los informes de Ernie lo catalogaban como vocal, con el uso de las palabras «Hola» acompañado del gesto de la mano y «Ba» con una aproximación al signo de baño y otros gestos para indicar baño. Otras vocalizaciones que utilizaba con diversas entonaciones eran catalogadas como incomprensibles.

Conducta

Los informes anteriores señalaban que mostraba explosiones conductuales agresivas, así como una personalidad sociable y simpática. El equipo actual observaba que las conductas agresivas (como golpear o romper ventanas) ocurrían en situaciones nuevas o en respuesta a nuevas tareas, y describían la agresión como debida al miedo ante una situación desconocida (es decir, excesiva). En situaciones y rutinas familiares, en las que las demandas eran mínimas, la personalidad de Ernie era sociable y simpática.

Evaluación para planificar el sistema de comunicación

Antes de empezar las evaluaciones, las profesoras de Ernie, sus supervisores del hogar de grupo y su representante/tutor se reunieron para hablar de su comunicación. En esta reunión se decidió que sus gestos para «hola» y «baño» se seguirían aceptando. También se determinó que el lenguaje de signos no era comprendido fácilmente por la mayoría de las personas, incluso su signo que tenía desde hace 10 años (el de baño) era difícil de comprender, debido a sus problemas de motricidad fina. Se necesitaba un sistema de fácil reconocimiento y manejo, puesto que la mayor parte de sus días laborables los pasaba en la comunidad e iba a muchas excursiones con el grupo de hogar. El tutor de Ernie prefería usar fotos para su comunicación. Sus profesoras pensaban que las miniaturas podían ser demasiado difíciles de localizar y podían limitar la ampliación del sistema. La decisión fue usar dibujos de líneas o fotos y colocarlas en una pequeña carpeta.

Previamente al diseño y la implantación del sistema de fotos o de dibujos, se plantearon varias cuestiones. A continuación se comentan estas cuestiones asociadas a procedimientos de evaluación y los resultados de dicha evaluación así como las conclusiones obtenidas.

Pregunta 1: ¿cuál era su nivel de desarrollo cognitivo?

Con la historia de institucionalización previa, la dificultad observada ante las situaciones nuevas y la carencia de evaluaciones cognitivas en su historial era difícil evaluar su nivel cognitivo. Se suponía que su edad mental se había estimado por debajo de su capacidad, debido a su carencia de educación previa y a su institucionalización. Los registros de Ernie indicaban que no era posible pasarle pruebas usando modelos estandarizados y que los intentos de evaluación cognitiva en situación de mesa terminaban en golpes, gritos y lanzamiento de objetos. Se decidió recoger información a través de un largo periodo usando evaluaciones informales.

Evaluaciones informales. Se realizaron evaluaciones informales durante un periodo de 2 meses en situaciones de rutinas diarias familiares. Posteriormente se utilizaron situaciones formales de prueba. Los procedimientos de evaluación utilizados incluían desplazamientos visibles e invisibles de objetos deseados (p.ej., cintas de música); emparejar objetos idénticos, fotos y colores primarios (p.ej., tazas de café, cubiertos, platos, botes de refresco y tazas, abrigos, mochilas, sombreros, lápices, papel, monedas); conseguir partes de objetos para completar una tarea a la que le falta una parte (p.ej., pinturas variadas, cafetera, cassette, cintas, auriculares, grapadora y papeles de trabajo); y discriminación de dos o tres elecciones de objetos, fotos y colores dado un ejemplar (p.ej., objetos como los anteriores, los colores primarios más el negro).

Resultados. En las rutinas diarias, Ernie era capaz de localizar las cintas después de los desplazamientos invisibles, asociar objetos a otros idénticos y localizar partes ausentes de objetos que se necesitaban con el 100% de éxito. En situaciones de prueba no obedecía cuando se le pasaban pruebas de permanencia de objeto. Durante las otras pruebas pudo localizar las partes con el 100% de éxito y emparejó objetos idénticos con el 50% de éxito (nivel de azar). Ernie no fue capaz de emparejar fotos o dibujos con el objeto real o su representación, con una o dos elecciones (el nivel de éxito oscilaba entre el 10% y el 40%). Cuando se le proporcionaba un ejemplo, el éxito de Ernie era del 57%, ligeramente superior al nivel de azar. Era capaz de emparejar los colores rojo y negro con un 100% de éxito cuando se le daban entre dos y cinco montones de tarjetas de color. El resto de las tarjetas las emparejaba con un acierto de entre el 20%-87%.

Conclusiones. Una estimación del nivel cognitivo de Ernie le sitúa entre los 12-18 meses, Estadio V del periodo Sensoriomotor. En términos de comunicación, este Estadio se caracteriza por aprender a lograr cosas familiares a través de nuevos medios,

Datos de observación de la intención pragmática

Nombre: Ernie Fecha: 10 de marzo, 1985 Observador: K. S.

Categorías	Lugar	Ejemplo de actividad e interpretación	Otros comentarios
1. Hace una petición; hace una pregunta	Clase de la Universidad	Vocalización con entonación interrogativa acompañada de indicación a objeto o lugar. Ejemplo: Lleva una lata de bebida al profesor, señala a la hebilla de abertura, y vocaliza con entonación interrogativa. La interpretación (100% de fiabilidad interobservadores) fue «Ayuda».	
	Clase de la Universidad, bolera y restaurante	Ejemplo: Dice «Ba» con entonación interrogativa y se toca debajo del cinturón. La interpretación (100% de fiabilidad interobservadores) fue «¿Puedo ir al cuarto de baño?».	
	Cafetería	Ejemplo: Señala a un alimento en la barra de la cafetería y vocaliza sin entonación interrogativa. Cuando se le da el alimento, sonríe. Interpretación (100% de fiabilidad interobservadores) fue, «Quiero eso».	
2. Da una respuesta o responde a una pregunta o petición	Clase de la Universidad	Consistentemente emplea la vocalización «No» acompañada de gestos y entonación enfatizando la negación. Ejemplo: Cuando otro adulto le coge unas cartas que estaba manejando entonces dice «¡No, no!» y le quita las cartas al adulto. La interpretación fue «¡No, no hagas eso!»	
	Sala de descanso	Ejemplo: Dice «¡No!» y pega un pisotón contra el suelo cuando el profesor le pide que coja una revista durante el recreo.	
	Clase de la Universidad	Ejemplo: Dice, «¡No!», se detiene, y va al armario a coger un juego de cartas cuando el acompañante le dice: «Ernie, coge las cartas del armario». La interpretación fue, «De acuerdo, ya te he oído».	El equipo que trabaja en la casa informó de la existencia de una conducta similar. No le gustan las revistas. Ernie dice «No», pero frecuentemente lo dice simplemente porque es una palabra. La entonación ayuda a diferenciar este empleo de la palabra «No» de otros usos de la misma palabra.

3. Describe eventos o aspectos del ambiente.	Biblioteca pública y tienda de ropa	Emplea vocalizaciones y gestos. Ejemplo: Aplaude y sonríe cuando termina su trabajo. La interpretación fue «Estoy contento, ¡he terminado!»	No se observa tan frecuentemente como las dos categorías anteriores.
	Restaurante Skipper	Ejemplo: Señala la furgoneta que se está acercando y vocaliza «¡Da!, ¡Da!» Sonríe cuando los compañeros señalan también a la furgoneta y dicen «¡La furgoneta ya ha llegado!, sí, Ernie, la furgoneta ya ha llegado!» La interpretación fue, «¡Mira, aquí está nuestra (mi) furgoneta!»	
4. Expresa hechos, creencias, actitudes o emociones.	Clase de la Universidad	Emplea gestos manuales y faciales. Ejemplo: Pega pisotones en el suelo y da golpes con aspecto asustado cuando se le pide que baje por la empinada escalera de la salida. La interpretación fue «Me da miedo».	
	Grupo familiar	Ejemplo: Hace gesto de negación con el índice a un compañero de habitación y gritando le mira con cara de enfado. La interpretación fue «Estoy furioso contigo».	El personal informa que esto ocurre alrededor de una vez a la semana.
5. Intenta y establece o mantiene contactos interpersonales o interacciones.	Tienda de vestidos	Emplea «Hola» verbal y gestos. Ejemplo: Entra a trabajar y le da un abrazo al supervisor. La interpretación fue «¡Hola, encantado de verte!».	
	Comunidad	Ejemplo: Andando hacia el trabajo dice «Hola» a unos extraños que pasan por delante. Ejemplo: Toca el hombro de su compañero y dice «Hola». La interpretación fue, «¡Vamos a charlar!».	La gente generalmente sonríe y le devuelve el saludo.
6. Intento de divertir o tomar el pelo a otros.		No se observa evidencia de ninguna conducta incluible en esta categoría.	

FIGURA 8.1. *Muestra de datos de observación de intención pragmática de Ernie.*

comprender palabras en contexto y ejecutar acciones cuando se dan consignas simples acompañadas de gestos y algún contenido. Estos rasgos eran característicos de algunas de las conductas de Ernie. Su capacidad para emparejar solamente los colores rojo y negro puede deberse al aprendizaje que recibió en el pasado con estos colores. Si se utilizan códigos de color para su sistema de comunicación, deberían utilizarse el rojo y el negro.

Pregunta 2: ¿qué intenciones pragmáticas muestra en situaciones y rutinas familiares? ¿Cuál es su vocabulario receptivo?

Evaluación. Para evaluar la pragmática, se observó a Ernie a lo largo de su horario diario y el fin de semana para determinar cómo podía utilizar las vocalizaciones, los gestos y otras conductas para comunicarse. Normalmente era observado por una de sus profesoras o por un alumno en prácticas. La exploración, en la que dos observadores recogían la información, se llevó a cabo en tres días diferentes, durante dos horas diarias para calcular la fiabilidad interobservadores. En la figura 8.1 se presentan muestras de los datos recogidos (ver Apéndice A.8 para un formulario en blanco).

La evaluación del vocabulario receptivo se llevó a cabo en situaciones de prueba estructurada y a través de observaciones durante las rutinas. Se le pasaron pruebas con respecto a palabras de cosas que le gustaba utilizar, como dominó, abrigo, revista, cronómetro, cassette, tarjetas negras y rojas (un juego de cartas realizado por la profesora), taza, pañuelos de papel, dinero, Perfección (es un juego), cafetera, esponja y refresco. En el contexto o en las rutinas en las que estos elementos se usaban normalmente se le decía a Ernie «Enséñame» o «Ernie, dame...».

Resultados. Ernie fue capaz de ejecutar las acciones que se le pedían en las rutinas naturales con seis objetos con un 100% de éxito cuando se le hacía la petición acompañada de un gesto hacia la localización general del objeto. No fue capaz de llevar a cabo peticiones de un objeto específico cuando los objetos estaban fuera del contexto en el que se utilizaban normalmente.

Los resultados de las evaluaciones de vocabulario receptivo se interpretaron como indicio de que el vocabulario receptivo de Ernie era limitado y que el contexto y las rutinas eran necesarias para ayudarle a comprender el habla. Este vocabulario receptivo debería utilizarse para mejorar la comprensión. Había que introducir y enseñar a Ernie un sistema de comunicación dentro del contexto de las rutinas naturales de su horario y no como una tarea de mesa de ensayos repetidos.

Conclusiones. La evaluación pragmática se interpretó en el sentido de que Ernie utilizaba diversos gestos y entonaciones vocales para comunicarse y que utilizaba todas las categorías pragmáticas excepto provocar y bromear. Las iniciativas comunicativas más frecuentes eran hacer peticiones y hacer preguntas; dar respuestas, responder a preguntas y peticiones (especialmente para indicar «no»); intentar establecer o mantener contacto o interacciones interpersonales; y expresar actos, creencias, actitudes o emociones (especialmente emociones). El sistema no verbal debería utilizar estos puntos fuertes de Ernie y utilizar al menos algunas de estas intenciones. Se recomendó el uso de un sistema para iniciar peticiones en un contexto social, que incorporase tanto sus intenciones más frecuentes (p.ej., peticiones) como sus intentos de interactuar con otros. Decir «No» y ser capaz de abandonar o dejar de hacer algo también debería ser una de las «palabras» comunicativas de su sistema.

Pregunta 3: ¿qué habilidades de seguimiento y barrido visual podría usar cuando se le dan varios objetos o fotos?

Evaluación. Se le pidió a Ernie que mirara disposiciones horizontales y verticales de objetos y fotos tanto dentro de su rutina diaria como en situaciones de prueba. Las disposiciones se presentaban al nivel de los ojos y por encima y por debajo de dicho nivel. Los objetos eran los que utilizaba a menudo en sus actividades, más otros, si era necesario para elaborar disposiciones de dos o tres. Un ejemplo de evaluación durante una rutina diaria consistía en colocar su mochila sobre una mesa junto con la agenda de otra persona y una cartera, pidiéndole que cogiera su mochila.

Resultados. Ernie no seguía objetos o fotos ni hacía barrido visual en las disposiciones verticales en la línea media, a la izquierda o la derecha de la línea media, o en una posición por encima del nivel de los ojos. Cuando se presentaban los objetos o las fotos al nivel de los ojos o por debajo, Ernie barría visualmente la disposición horizontal de dos o tres objetos o fotos cuando le hacían una petición y un gesto de señalar. No era capaz de seguir el gesto de señalar o barrer visualmente las disposiciones horizontales que se le presentaban por encima del nivel de los ojos.

Conclusiones. Los elementos del sistema de comunicación deberían colocarse en una disposición horizontal y en el nivel de los ojos o por debajo. Ernie podría necesitar ayuda para barrer visualmente dos o más representaciones. Inicialmente la presentación debería consistir en un solo elemento para evitar la necesidad de usar habilidades de barrido visual adicional que no están actualmente en su repertorio.

Pregunta 4: ¿qué respuestas motoras fiables podría usar Ernie para atraer la atención hacia sus mensajes no verbales o para realizar una elección?

Evaluación. Se le pidió a Ernie que señalara en una mesa varios objetos pequeños de su preferencia antes de recibirlos. Fue capaz de señalar con su dedo índice cuando se le dio un modelo y una petición para hacerlo así; sin embargo, cuando señalaba espontáneamente tocaba con la mano entera. Se le evaluó también su capacidad para cruzar la línea media con cualquiera de las manos y con la mano dominante.

Se colocaban en una mesa delante de él cosas que normalmente le gustaban, en una disposición horizontal, de tal manera que tenía que cruzar la línea media para obtener alguno de los objetos (p.ej., una pajita y un bote de refresco con tapa, una taza y una cafetera).

Resultados. Ernie utilizaba normalmente su mano izquierda para obtener las cosas, pero cambiaba y usaba la mano derecha para obtener un objeto en vez de cruzar la línea media usando la izquierda. Si ambos objetos estaban a la izquierda de la línea media, utilizaba la mano izquierda para cogerlos. Si ambos objetos estaban a la derecha de la línea media, utilizaba la mano derecha.

Conclusión. Las profesoras de Ernie pensaban que podía utilizar fiablemente la respuesta de señalar y que también podía utilizar la indicación con el dedo índice si se le pedía específicamente. Puesto que una respuesta con toda la mano puede taparle al receptor la foto o los dibujos de líneas, se recomendó usar el gesto de señalar con el dedo. Puede que necesite una clave verbal o un modelo de la respuesta requerida. Se recomendó el empleo de un símbolo colocado sobre cada representación como recuerdo de dónde y cómo señalar. Se colocó en cada foto un símbolo Bliss rojo de «Querer» como recuerdo de dónde señalar.

Además, interpretamos que las evaluaciones de preferencia manual y de línea media indicaban que prefería utilizar la mano izquierda pero que le resultaba difícil cruzar la línea media. La disposición debería colocarse en horizontal, al nivel o por debajo de los ojos, de tal manera que pudiera acceder con la mano izquierda sin tener que cruzar la línea media.

Resumen de los resultados utilizados para seleccionar un sistema

Parece ser que el funcionamiento de Ernie está en el Estadio V del Periodo Sensoriomotor. Esto indicaría que tiene dificultad para percibir representaciones (p.ej., dibujos, fotos, pictogramas) como símbolos de objetos reales. Sin embargo, debido a la edad de Ernie, el estigma social resultante del hecho de llevar objetos reales, el extenso recorrido que tiene que realizar para trabajar y para desplazarse a otros lugares de la comunidad, y la preferencia de sus profesoras, los supervisores del hogar de grupo y su representante/tutor, se seleccionaron para sistema de comunicación fotos con un elevado nivel de representación visual de los objetos.

Las evaluaciones de la pragmática y los datos del vocabulario receptivo indican que las peticiones de objetos y la iniciación de distintos tipos de interacciones con los demás eran las intenciones comunicativas observadas con mayor frecuencia. Por tanto, se seleccionaron peticiones para cosas que le gustaban (p.ej., un refresco, el juego de «Perfección», el cuarto de baño) como palabras del vocabulario inicial que se utilizarían cuando surgiera la necesidad en un restaurante, en la sala de descanso del lugar de trabajo, en el hogar de grupo y en el centro de actividad de día. Se seleccionó «refresco» como la palabra inicial del vocabulario debido a que Ernie tenía diariamente muchas oportunidades para pedirlo. Se añadió posteriormente una foto para «cuarto de baño» en su cartera, pero no se eliminó su verbalización «Ba».

La foto se utilizaba unida a la verbalización para asegurarse de que su petición fuese comprendida de manera más sistemática. El formato seleccionado fue una foto con una funda de plástico de 8 por 13 cm., en una agenda de tres anillas. Se colocó la agenda en su bolsillo trasero izquierdo, para facilitar el acceso y el transporte. Sobre cada tarjeta con foto se escribía la palabra o la frase correspondiente para resaltar el mensaje. En la Figura 8.2 se muestra a Ernie utilizando su sistema de comunicación.

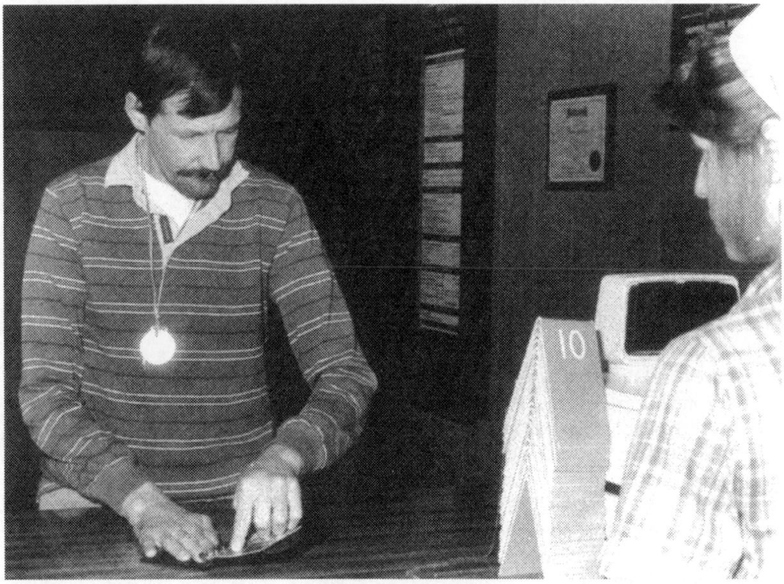

FIGURA 8.2. *Ernie utilizando su sistema en el restaurante Skipper.*

Además de las situaciones naturales descritas anteriormente, se dispusieron en su horario sesiones prácticas de utilización del sistema de comunicación (es decir, simulaciones) tres veces a la semana.

Los objetivos del sistema eran:

1. Proporcionarle un sistema formal de comunicación que fuera fácilmente utilizado y comprendido en diferentes situaciones y ambientes así como con diferentes personas.
2. Proporcionarle un sistema de fácil manejo y socialmente aceptable para usarlo en la comunidad.
3. Proporcionar un método con el que Ernie pudiera iniciar peticiones y ser comprendido con facilidad.
4. Proporcionar un método que pudiera ser fácilmente ampliado y revisado.

Hoja de registro de la conducta de pedir y pagar una bebida en un restaurante de comida rápida

Nombre: Ernie   Fecha: 11-5   Observador: John   Lugar: Restaurante Skipper

Objetivo: Dada la clave verbal «Ernie, saca tu cuaderno de comunicación»; ayuda para abrir el cuaderno, la página correcta; y la clave, «Pide lo que quieras», Ernie llevará a cabo los pasos 1-27 de la actividad de forma independiente. Realizará esto tres veces a la semana dos semanas consecutivas.

Actividades	Fecha 11-5
1. Anda hasta el mostrador	V
2. Cuando la cajera está preparada, mira a la cajera	+
3. Abre el libro de comunicación	+
4. Coloca el libro encima del mostrador	AT
5. Coloca la fotografía derecha si es necesario	G
6. Vuelve el libro de cara a la cajera si es necesario	G
7. Señala a la fotografía de forma que la cajera pueda verla	AT
8. Espera que la cajera dé señales de comprender la orden	+
9. Abre la cartera	AT
10. Abre el billetero	AF
11. Saca un billete	AF
12. Le da el dinero a la cajera	M
13. Pone la cartera en el mostrador	G
14. Abre el apartado para monedas de la cartera	AF
15. Mantiene abierto con el dedo índice de la mano izquierda el monedero	AF
16. Recoge el cambio de la cajera con la mano derecha	+
17. Mete el cambio en el monedero	AF
18. Cierra el monedero	M
19. Cierra la cartera	G
20. Coge el monedero	G
21. Coge el libro de comunicación	V
22. Permanece en el mostrador hasta que se ha completado el pedido	V
23. Recoge la bebida	+
24. Sale del área de pedidos	V
25. Lleva la bebida a la mesa, no bebe	V
26. Anda hasta la mesa	V
27. Se sienta en la silla	V

Claves: + = Independiente; V = Verbal; G = Gestual; M = Modelo; AT = Ayuda Total; AF = Ayuda Física (por debajo del codo); – = No lo realiza incluso con ayuda.

FIGURA 8.3.   *Muestra de datos de la conducta de Ernie de pedir y pagar una bebida en un restaurante de comida rápida.*

Efectividad del sistema

Se recogieron datos de cómo usaba Ernie su sistema para pedir una bebida en el restaurante Skipper. El restaurante seleccionado para la enseñanza estaba a dos manzanas del centro de formación profesional, a siete de las clases de la universidad y a tres de la tienda donde compraba. Era también uno de los restaurantes más típicos de comida rápida de la ciudad (es decir, las rutinas de pedir y pagar eran similares, como se confirmó a través de observaciones del equipo en 30 restaurantes). Además del restaurante Skipper, se realizó una prueba de generalización en los restaurantes Arby y Zip.

En la figura 8.3 se presenta una muestra de los datos sobre el uso que Ernie hacía del sistema (ver Apéndice A.11 para un formulario en blanco). La figura 8.4 muestra un resumen de los datos del progreso en las peticiones. También aprendió a pagar su encargo, a dirigirse a una mesa, tomar su bebida con los demás y salir del restaurante. No ofrecemos un resumen de estos datos aquí; sin embargo, llegó a dominar estas actividades, así como la de dirigirse a cada restaurante con una supervisión mínima.

Nombre: Ernie

Objetivo: Dada la clave verbal «Ernie, saca tu libro de comunicación», acompañada de ayuda para abrir el libro por la página correcta, y la clave «adelante, pide», Ernie llevará a cabo los pasos 1-8, de la figura 8.2 independientemente. Lo realizará tres veces a la semana, dos semanas seguidas.

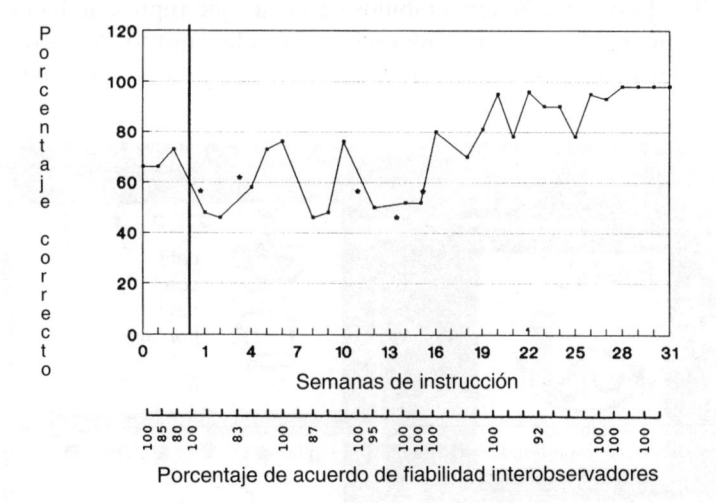

Claves: •——• En la comunidad
* Ensayo de generalización
Nota: Cada punto del gráfico representa una semana

FIGURA 8.4. *Resumen de los datos del progreso de Ernie, empleado para pedir en un restaurante de comida rápida.*

Ernie alcanzó el criterio fijado para los objetivos de pedir y pagar una bebida en el restaurante Skipper 6 meses después de que se iniciara la enseñanza. La parte de pedir se dominó antes que la de pagar. De la figura 8.3, el paso 6, «Volver el libro de cara a la cajera», y los pasos 13-15, manipulación de su cartera para pagar, son los que le resultaron más difíciles. Estos pasos se practicaron en la clase de la universidad para que adquiriese más experiencia utilizando las habilidades necesarias.

Sugerencias para ampliar o cambiar el sistema

El sistema de la agenda con fotos funcionó bien con Ernie y se discutió la cuestión de cómo ampliar el sistema. Las habilidades necesarias para volver páginas y seleccionar un referente para distintas interacciones no eran habilidades que el equipo pensara que fuera a adquirir. Además, Ernie tenía dificultades para pedir, ya que continuaba «hablando» después de que recibía su bebida, en vez de apartarse para que otros clientes pudieran pedir. ¡Parecía que quería interactuar más! Las profesoras revisaron el horario diario de Ernie e identificaron las rutinas donde podía interactuar con otros o tener «más que decir» durante las interacciones. Decidieron que, puesto que siempre estaba con una profesora o un supervisor del hogar de grupo y puesto que le gustaba utilizar su sistema, se podía realizar una ampliación del mismo. El nuevo sistema era una agenda de tres anillas de 8 por 13 cm. para las comidas, con muchos dibujos. Para dividir el libro en apartados se utilizaron pestañas con anotaciones sobre ellas. Cada sección tenía dibujos de líneas que representaban el vocabulario que normalmente utilizaba para interactuar en cada entorno. Antes de entrar en un lugar o de implicarse en una actividad se le abría el libro por la página correcta e

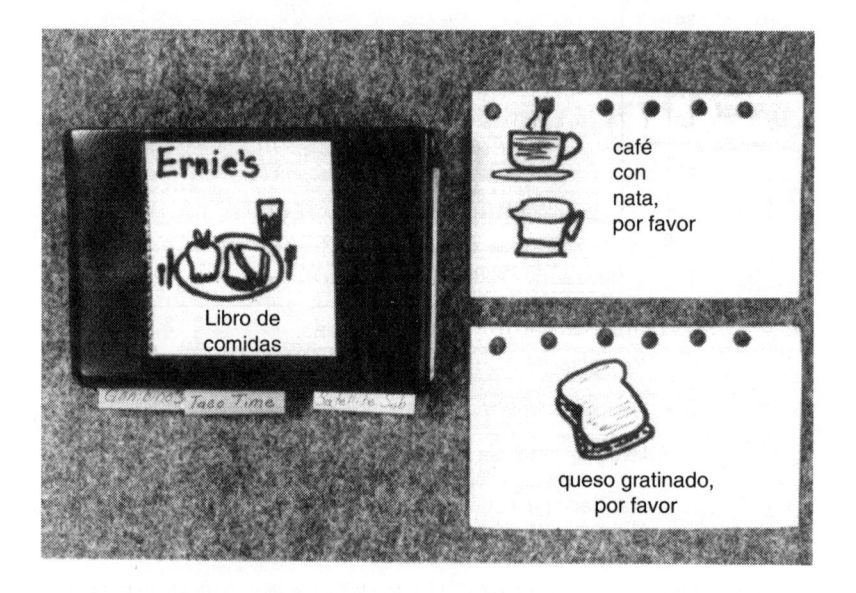

FIGURA 8.5. *Ampliación del sistema de Ernie.*

interactuaba con diversas personas utilizando el nuevo sistema. Por ejemplo, en una cafetería, se le abría el libro de tal manera que pudiera responder a «¿La ensalada grande o pequeña?», «¿Salsa?» y «¿Es para llevar o para tomar aquí?». En el lugar de trabajo, Ernie podía responder a «¿Quieres una coca-cola?», iniciar saludos y realizar su elección de bebida en la sala de descanso. Su «habla» inapropiada disminuyó, aunque continuó con verbalizaciones mientras caminaba a los diferentes lugares, lo cual consideramos aceptable en su caso. En la Figura 8.5 se muestra esta ampliación del sistema.

Resumen

Se proporcionó a Ernie un sistema de fotos y posteriormente un sistema de dibujos que él no reconocía como referentes de objetos o acontecimientos y que alguien podría considerar que era demasiado difícil para su nivel evolutivo. Sin embargo, aprendió a utilizar este sistema y consiguió más interlocutores en sus rutinas. Debido a su edad, su motivación para interactuar y la necesidad de que los demás comprendiesen con facilidad sus iniciativas y respuestas, se pensó que la significación social del sistema pesaría más que la incapacidad cognitiva de Ernie para emparejar fácilmente las fotos con sus referentes.

Los datos conseguidos 2 años después de iniciarse la intervención indicaban que Ernie utilizaba su sistema de fotos para pedir bebidas en situaciones de la comunidad muy variadas, como restaurantes, funciones de la iglesia, kioscos de parques y acontecimientos deportivos. Su agenda de anillas de 8 por 13 cm. con dibujos de líneas se dejó de utilizar. El emplazamiento de Ernie durante el día había cambiado a un programa de actividades diurnas separadas y se pensó que no era necesario el sistema ampliado. Es importante anotar que este cambio de emplazamiento fue una decisión «política» y no el resultado de su conducta o de la ausencia de conducta.

APÉNDICE

A.1. Entrevista de comunicación
A.2. Registro anecdótico
A.3. Matriz para ampliar los sistemas de comunicación
A.4. Hoja de registro de seguimiento visual
A.5. Inventario de barrido visual
A.6. Hoja de registro para la evaluación de la preferencia manual
A.7. Formulario de evaluación de forma y uso
A.8. Datos de observación de la intención pragmática
A.9. Formulario de evaluación de lenguaje receptivo básico
A.10. Hoja de registro para la recogida de datos de procedimiento sobre el uso de un sistema
A.11. Hoja de registro de la conducta de pedir y pagar una bebida en un restaurante de comida rápida

Entrevista de comunicación

A.1

Preguntas	Llora	Agresión	Rabieta/autoagresión	Mirada pasiva	Proximidad	Empuja la mano del otro	Tocar mover la cara del otro	Coger/alcanzar	Demostración	Retirarse/marcharse	Vocalización/sonidos	Mirada activa	Da objeto	Gestos/indicación	Expresión facial	Afirmación/negación gestual	Entonación	Ecolalia inapropiada	Ecolalia apropiada	Habla con palabras aisladas	Signos con palabras aisladas	Habla compleja	Signado complejo
1. Peticiones de afecto/interacción: ¿QUÉ OCURRE SI QUIERE...																							
... que el adulto se siente cerca?																							
... que un compañero se siente cerca?																							
... que un compañero normal se siente cerca?																							
... que un adulto le mire?																							
... que un adulto le haga cosquillas?																							
... que le abracen?																							
... sentarse en el regazo del adulto?																							
Otros:																							
2. Peticiones de acción del adulto: ¿QUÉ OCURRE SI QUIERE...																							
... ayuda en el vestido?																							
... que lean un libro?																							
... jugar a la pelota/otro juego?																							

... salir a la calle/ir de compras?											
Otros:											
3. Peticiones de objetos, alimentos: ¿QUÉ OCURRE SI QUIERE...											
... un objeto fuera de su alcance?											
... que le abran una puerta o un contenedor?											
... un alimento preferido?											
... música/radio/televisión?											
... unas llaves/un juguete/un libro?											
Otros:											
4. Protesta: ¿QUÉ OCURRE SI...											
... se interrumpe una rutina habitual?											
... se le quita un juguete/alimento?											
... se le lleva a dar una vuelta sin que quiera?											
... el adulto termina la interacción?											
... se le pide hacer algo que no quiere?											
Otros:											
5. Declarativos/comentarios: ¿QUÉ OCURRE SI QUIERE...											
... enseñarle algo?											
... que vd. mire a algo?											
Otros:											

Tomado de Schuler, A. L.; Peck, C. A.; Willard, C., & Theimer, K. (1989). Evaluación de medios y funciones de comunicación a través de la entrevista: Evaluación de las habilidades comunicativas de personas con lenguaje limitado. *Seminars in Speech and Language, 10, 54;* copyright © 1989 Thieme Medical Publishers, Inc.; reimpreso con permiso.

A.2

Registro anecdótico

Alumno/a: _____   Profesor/a: _____   Observador/a: _____

Fecha: _____   Hora de comienzo: _____   Hora de terminación: _____

Lugar: _____

Conducta: _____
_____

Hora	Antecedente	Conducta	Consecuente

A.3
Matriz para ampliar los sistemas de comunicación

Aspectos	Existentes[a]	Nuevos[b]

Forma conductual
  Vocal
  Verbal
  Gestual
  Mirada
  Otros
	(Descripción)	

Forma simbólica
  Objetos reales
  Réplicas
  Miniaturas
  Fotos
  Dibujos
  Otros
	(Descripción de la apariencia y/o lista)	

Función de la señal
 	
  Regulación conductual
  Interacción social
  Actividad compartida
	(Descripción de la función específica de cada categoría[c])	

Interlocutor comunitativo Persona: familiar/ no familiar	(Lista de nombres y familiaridad con el usuario del sistema)	

Entorno/actividad/contexto
  Diario
  Semanal
  Mensual
  Otros
	(Lista por categorías)	

Ayuda
  Claves naturales/ayudas
    Frecuencia
  Claves instruccionales/ayudas
    Frecuencia
	(Describir tipo)	

[a] Existente = empleado actualmente.
[b] Nuevo = modificado.
[c] Véase Wetherby y Prizant (1989).

Hoja de registro de seguimiento visual

A.4

Nombre: _____ **Fecha:** _____

Observador: _____ **Materiales empleados:** _____

Instrucciones: Empleando objetos que la persona pueda observar fácilmente, empezar en el punto de referencia apropiado (indicado por las letras y las cajas) y mover el objeto a lo largo del plano visual designado. Observar sus ojos durante el seguimiento y determinar si el seguimiento es continuo o discontinuo. Registrar también si hay alguna manifestación de nistagmus o estrabismo.

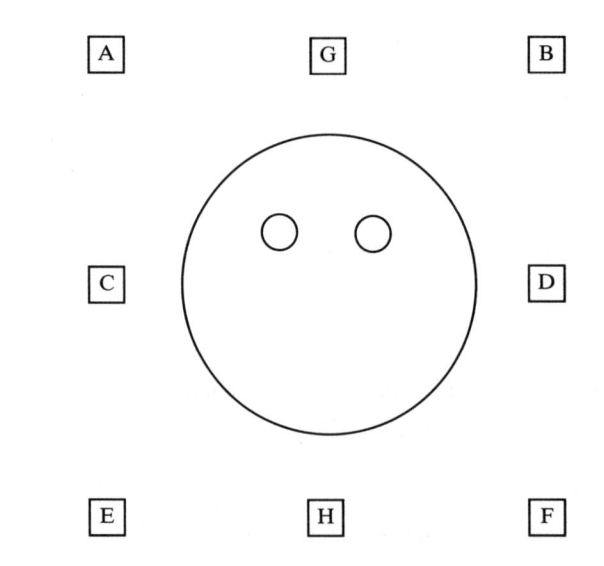

Horizontal, encima del nivel de los ojos: (de A a B y de B a A) _____ Continuo _____ Discontinuo

Horizontal, en el nivel de los ojos: (de C a D y de D a C) _____ Continuo _____ Discontinuo

Horizontal, debajo del nivel de los ojos: (de E a F y de F a D) _____ Continuo _____ Discontinuo

Vertical (en la línea media): (de G a H y de H a G) _____ Continuo _____ Discontinuo

    Diagonal: (de A a F y de F a A) _____ Continuo _____ Discontinuo

    Diagonal: (de B a E y de E a B) _____ Continuo _____ Discontinuo

    Nistagmus (movimiento de rebote) _____ Derecho _____ Izquierdo _____ Ambos

    Estrabismo (ojos hacia dentro/hacia fuera) _____ Derecho _____ Izquierdo _____ Ambos

Comentarios:

A.5

Inventario de barrido visual

Nombre: _____ Fecha: _____
Observador/a: _____

1. ¿Dónde comienza el alumno/a su búsqueda visual?

   _____ Arriba a la izquierda   _____ En el centro   _____ Arriba a la derecha
                                                              _____ Abajo a la izquierda

2. ¿Cuál es su patrón de barrido?

   _____ De izqda. a dcha.   _____ De arriba a abajo   _____ Patrón al azar
   _____ De dcha. a izqda.   _____ De abajo a arriba   _____ Patrón no determinable

3. ¿Realiza la búsqueda en todo el grupo de materiales? _____ Sí _____ No

   En caso negativo, ¿en qué área no realiza el barrido? _____

4. ¿Mantiene su atención durante la tarea de barrido? _____ Sí _____ No

   ¿Durante cuánto tiempo? _____

5. Puede localizar rápidamente (por ejemplo, en menos de 10 segundos) un símbolo específico cuando se le presenta con:

   3 ítems _____ Sí _____ No   6 ítems _____ Sí _____ No
   4 ítems _____ Sí _____ No   8 ítems _____ Sí _____ No
                                  _____ ítems _____ Sí _____ No

6. ¿Cómo selecciona el ítem apropiado?

   _____ Mantiene la mirada   _____ Nombra el ítem   _____ Vocaliza
   _____ Señala el ítem   _____ Coge el ítem   _____ Muestra excitación
   _____ Otros (especificar) _____

7. ¿Qué tipo de ayudas son útiles para facilitar que el alumno/a realice el barrido?

   _____ El alumno/a señala   _____ Girar la cabeza del alumno/a con ayuda física
   _____ El profesor/ra señala   _____ Claves de color
   _____ Otros (especificar) _____

Hoja de registro para la evaluación de la preferencia manual

A.6

Fecha: _____   Observador/a: _____

Nombre: _____   Tiempo: _____

Materiales empleados: _____

¿Qué mano emplea para coger objetos cuando son colocados en las siguientes posiciones en relación al cuerpo? Marque una X en la casilla que describe la mano empleada.

Al frente a la izquierda   Al frente a la derecha

                            En medio

En el lado izquierdo   En el lado derecho

                      El alumno/a está
                      aquí orientado
                      de frente

Sentado en una mesa:

Al frente a la izquierda:	Mano izquierda _____	Mano derecha _____
En el lado izquierdo:	Mano izquierda _____	Mano derecha _____
En medio:	Mano izquierda _____	Mano derecha _____
Al frente a la derecha:	Mano izquierda _____	Mano derecha _____
En el lado derecho:	Mano izquierda _____	Mano derecha _____

Estando de pie:

Al frente a la izquierda:	Mano izquierda _____	Mano derecha _____
En el lado izquierdo:	Mano izquierda _____	Mano derecha _____
En medio:	Mano izquierda _____	Mano derecha _____
Al frente a la derecha:	Mano izquierda _____	Mano derecha _____
En el lado derecho:	Mano izquierda _____	Mano derecha _____

A.7

Formulario de evaluación de forma y uso

Nombre del alumno/a: _____

Observador/a: _____ Fecha: _____

Contexto	Interlocutor	Señal del niño/a	Respuesta del interlocutor[a]	Función del discurso[b]	Función pragmática

[a] Funciones del discurso determinadas a partir de la señal del niño: iniciación, mantenimiento, terminación, restablecimiento de la conversación.
[b] Funciones pragmáticas determinadas a partir de la conducta comunicativa el niño: petición de objeto o acción, protesta, petición de rutina social, saludos, exhibición, llamada, petición de permiso, reconocimiento, comentario, petición de información, clarificación (véase Wetherby y Prizant, 1989, o Capítulo 2 para una definición de estos términos).

A.8

Datos de observación de la intención pragmática

Nombre: _____ Fecha: _____ Observador: _____

Categorías	Lugar/Tiempo/Frecuencia	Ejemplo de actividad e interpretación (escriba el tercer ejemplo observado)	Otros comentarios
1. Hace una petición; hace una pregunta.			
2. Da una respuesta o responde a una pregunta o petición.			
3. Describe eventos o aspectos del ambiente.			
4. Expresa hechos, creencias, actitudes o emociones.			
5. Intenta y establece o mantiene contactos interpersonales o interacciones.			
6. Intento de divertir o tomar el pelo a otros.			

A.9

Formulario de evaluación de lenguaje receptivo básico

Nombre: _____   Fecha: _____   Observador: _____

Intrucciones: Presente dos objetos al alumno. Nombre uno de los objetos y pida al alumno que lo señale, lo mire o lo manipule (cualquiera de estas respuestas son aceptables). En función de la respuesta del alumno marque una «X» en la columna apropiada. Complete al menos 10 ensayos, variando los objetos y la posición de su presentación.

		Respuesta del alumno	
Objetos presentados	Objetos pedidos	Correcta	Incorrecta

Comentarios:

A.10

Hoja de registro para la recogida de datos de procedimiento
sobre el uso de un sistema

Nombre: _____ Fecha: _____

Observador: _____ Hora del día: <u>am/pm</u> _____

Actividad	Va al sistema	Coge el objeto/símbolo	Va a la actividad
1.			
2.			
3.			
4.			
5.			
6.			
7.			
8.			
9.			
10.			

Claves: I = Independiente; V = Ayuda verbal; G = Ayuda gestual; OC = Orienta la cabeza; F = Ayuda física.

Comentarios:

A.11
Hoja de registro de la conducta de pedir y pagar una bebida en un restaurante de comida rápida

Nombre: _____ Fecha: _____

Observador: _____ Lugar: _____

Objetivo: _____

_____

_____

Actividades	Fecha
1. Anda hasta el mostrador	
2. Cuando la cajera está preparada, mira a la cajera	
3. Abre el libro de comunicación	
4. Coloca el libro encima del mostrador	
5. Coloca la fotografía derecha si es necesario	
6. Vuelve el libro de cara a la cajera si es necesario	
7. Señala a la fotografía de forma que la cajera pueda verla	
8. Espera que la cajera dé señales de comprender la orden	
9. Abre la cartera	
10. Abre el billetero	
11. Saca un billete	
12. Le da el dinero a la cajera	
13. Pone la cartera en el mostrador	
14. Abre el apartado para monedas de la cartera	
15. Mantiene abierto con el dedo índice de la mano izquierda el monedero	
16. Recoge el cambio de la cajera con la mano derecha	
17. Mete el cambio en el monedero	
18. Cierra el monedero	
19. Cierra la cartera	
20. Coge el monedero	
21. Coge el libro de comunicación	
22. Permanece en el mostrador hasta que se ha completado el pedido	
23. Recoge la bebida	
24. Sale del área de pedidos	
25. Lleva la bebida a la mesa, no bebe	
26. Anda hasta la mesa	
27. Se sienta en la silla	

Claves: + = Independiente; V = Verbal; G = Gestual; M = Modelo; AT = Ayuda Total; AF = Ayuda Física (por debajo del codo); – = No lo realiza incluso con ayuda.

BIBLIOGRAFÍA GENERAL

Alberto, P. A., y Troutman, A. C. (1986). *Applied behavior analysis for teachers* (2.ª ed.). Columbia: Charles E. Merrill.
Alpern, G.; Boll, T., y Shearer, M. (1984). *Developmental Profile II*. Los Ángeles: Western Psychological Services.
Batshaw, M. L., y Perret, Y. M. (1986). *Children with handicaps: A medical primer* (2.ª ed.). Baltimore: Paul H. Brookes Publishing Co.
Bayley, N. (1969). *Bayley Scales of Infant Development*. Atlanta: The Psychological Corporation.
Blackman, J. A. (ed.) (1984). *Medical aspects of developmental disabilities in children-birth to three* (1.ª ed. rev.). Rockville: Aspen Publisher Inc.
Bloom, L., y Lahey, M. (1978). *Language development and language disorders*. Nueva York: John Wiley & Sons.
Brown, L.; Branston, M. B.; Hamre-Nietupski, S.; Pumpian, I.; Certo, N., y Gruenewald, L. (1979). A strategy for developing chronological age-appropriate and functional curricular content for severely handicapped adolescents and young adults. *Journal of Special Education, 13,* 81-90.
Brown, L.; Branston-McLean, M.; Baumgart, D.; Vincent, L.; Falvey, M., y Schroeder, J. (1979). Using the characteristics of current and subsequent least restrictive environments in the development of curricular content for the severely handicapped students. *AAESPH Review, 4,* 407-424.
Bruner, J. (1974-1975). From communication to language: A psychological perspective. *Cognition, 3,* 255-287.
Carr, E. G., y Durand, V. M. (1985). Reducing behavior problems through functional communication training. *Journal of Applied Behavior Analysis, 18,* 111-126.
Carrow, E. (1973). *Test for Auditory Comprehension of Language*. Austin: Learning Concepts.
Cohen, M. A., y Gross, P. J. (1979). *The developmental resource: Behavioral for assessment and program planning* (vols. 1-2). Nueva York: Grune & Stratton.
Donnellan, A. M.; Mirenda, P.; Mesarsos, R. A., y Fassbender, L. L. (1984). Analyzing the communicative functions of aberrant behavior. *Journal of the Association for Persons with Severe Handicaps, 9,* 201-202.

Dore, J. (1974). A pragmatic description of early language development. *Journal of Psycholinguistic Research, 4,* 343-350.
Dore, J. (1975). Holophrases, speeck acts, and language universals. *Journal of Child Language,* 2(1), 21-40.
Dorland's Illustrated Medical Dictionary (1981). Filadelfia: W. B. Saunders.
Duchan, J. (1983). Autistic children are noninteractive: Or so we say. *Seminars in Speech and Language,* 4(1), 53-62.
Dunn, L. M. (1965). *Peabody Picture Vocabulary Test.* Circle Pines: American Guidance Service.
Durand, V. M., y Carr, E. G. (1987). Social influences on «self-stimulatory» behavior: Analysis and treatment application. *Journal of Applied Behavior Analysis, 20,* 119-132.
Durand, V. M., y Crimmins, D. B. (1988). Identifying the variables maintaining self-injurious behavior. *Journal of Autism and Developmental Disorders, 18,* 99-117.
Erhardt, R. P. (1986). *Erhardt Developmental Vision Assessment.* Fargo: Author (disponible a través de R. P. Erhardt, 2109 Third St., North, Fargo, ND 58102).
Evans, I. M., y Meyer, L. H. (1985). *An educative approach to behavior problems: A practical decision model for interventions with severely handicapped learners.* Baltimore: Paul H. Brookes Publishing Co.
Falvey, M.; Brown, L.; Lyon, S.; Baumgart, D., y Schroeder, J. (1980). Strategies for using cues and correction procedures. En W. Sailor, B. Wilcox y L. Brown (eds.), *Methods of instruction for severely handicapped students* (págs. 109-133). Baltimore: Paul H. Brookes Publishing Co.
Filler, J., Baumgart, D., y Askvig, B. (1989). Mainstreaming young children with disabilities. En W. Sailor, J. Anderson, K. F. Doering, J. Filler, L. Goetz y A. Halvorsen. *The comprehensive local school: Regular education for all students with disabilities.* Baltimore: Paul H. Brookes Publishing Co.
Gadow, K. D. (1986). *Children on medication* (vols. 1-2). San Diego: College-Hill Press.
Hagberg, B.; Aicardi, J.; Dias, K., y Ramos, O. (1983). A progressive syndrome of autism, dementia, ataxia, and loss of purposeful hand use in girls: Rett's syndrome: Report of 35 cases. *Annals of Neurology, 14,* 471-479.
Halle, J. (1985). Arranging the natural environment to occasions language: Giving severely language-delayed children reasons to communicate. *Seminars in Speech and Language, 5,* 185-196.
Harding, C. (1984). Acting with intention: A framework for examining the development of the intention to communicate. En L. Feagans, C. Garvey y R. Golinkoff (eds.). *The origins and growth of communications.* Norwood, NJ: Ablex Publishing.
Haslam, R. H., y Valletutti, P. J. (1985). *Medical problems in the classroom: The teacher's role in diagnosis and management.* Austin: PRO-ED.
Holvoet, J. F., y Helmstetter, E. (1989). *Medical problems of students with special needs: A guide for educators.* Boston: College-Hill Press.
Maslow, A. H. (1968). *Toward a psychology of being.* Princeton: Van Nostrand.
McCarney, S. B. (1983). *Adaptive Behavior Evaluation Scale.* Columbia: Hawthorne Educational Services.
McDonald, J. (1985). Language through conversation. En S. Warren y A. Rogers-Warren (eds.), *Teaching functional language* (págs. 89-122). Baltimore: University Park Press.
McLean, J. y Snyder-Mclean, L. (1978). *A transactional approach to early language training.* Columbia: Charles E. Merrill.
Meyer, L. H., y Evans, I. M. (1989). *Nonaversive intervention for behavior problems: A manual for home and community.* Baltimore: Paul H. Brookes Publishing Co.

Musselwhite, C. R. y St. Louis, K. W. (1982). *Communication programming for the severely handicapped: Vocal and non-vocal strategies.* San Diego: College-Hill Press.
Pecyna, P. M., y Sommers, R. K. (1985). Testing the receptive language skills of severely handicapped children. *Language, Speech, and Hearing Services in Schools, 16*(1), 41-52.
Rice, M. (1984). Cognitive aspects of communicative development. En R. Schiefelbusch y J. Pickar (eds.), *The acquisition of comunicative competence* (págs. 141-189). Baltimore: University Park Press.
Sailor, W., y Mix, B. J. (1975). *The TARC Assessment System.* Lawrence: H & H Enterprises.
Scheuerman, N.; Baumgart, D.; Sipsma, K., y Brown, L. (1976). Toward the development of a curriculum for teaching non-verbal communication skills to severely handicapped students: Teaching tracking, scanning and selection skills. En L. Brown, N. Scheuerman y T. Crowner (eds.), *Madison's alternative to zero exclusion: Toward an integrated therapy model for teaching motor, tracking and scanning skills to severely handicapped students* (págs. 71-248). Madison: Madison Public Schools y Universidad de Wisconsin-Madison.
Schuler, A. L. (1980). Aspects of cognition. En W. H. Fay y A. L. Schuler (eds.), *Emerging language in autistic children* (págs. 113-136). Baltimore: University Park Press.
Schuler, A. L.; Peck, C. A.; Willard, C., y Theimer, K. (1989). Assessment of comunicative means and functions through interview: Assessing the communicative capabilities of individuals with limited language. *Seminars in Speech and Language, 10,* 51-62.
Schuler, A. L., y Prizant, B. M. (1987). Facilitating communication: Prelanguage approaches. En D. J. Cohen y A. M. Donnellan (eds.), *Handbook of autism and pervasive developmental disorders.* Silver Spring, MD: V. H. Winston & Sons.
Silverman, F. H. (1980). *Communication for the speechless.* Englewood Cliffs: Prentice-Hall.
Silverman, F. H. (1989). *Communication for the speechless.* Engelwood Cliffs: Prentice-Hall.
Snow, C. (1972). Mother's speech to children learning language. *Child Development, 43,* 549-566.
Sparrow, S. S.; Balla, D. A., y Cicchetti, D. V. (1984). *Vineland Adaptive Behavior Scales (Interview Editor.* Edición ampliada). Circle Pines: American Guidance Service.
Stonestreet, R,; Augustine, R., y Johnson, J. (1986, octubre). Communication assessment for 0-3 year-olds. Manuscrito no publicado.
Sugarman, S. (1984). The development of preverbal communication. En R. Schiefelbusch y J. Pickar (eds.), *The acquisition of communicative competence.* Baltimore: University Park Press.
Tawney, J. W., y Gast, D. L (1984). *Single subject research in special education.* Columbia: Charles E. Merrill.
Tingey, C. (1989). *Implementing early intervention.* Baltimore: Paul H. Brookes Publishing Co.
Wetherby, A.; Cain, D.; Yonclas, D., y Walker, V. (1988). Analysis of intentional communication of normal children from the prelinguistic to the multi-word stage. *Journal of Speech and Hearing Research, 31,* 240-252.
Wetherby, A. M., y Prizant, B. M. (1989). The expression of communicative intent: Assessment guidelines. *Seminars in Speech and Language, 10,* 77-90.
Wolfensberger, W. (1972). *The principle of normalization in human services.* Toronto: National Institute on Mental Retardation.

BIBLIOGRAFÍA EN CASTELLANO

Basil, C., y Puig R. (1988): *Comunicación Aumentativa.* Madrid: INSERSO.

Gortázar, P., y Tamarit, J. (1989): «Lenguaje y comunicación». En (varios autores): *Intervención educativa en autismo infantil.* Madrid: Centro Nacional de Recursos para la Educación Especial.

Schaeffer, B. (1986): «Lenguaje de signos y habla para niños discapacitados». En M. Montfort (Ed.): *Investigación y logopedia.* Madrid: CEPE.

Schaeffer, B. (1993): «La mejora de la enseñanza del lenguaje para niños autistas». En Varios Autores: *El Autismo 50 años después de Kanner. Actas del VII Congreso Nacional de Autismo.* Salamanca: Amarú.

Schaeffer, B.; Musil, A., y Kollinzas, G. (1980): *Total Communication.* Champaing, Illinois: Research Press. Nueva Edición revisada de 1994.

Sotillo, M. (Ed.) (1993): *Sistemas alternativos de comunicación.* Madrid: Trotta.

Tamarit, J. (1988a): «Sistemas alternativos de comununicación en autismo: Algo más que una alternativa». *Alternativas para la comunicación,* 6, 3-5.

Tamarit, J. (1988b): «Los trastornos de la comunicación en deficiencia mental y otras alteraciones evolutivas: Intervención mediante sistemas de comunicación total». En C. Basil y R. Puig (Eds.): *Comunicación Aumentativa.* Madrid: INSERSO.

Tamarit, J. (1989): «Uso y abuso de los sistemas alternativos de comunicación». *Comunicación, Lenguaje & Educación,* 1, 81-94.

Varios Autores (1993): Monográfico sobre técnicas alternativas y aumentativas de comunicación para alumnos con discapacidad motora. *Infancia y aprendizaje, 64,* 5-72.

Von Tetzchner, S., y Martinsen, H. (1993): *Introducción a la enseñanza de signos y al uso de ayudas técnicas para la comunicación.* Madrid: Aprendizaje-Visor.

ÍNDICE ANALÍTICO

ABES (*Adaptative Behavior Evaluation Scale*, Escala de Evaluación de la Conducta Adaptativa), 159
Abstracción de los sistemas de comunicación, niveles de, 89
Adaptativa, Escala de Evaluación de la Conducta (ABES), 159
Adecuación a la edad, rutinas para preescolares, 96-97
Adolescente, historia de caso, 169-179
    datos de los informes escolares,
        efectividad del sistema, 138, 143, 152, 164, 178, 191
        evaluación para planificar un sistema, 159, 172
        intervención, 10-11, 170-172, 176, 179, 193
        progreso para un, 167-168
Adulto, historia de caso, 180-193
    ampliación del sistema, 192-193
    efectividad del sistema, 191
    evaluación para planificar un sistema, 159, 172
    información del historial institucional, 181
    sistema para un, 167-168, 181
Alergias, 36
Alteraciones sensoriales, 26, 36
Ampliación de un sistema,
    añadir nuevas funciones a las formas existentes, 70
    aumentando el número de formas conductuales y simbólicas, 68
    aumentando el número de interlocutores, 70, 72
    cambiando la forma simbólica, 66, 68
    cambiando las señales a formas conductuales más convencionales, 66
    consideraciones con respecto a la, 32
    disminuyendo la ayuda para la utilización de un sistema, 72
    efectividad de la comunicación y, 65
    en un adulto con retraso mental, 192
    en un caso de un adolescente, 177-178
    examen de los problemas y, 73
    éxito de la, 73-74
    modelo para la, 67, 69, 71, 199
    opciones para la, 65
    utilizando el sistema en un contexto nuevo, 72
Apoyo comunitario, para un sistema de comunicación, 175-176
Apoyo en el hogar, para un sistema de comunicación, 175-176
Apoyo escolar, para un sistema de comunicación, 175-176
Aseo, 17, 32, 53, 55, 59-60, 69, 72, 96, 139, 158, 162, 164-165, 171, 181

Asociación, de objetos reales, de actividades y localizaciones con sus referentes, 88-89
Atención, capacidades, una historia de caso de un adolescente, 174
Audiencia, 23, 28, 30-31
  para un sistema de comunicación, 31
  pluralismo y, 23, 28
Auditiva, capacidad, 40, 68
  datos de los informes escolares, para niños de primaria, 157
  en la historia de caso de un adolescente, 174
  información, en una historia de caso de un niño de primaria, 144
  información para la evaluación, en historias de caso de niños de primaria, 144
Autismo, un caso de, 143, 156, 171
Autoentretenimiento, como conducta problema, 39
Autolesión, 35-36, 38-40, 44-45, 170, 177
Autorregulación, 38

Bandeja con fotos, selección de, 23
Barrido visual, 33, 73, 76-78, 81-85, 90, 132, 187
  capacidades de, 128, 144, 146-148, 158-160, 172, 174
  de un adulto con retraso mental, 128
  de una niña de primaria, 159
  evaluación del, 79, 81, 83-85, 87
    procedimiento para la, 82-84
    utilización de los resultados de la, 85
  fundamentos de la evaluación, 76
  inventario, 201
Bayley, escalas de desarrollo infantil, 79
Bebés, evaluación de la visión en, 79, 99, 112
Bebida, formulario para pedir y pagar una, 190-193, 207

Capacidad física, para manipular un sistema de comunicación, 73
capacidades de funcionamiento, en una historia de caso de un adolescente, 174
  de un adulto con retraso mental, 182
  información,
    datos de los informes escolares, en niños de primaria, 156
    en historias de caso de niños de primaria, 125, 143

Capacitación, de un individuo como comunicador legítimo, 62
Claves, 37, 60, 66-67, 69, 71-72, 79, 88-89, 115, 128, 132, 138, 140, 147, 152, 157, 165, 177, 190-191
Claves verbales, 60, 115, 128, 157
Cognición, 33, 75-76, 99, 125, 143, 156, 174, 181-182
  nivel de desarrollo de la, en un adulto con retraso mental, 183
Cognitiva, evaluación,
  en un niño de primaria, 127-128
  recursos para la, 91
Comunicación, 9-10, 21-22, 15-19, 23-33, 35-63, 65-66, 68, 70, 72-76, 78-90, 92, 94-97, 99-100, 102, 104, 106-110, 112-122, 123, 125-132, 134-136, 138, 140-141, 143-154, 156-160, 162-164, 166-168, 170-179, 182-184, 186-192
  definición de, 25
  eficaz, 43
  formas conductuales de, *véase* Formas conductuales de comunicación
  intencional, *véase* Intencional, comunicación
Comunicación, entrenamiento de la, en los problemas de conducta, 40
  modelo de desarrollo de la comunicación, 41
Comunicación, entrevista, 45-48, 196-197
Comunicación, habilidades,
  en horarios típicos, 53-53
  evaluación de las, por medio de la observación retrospectiva, 62
  examen de las, 52, 60
  fundamentos del, 52-57
  horario compuesto, ejemplo de un, 53, 54
  información,
    datos de los informes escolares, 125, 143, 156, 170
    recogida de, de otras fuentes, 55-56
    preguntas sobre, 56-57
Comunicación, necesidades de, en la historia de caso de un adolescente, 175
Comunicación, panel de,
  descripción de un, 136-138
  efectividad de un, 138-140
Comunicación, sistemas aumentativos y alternativos de audiencia para los, 31

ampliación de, *véase Ampliación de un sistema*
apoyo externo para los, 175-176
éxito de los, 73-74
manejabilidad de los, 30-31
mantenimiento de los, 32-33
para un niño de primaria, 125
preferencias, en la historia de caso de un adolescente, 175
realización a medida de las necesidades individuales, 75
recursos para los, 92-93
Comunicación intencional, 41, 44
de un niño de preescolar, 115
dimensión horizontal de la, 43, 44
dimensión vertical de la, 41-42
Comunicación receptiva, 19, 128-129, 144, 172, 174-175
capacidad de, en la historia de caso de un adolescente, 174
necesidades, en la historia de caso de un adolescente, 175
Conceptual, capacidades de emparejamiento, *véase Emparejamiento / Discriminación, evaluación de las capacidades de*
Conducta, 9, 16, 19, 22, 26, 29-30, 33, 35-45, 48-50, 52-53, 56, 58, 60, 65-66, 76, 103-105, 108, 112, 115-117, 119-121, 125-126, 129, 136, 139, 143-146, 152, 156, 158-159, 167, 170-171, 173-174, 176, 179, 181-182, 184-185, 190, 193
de un adulto con retraso mental, 182-183
en niños de primaria, 126, 161
evaluación de la, en las historias de caso de niños de primaria, 145
fines de la, en un adolescente, 173-174
funciones pragmáticas de la, *véase Pragmática, funciones en relación a la forma simbólica*, 117-118
Conducta, enfoque de la reducción de la, 35-36
Conducta, problemas de,
acontecimientos distantes y, 37-38
análisis de los, 36-38
comprobación de hipótesis, 39, 50
Currículo y, 38
entorno físico y, 37
entorno social y, 37
entrenamiento en comunicación para los, 40

evaluación, 45-50
modelo de desarrollo de la comunicación, 41-45
factores relativos a la persona, 38
generar hipótesis, 38
intenciones o funciones comunicativas de los, evaluación de los, 45-50
métodos educativos y, 37
propósito de los, 39-40
razones médicas para los, 36-37
razones para los, 36-37
tipos de, en personas con discapacidad, 35
tratamiento de los, 35-36, 39-41
Conducta social/interpersonal, de una niña de primaria, 158-159
Conductual, evaluación,
en un niño de primaria con autismo, 146-147
recursos para la, 91
Contexto, de un sistema, nuevo, 72
Control de la cabeza, 43, 80
Coordinación óculo-manual, capacidades de, en una niña de primaria, 160
Cornelia de Lange, síndrome de, 36
Crisis epilépticas, 36, 112, 157
Cronológica, edad, diseño de sistemas de comunicación y, 24
Currículo, problemas de conducta y, 37

Decisiones, proceso de toma de, disponibilidad frente a necesidad, 51-52
Desarrollo, historia del, en una historia de caso de un adolescente, 170-171
Dieta, 36
Dimensión horizontal de intencionalidad, 43-44
Dimensión vertical de intencionalidad, 41
Discriminación, *véase Emparejamiento/discriminación, evaluación de las capacidades de*
Diseño de un sistema, 123
consideraciones prácticas, 30
edad cronológica, 23-24
entorno natural y, 29
evaluación de las habilidades para el, 33
evaluación del funcionamiento comunicativo, 75-76
factores en el, 23
funcionalidad y, 24-25
habilidades requeridas y, 27-28
inclusión con exclusión cero, 23, 25

interacciones y, 27
interrelaciones padres-escuela y, 29-30
para un niño con autismo de primaria, 151-152
planteamientos filosóficos en el, 23-30
pluralismo, 23, 28
preferencias y, 29
resultados de pruebas y, 75
significación social y, 26-27
Distrofia miotómica, historia de caso,
  contenido, 101, 102
  evaluación para planificar un sistema de comunicación, 100, 104-110
  forma y uso, 102-104
  sistema, 99
  visión general, 99, 110

Edad,
  cronológica, diseño de los sistemas de comunicación y, 24
  mental, 24
  preferencia manual y, evaluación de la, 85-86
Educativa, intervención, en la historia de caso de un adolescente, 171
Educativo, descripción de un programa para un adolescente, 171-172
Efectividad del sistema,
  en la historia de caso de un adolescente, 178
  panel de comunicación, 136, 139
  para un adulto con retraso mental, 189-191
  para un niño de primaria, 138-140
  para un niño de primaria con autismo, 152-153
Elemento, discriminación de un, 87
Emocional, respuesta, problemas de conducta y, 38
Emparejamiento/discriminación, evaluación de las capacidades de,
  en un niño de primaria, 127-128, 160
  en un niño de primaria con autismo, 147
  tarea simple para la, 88
Enseñanza, para superar los problemas de conducta, 40-41
Entorno,
  número de interlocutores y, 70
  para la evaluación, 76, 79-80
Entorno, conducta intencional y, 44
Entorno físico, problemas de conducta y, 37

Entorno natural, diseño de un sistema de comunicación y, 29
Entorno social, problemas de conducta y, 37
Entrevista con los padres, 158
Equipo, miembros del, comienzo con éxito y, 62
Escala de conducta adaptativa de Vineland (VABS), 171
Escala para la evaluación de la motivación (MAS), 45
Estrategias educativas, recursos para las, 92
Evaluaciones informales, de un adulto con retraso mental, 183
Evaluación (*véase también Tipos específicos de evaluación*), del funcionamiento comunicativo,
  consideraciones generales para la, 77-78
  distrofia miotónica, historia de caso, 100
  información, lista de recursos para la, 76-77
  para la planificación del sistema,
    en un caso de distrofia miotónica, 104-110
    en un niño de preescolar, 115, 117-121
    en un niño de primaria, 127-136
Evaluación, recursos para la,
  cognitiva, 91
  conductual, 91
  general, 91
  motora fina y gruesa, 91
Evaluación visual, 78-79
  formularios para la, 79
  métodos de, 78
  del seguimiento visual, 79, 81, 83
Exclusión, prácticas de, 25-26
Expresiones faciales, 146
Expresiva, comunicación,
  capacidades, en un caso de un adolescente, 174
  mediante gestos, 174
    entrenamiento inicial en, 176-177
    modificación de, 176
  necesidades, en un caso de un adolescente, 175
Expresivas, formas y uso de habilidades, 102, 104
Expresivas, habilidades, 115

Familia/tutor, implicación, en los barrios de niños de preescolar, 96
Familiaridad, 53, 59, 67, 69, 71, 151

Forma y uso, formulario de evaluación de, 103, 116, 203
Formas conductuales de comunicación,
  añadir nuevas funciones a las, 70
  aumentar el número de las, 68
  convencionalidad de las, 66
Formas simbólicas, 25, 56, 65-66, 117-118
  añadir nuevas funciones de las, 70
  aumentar el número de, 68, 70, 120
  cambiar las, 65-66, 154
  comienzo con éxito y, 62
  en niños de preescolar, 104-105, 117
Formulario de datos de observación de la intención pragmática, 130, 162, 184, 185, 204
Fotografías, comprensión de, como representaciones de objetos,
  niños de preescolar y, 105-107
Funcionalidad, en el diseño de un sistema de comunicación, 24-25
Funcionamiento comunicativo, evaluación,
  fundamentos de la, 76-77
  previa al desarrollo de un sistema, 75

Gestos, 17-18, 25, 27-28, 46, 56, 78, 87-89, 104, 115, 120, 128-129, 146, 159, 166, 172, 176-179, 182, 184-186
  entrenamiento inicial en, 176-177
  modificación de, 176

Habilidades con objetos, 33, 101
Habilidades motoras, información,
  en la historia de caso de un adulto con retraso mental, 181
  en la historia de caso de un niño de primaria, 125-126, 143, 157
Habilidades receptivas relativas a la forma y el uso, 102, 104
Habilidades requeridas, diseño de un sistema de comunicación y, 27-28
Habilidades sociocomunicativas, en preescolar, 95
Habla, 15-16, 18-19, 22, 25, 33, 46, 51, 75, 87, 90, 96, 99-100, 108-110, 125-126, 143-144, 146, 148, 150, 156, 158, 167, 172, 181-182, 186, 193
  capacidades de, evaluación de las en un niño de primaria con autismo, 148-149
  de un adulto con retraso mental, 182
  en una historia de caso de un niño de primaria, 126

evaluación en las historias de caso de niños de primaria, 144-145
habilidades de, datos de los informes escolares, 157-158
Hipótesis, 36, 38-39, 50, 101-102, 139, 174
  comprobación de, 39, 50
  generar, para los problemas de conducta, 38-39

IEP (*Individualized Education Program*, Programa de educación individual), 172
Imitación, 9, 16, 114, 125,
Implantación de sistemas de comunicación aumentativa y alternativa, cómo organizarlos con éxito, 61-62
Inclusión sin exclusión, principio de, 25-26
Información médica, para niños de primaria, 157
Integración de un sistema, en las interacciones sociales, 108, 109
Intencional, comunicación,
  de un niño de preescolar, 115
  dimensión horizontal de, 43, 44
  dimensión vertical de, 41-43
Intenciones pragmáticas, 129, 131, 146, 161, 186
  de niños de primaria, 128-132, 161, 162
  de un adulto con retraso mental, 184-186
  de un niño de primaria con autismo, 146-147
  en la historia de caso de un adolescente, 174
  evaluación de las, recursos para la, 92
Intención comunicativa, y función, 43
  en relación con casos con conductas problema, 44-45
Interacciones, diseño de un sistema de comunicación y, 25
Interacción con iguales, 72
Interacción social, 44, 53, 67, 69, 71, 100, 104, 115, 143-145
  de un niño de preescolar, 115
  de un paciente con distrofia miotómica, 104
  evaluación de la, en historias de caso de niños de primaria, 144-145
  fomento de la, en un niño de preescolar, 120-121
Interlocutores, la comunicación con,
  el aumento del número de, 70, 72
  entrenamiento de, 108-109

la necesidad de la interacción con iguales, 72
número de, entorno y, 70
respuesta a las señales prelingüísticas, 58
selección del vocabulario, en un niño de preescolar, 107-108
Interpretación de señales, con niños de preescolar, 119
Intervenciones conductuales en una historia de caso de un adolescente, 172

Juego, problema de conducta como, 39

Lenguaje, 9-10, 15-19, 25-26, 29, 33, 41, 44, 47, 52-53, 61-62, 75-76, 87-88, 90, 95-97, 100-101, 108-109, 113, 115, 120, 125-126, 128, 130-131, 134-135, 143-144, 148, 150, 153, 156, 158, 171-172, 175-178, 181-182
   capacidades de, evaluación de las, en un niño de primaria con autismo, 148-149
   comprensión, para un niño de preescolar, 119-120
   de un adulto con retraso mental, 182
   definición de, 25, 103, 116
   en un caso de un niño de primaria, 126
   habilidades de, datos de los informes escolares, 157-158
   información para la evaluación en casos de niños de primaria, 144
   simplificado, para niños de preescolar, 97
Lenguaje receptivo, 33, 75-76, 87-88, 90, 115, 131, 144, 171
   elicitación del, 114
   fundamentación de la evaluación, 76
   habilidades básicas, 87-88
Lenguaje receptivo, habilidades básicas de, 88
Lenguaje receptivo básico, evaluación, formulario de, 131, 205
   naturaleza de la, 87
   procedimiento para la, 87-89
   utilización de los resultados, 89
Lesch-Nyan, enfermedad de, 36

Manipulación del objeto, 146
Mano, uso de la, en un niño de primaria, 134-135
Mantenimiento, de un sistema de comunicacion, 32
MAS (*Motivation Assesment Scale,* Escala para la evaluación de la motivación), 45

Materiales, para la evaluación, 77-78
Medios-fines, habilidades de, 101, 114
Métodos educativos, problemas de conducta y, 37
Mirada alternativa, 66, 121
Motivación,
   en preescolar, mantenimiento de la, 109-110
   para usar un sistema de comunicación, 73
Motricidad fina, capacidades, en el caso de un adolescente, 174
Motricidad fina y gruesa, recusos para la evaluación de la, 91
Movilidad, de un sistema, 30-31
Movimientos oculares, en la evaluación del seguimiento visual, 81

Niños/as, evaluación de la visión en, 79-80
Niños de preescolar, 95-96
   direcciones futuras, 121
   habilidades socio-comunicativas, 95
   historias de caso, 97-110, 111-121
   implicación de la familia o del tutor, 96
   progreso, resumen del, 110
   rutinas apropiadas para cada edad para desarrollar la comunicación, 96-97
   uso de lenguaje simplificado con, 97

Padres-escuela, relaciones en el diseño de un sistema de comunicación, 29-30
Panel horario, 136, 139-141
   descripción de un, 136-137
   efectividad de un, 138-140
Parálisis cerebral, 58-59, 80, 82
Peabody Picture Vocabulay Test (PPVT), 87
Permanencia del objeto, habilidades de, 101-102, 114, 127
Pictogramas, sistema de comunicación con, 150
Planificar un sistema, evaluación para,
   en el caso de niños de primaria, 145-151, 159-163
   en el caso de un adulto con retraso mental, 182-189
Planos visuales, 78-80
Planteamientos filosóficos, en el diseño de sistemas de comunicación, 23-30
Pluralismo, diseño de un sistema de comunicación y, 28
PPVT (*Peabody Picture Vocabulary Test*), 87

Pragmática, Hoja de observación de la función, 130, 162, 184, 185, 204
Pragmática, función,
 en historiales de adolescentes, 174
 evaluación, medios para, 92
 del niño autista en edad de enseñanza primaria, 146-147
 del niño en edad de enseñanza primaria, 128-132, 161, 162
 del adulto con retraso mental, 184-186
Predictibilidad, 59
Preferencia manual, evaluación de la,
 de un niño de primaria, 134-135
 edad y, 8
 fundamentación de la, 76-77
 hoja de registro de la, 134, 202
 procedimiento para la, 85-86
 uso de los resultados, 81, 85-86
Preferencias, diseño de un sistema de comunicación y, 29
Presentación de opciones, para un niño de preescolar, 118
Primaria, niños de, 123
 autismo, una historia de caso de, 142-154
 datos de los informes escolares, 125, 143, 156, 170
 diseño de un sistema para, 136-138, 151-152, 163-164
 efectividad de los sistemas para, 138-140, 152-153, 164-166
 evaluación para planificar un sistema, 127-136, 145-151, 159-163
 objetivos a largo plazo para los, 158
 retraso mental, una historia de caso de, 124-141
 selección de un sistema para, 135-136, 161, 163
 sistemas de comunicación para, 125, 140-141
 síndrome de Rett, una historia de caso de, 155-166
Problemas de conducta, en la historia de caso de un adolescente, circunstancias de los, 173
Problemas visuales, evaluación del seguimiento visual y, 80
Programa de educación individual (IEP), 172
Pronóstico para futuros desarrollos, en niños de preescolar, 96

Recogida de datos de procedimiento sobre el uso de un sistema, hoja de registro para la, 164, 206
Recursos, 18-19, 33, 75-76, 91, 167
 para la evaluación cognitiva, 91
 para la evaluación pragmática, 92
 para las estrategias de enseñanza, 92
 para los sistemas aumentativos y alternativos y los materiales, 92-93
Referencia del punto medio, para la evaluación del seguimiento visual, 79
Refuerzo, sensorial, social, tangible, 38-39
Refuerzo sensorial, 38
Registro anecdótico, 48-49, 236
Relaciones con objetos, 114
Remisión, razones de la, 170
Respuestas motoras, para atraer la atención hacia mensajes no verbales, 187-188
Restaurante de comida rápida, 181, 190-191
 pedir una bebida, progreso de una persona con retraso mental, 189
 petición y pago de las bebidas, formulario para, 190, 207
Retraso mental, historia de caso,
 de un adulto, 146
  ampliación del sistema, 192-193
  efectividad del sistema, 191
  evaluación para planificar un sistema, 182-189
  progreso, resumen del, 193
  selección del sistema, 188-189
 de un niño de primaria, 124-141
  datos de los informes escolares, 125, 126
  descripción del sistema, 136-138
  efectividad del sistema, 138, 140
  evaluación para planificar la evaluación, 127-135
  selección del sistema, 135-136
Rett, síndrome de, 36, 156, 166

Seguimiento visual, evaluación de las habilidades de,
 de niños de primaria, 132, 159
 de un adulto con retraso mental, 187
 fundamento de la, 76-77
 hoja de registro para la, 133, 200
 métodos para la, 78-85
 procedimiento para la, 79-81
 utilización de los resultados de la, 81
Selección de un sistema, 27-28, 31, 167

factores en cuanto a la, 23
para un adulto con retraso mental, 188-189
para un niño de primaria con autismo, 150
para una niña de primaria, 123, 161, 163-164
Señales, legitimidad de las, 62
Señales lingüísticas,
contexto de las, 52
efecto de las, 52
Señales prelingüísticas, 53
ampliar las actividades y situaciones de las, 60
cambiar o desvanecer los niveles de ayuda en el aprendizaje, 60-61
contexto de las, 53, 58
creación de nuevas oportunidades, 59-60
definición, 53
efectos de las, 53
establecer coherencia con las, 57-61
identificación por parte del interlocutor de las, 58
respuesta del interlocutor a las, 58
Significación social, diseño de un sistema de comunicación, 26-27
Signos, lenguaje de, 52-53, 61, 135, 177-178
Sistema de símbolos abstractos, selección de un, 23
Sistema horario, 143, 151-154, 156, 159, 163
diario, para una niña de primaria, 163, 164
modificación del, 153
para un niño de primaria con autismo, 151-152
Sistemas simbólicos, 53
abstractos, selección de, 23
existentes, examen de los, 52-53

Situaciones, descripción de, para tentar a la comunicación, 48, 50
Situaciones y actividades, necesidades, 149

Tentaciones para la «comunicación», 55
Test for Auditory Comprehension of Language (TACL), 87
Tocar, 40, 46, 56-57, 66, 100, 105, 108, 115, 118, 121, 130

Uso funcional de objetos, 87, 174

Visión, 15, 33, 36, 78, 80-81, 99, 112, 125-126, 143-144, 156-157, 170, 174, 181-182
datos de los informes escolares, en niños de primaria, 126, 127
de un adulto con retraso mental, 181
en la historia de caso de un adolescente, 174
evaluación de la, en las historias de caso de niños de primaria, 144
Vocabulario, 24, 27, 29, 31-32, 59, 62, 68, 87-89, 99, 107-110, 114, 128, 131-132, 135, 186, 188, 192
añadir, en preescolares, 109
necesidades, de un niño de preescolar, 107-108
opciones, 62
receptivo, evaluación de, en un adulto con retraso mental, 184-186
Vocabulario receptivo, evaluación del, en un adulto con retraso mental, 184-186
Vocalizaciones, 35, 48, 56, 68, 73, 87, 99-100, 104, 109, 112, 118, 126, 128, 130, 170, 172, 174-179, 182, 185-186